U0418470

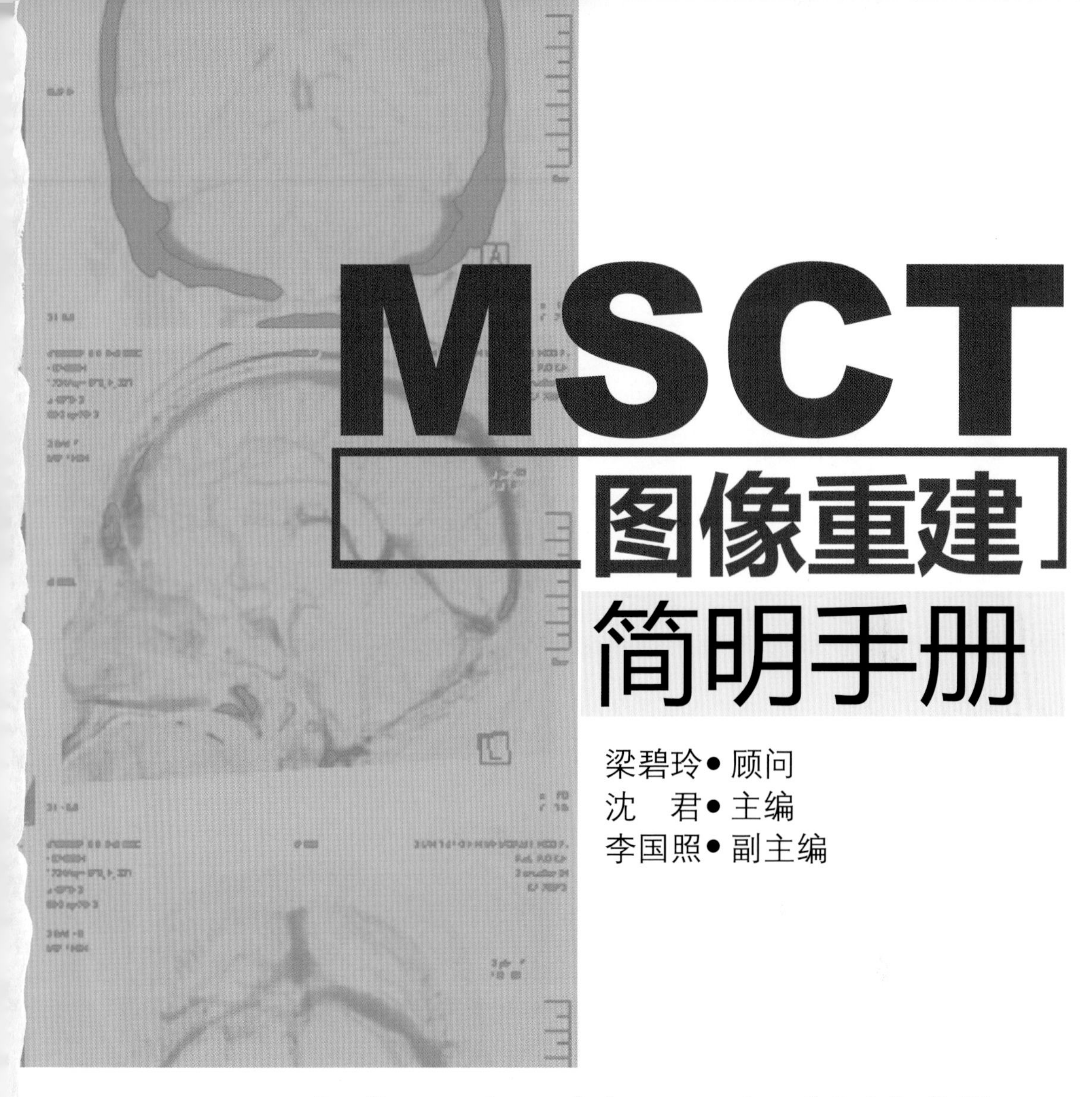

MSCT 图像重建简明手册

梁碧玲● 顾问
沈　君● 主编
李国照● 副主编

A Concise Manual of MSCT Image Post-processing

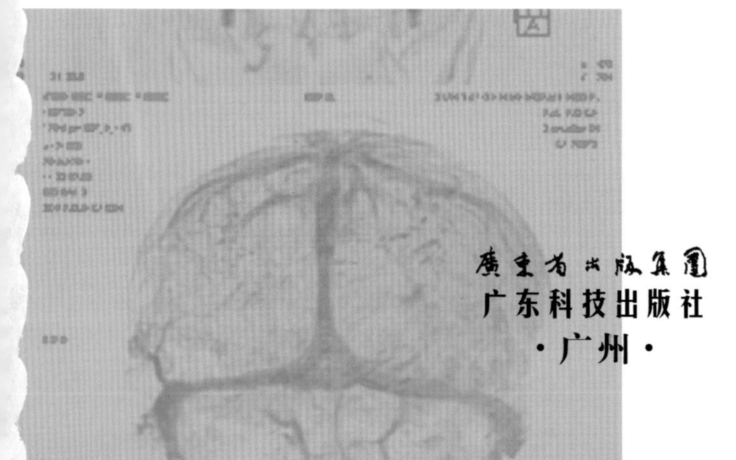

廣東省出版集團
广东科技出版社
·广州·

图书在版编目（CIP）数据

MSCT图像重建简明手册／沈君主编．—广州：广东科技出版社，2014.5
ISBN 978-7-5359-5837-2

Ⅰ．①M… Ⅱ．①沈… Ⅲ．①计算机X线扫描体层摄影—医学图像—图像处理—手册 Ⅳ．①R814.42-64②R445

中国版本图书馆CIP数据核字（2014）第013558号

责任编辑：李 旻
封面设计：李康道
责任校对：盘婉薇
责任印制：罗华之
出版发行：广东科技出版社
（广州市环市东路水荫路11号 邮政编码：510075）
http：//www.gdstp.com.cn
E-mail：gdkjyxb@gdstp.com.cn（营销中心）
E-mail：gdkjzbb@gdstp.com.cn（总编办）
经 销：广东新华发行集团股份有限公司
排 版：广州市友间文化传播有限公司
印 刷：广州市岭美彩印有限公司
（广州市荔湾区花地大道南海南工商贸易区A幢 邮政编码：510386）
规 格：787mm×1 092mm 1/16 印张12.5 字数200千
版 次：2014年5月第1版
2014年5月第1次印刷
定 价：88.00元

编委会名单

图像后处理基本原则

进行MSCT图像后处理时，根据临床需求难免遇到各种各样的图像重建目的和要求。在图像重建时遵守一些共同的基本原则，以便尽可能采用恰当的图像后处理技术，在达到临床需求的同时，也可避免因重建医师个人选用重建技术不同而造成重建图像的效果差异很大，降低MSCT的临床认可度，影响其临床应用功效。

在MSCT图像后处理前应该仔细阅读检查申请单，了解临床对图像后处理的具体需求和目的，首先确定CT扫描图像如增强时相、图像层厚、重建算法等，能否满足图像重组要求；重组之前，须仔细阅览薄层图像，判断病变的性质，结合临床需求和具体病变特点进行全面图像后处理；进行图像后处理时，一定要根据病变的详情而选择重建模式，重建图像的方位尽量与标准体位接近，而且最好在重建的图像上使用箭头标示发现的病变。一般而言，MPR是常规必用的重建方式，目的是显示病变的详细解剖及形态，尤其是细微病变的情况，并且尽量能在薄层MPR图像上进行测量，标出测量结果；MIP图像多为了显示增强后的血管，较少用于骨骼的重建；VR可立体显示病变的整体情况，多数情况下为手术方案的制订提供信息，在外科疾病图像重建时必须使用；各部位疾病的图像重建技术组合多数情况下采用MPR+MIP或MPR+VR即可满足临床需求，在条件允许的情况下也可进行MPR+MIP+VR全面重建；对于空腔性器官，比如胃肠道、气道、泌尿道，必要时进行VR的虚拟内镜图像以加强对病变局部的显示；重建图像打印激光照片时，尽量使用灰度模式，彩色模式照片用于激光胶片的效果有时与工作站显示屏显示的彩色图像效果有很大差别，但在具有彩色纸质打印机的情况下，可采用彩色模式的重建图像。

前言

近年来，MSCT已广泛应用于临床，很多医院都拥有16层以上的螺旋CT机。多层CT原始数据重建的薄层图像，能够进行多种模式的图像后处理，这种强大的图像后处理能力能够对病变进行多角度、多方位、多模式显示，能更全面、清晰地显示器官病变详情及其毗邻解剖关系，为疾病的诊断及鉴别诊断提供了更多信息，为疾病的术前手术方案制订提供了重要的参考和指导信息。

目前针对各种疾病的CT重建操作，各家医院的做法因人而异、因院而异，尚无统一的认识和标准。本手册编者具有64层螺旋CT近10年的使用经验，在长期进行CT图像后处理的临床实践中，根据本单位临床常需要求进行图像后处理的疾病，总结经验，编写此《MSCT图像重建简明手册》。手册中每部分在采用文字简述的同时，均配有重建图像照片实例，便于读者快速查阅。本手册的编写目的是为从事CT图像重建的影像科医师或技师在进行MSCT图像后处理时，针对各种疾病应用各种重建技术达到临床需求提供参考及借鉴，同时也为临床医师能快速熟悉及掌握MSCT重建图像的内容提供帮助。

本手册为图像后处理的技术概要，根据各部位的常见疾病进行编排，所述的要点为一般性原则，在多数情况下可满足MSCT图像后处理的临床需求，并能取得良好的诊断效果。本手册内容是编者针对本院临床需求进行选取，难免带有本院的医疗特色，其使用的是西门子公司Sensation 64 层螺旋CT及其工作站重建软件，编写内容及图像重建操作可能存在有失偏颇之处，期望广大读者能不吝赐教，共同探讨。此外，随着MSCT临床应用的逐渐深入，本手册未能概括所有遇到的临床情况，今后将不断补充、修订。

目录 Contents

MSCT图像重建简明手册

第1章

头　颅

HEAD

血管正常解剖及变异

【目的】CTA显示脑血管正常解剖，有无变异、变异的位置、类型等情况，为脑血管疾病的诊断及鉴别诊断、评估血管闭塞后血管能否及时代偿、侧支循环能否及时建立、术前手术风险评估、手术入路选择等提供重要的解剖学依据。CTA图像重建显示脑的动、静脉需要标准化的图像方位，便于临床医师与影像诊断医师之间分析、阅读图像达到一致。

【要点】

1. 采用MPR或薄层MIP图像显示血管细节、测量血管管径大小。

2. 在具有减影功能的工作站，可将增强后图像减去平扫的图像，进行颅骨减影，利用减影后图像进行薄层MIP和全容积VR重建，重建血管图像具有类似DSA的效果，可通过旋转，整体、立体、全面观察颅内血管的正常解剖及变异，此时采用VR显示全脑血管时，图像方位需包括7个标准方位，即矢状位、冠状位、横断位、左斜矢状位、右斜矢状位、左斜横断位、右斜横断位。

3. 在不具有减影功能的工作站或图像减影不成功时，可使用增强后动脉期的薄层图像进行薄层MIP和厚层VR重建显示颅内血管情况，此时重建图像带有颅骨的影像，而MIP和VR图像至少包括5个标准方位，即矢状位显示大脑前动脉，斜冠状位显示大脑中动脉主干、基底动脉，斜横断位显示Willis环、大脑中动脉的分支及大脑后动脉。

4. 显示脑静脉血管时，至少包括矢状位薄层MIP或VR显示上矢状窦、直窦、脑静脉间吻合血管；横断位及冠状位薄层MIP或VR显示横窦、窦汇、乙状窦；横断位、矢状位显示脑浅、深静脉系统。

5. 存在脑血管变异时，可将重建图像以变异区域为中心，进行放大，使用文字加箭头标记出变异血管，使阅片者容易判断变异血管的来源，常见变异如Willis环不完整、大脑前动脉A1段一侧发育低下、胚胎型大脑后动脉、基底动脉有孔（开窗）型改变等。

【实例1】正常脑动脉减影不成功时重建（图1-1）：MIP具备至少5个方位，VR具备至少5个方位。

【实例2】正常脑动脉减影成功时重建（图1-2）：MIP具备至少5个方位，

VR具备至少7个方位。

【实例3】 正常脑静脉MIP及VR重建（图1–3）。

【图1–1】

1	MIP矢状位显示双侧大脑前动脉	MIP冠状位显示双侧大脑中动脉	MIP斜冠状位显示双侧椎动脉及基底动脉
2	MIP斜横断位显示双侧大脑后动脉	MIP横断位显示Willis环	VR矢状位显示双侧大脑前动脉
3	VR斜冠状位显示双侧椎动脉及基底动脉	VR冠状位显示双侧大脑中动脉	VR横断位显示Willis环
4	VR斜横断位显示双侧大脑中动脉	VR斜横断位显示双侧大脑中动脉及大脑后动脉	VR冠状位显示Willis环

【图1–2】

1	MIP矢状位显示双侧大脑前动脉	MIP横断位显示Willis环	MIP斜横断位显示双侧大脑中、后动脉
2	MIP冠状位显示双侧大脑中动脉	MIP斜冠状位显示双侧椎动脉及基底动脉	VR冠状位整体显示脑各动脉
3	VR左斜矢状位显示左侧颈内动脉及左侧大脑中动脉	VR右斜矢状位显示右侧颈内动脉及右侧大脑中动脉	VR矢状位显示双侧大脑前动脉
4	VR横断位显示Willis环	VR冠状位放大显示脑各动脉	VR左斜矢状位放大显示左侧颈内动脉及左侧大脑中动脉
5	VR右斜矢状位放大显示右侧颈内动脉及右侧大脑中动脉	VR横断位放大显示Willis环	VR矢状位放大显示双侧大脑前动脉

【图1–3】

1	非减影MIP矢状位显示大脑大静脉、直窦、窦汇及上、下矢状窦	非减影MIP横断位显示上、下矢状窦	非减影MIP冠状位显示双侧横窦
2	非减影MIP横断位显示左侧横窦	非减影MIP横断位显示上矢状窦及双侧大脑浅静脉	减影MIP矢状位显示大脑大静脉、直窦、窦汇及上、下矢状窦
3	减影MIP横断位显示窦汇、双侧横窦及乙状窦	减影MIP横断位显示上、下矢状窦及横窦	减影MIP横断位显示双侧横窦及乙状窦
4	减影VR矢状位显示上矢状窦、大脑大静脉直窦及窦汇	减影VR横断位显示大脑浅静脉、上矢状窦及双侧横窦	减影VR冠状位显示上矢状窦、双侧横窦及乙状窦

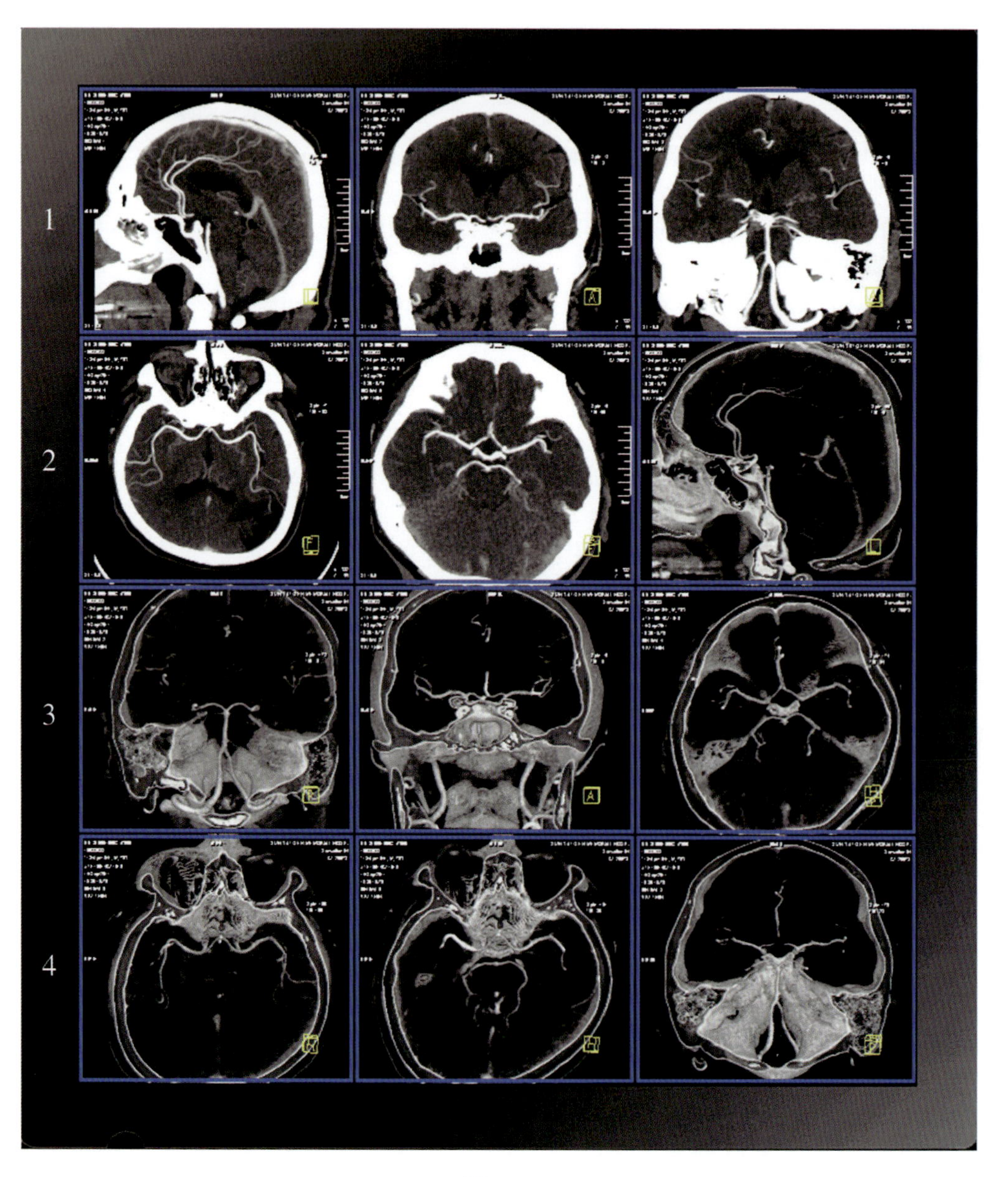

图1-1

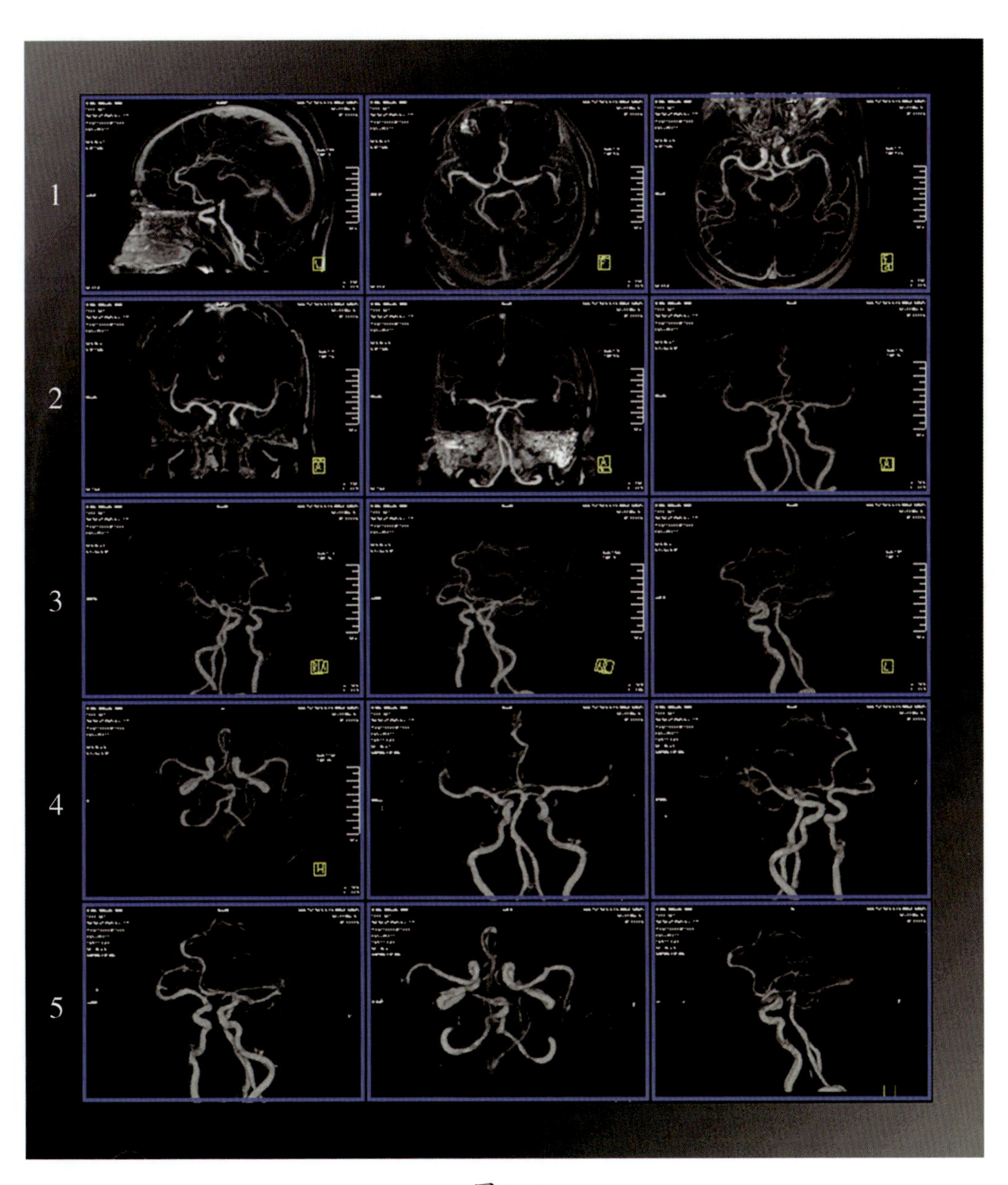

图1-2

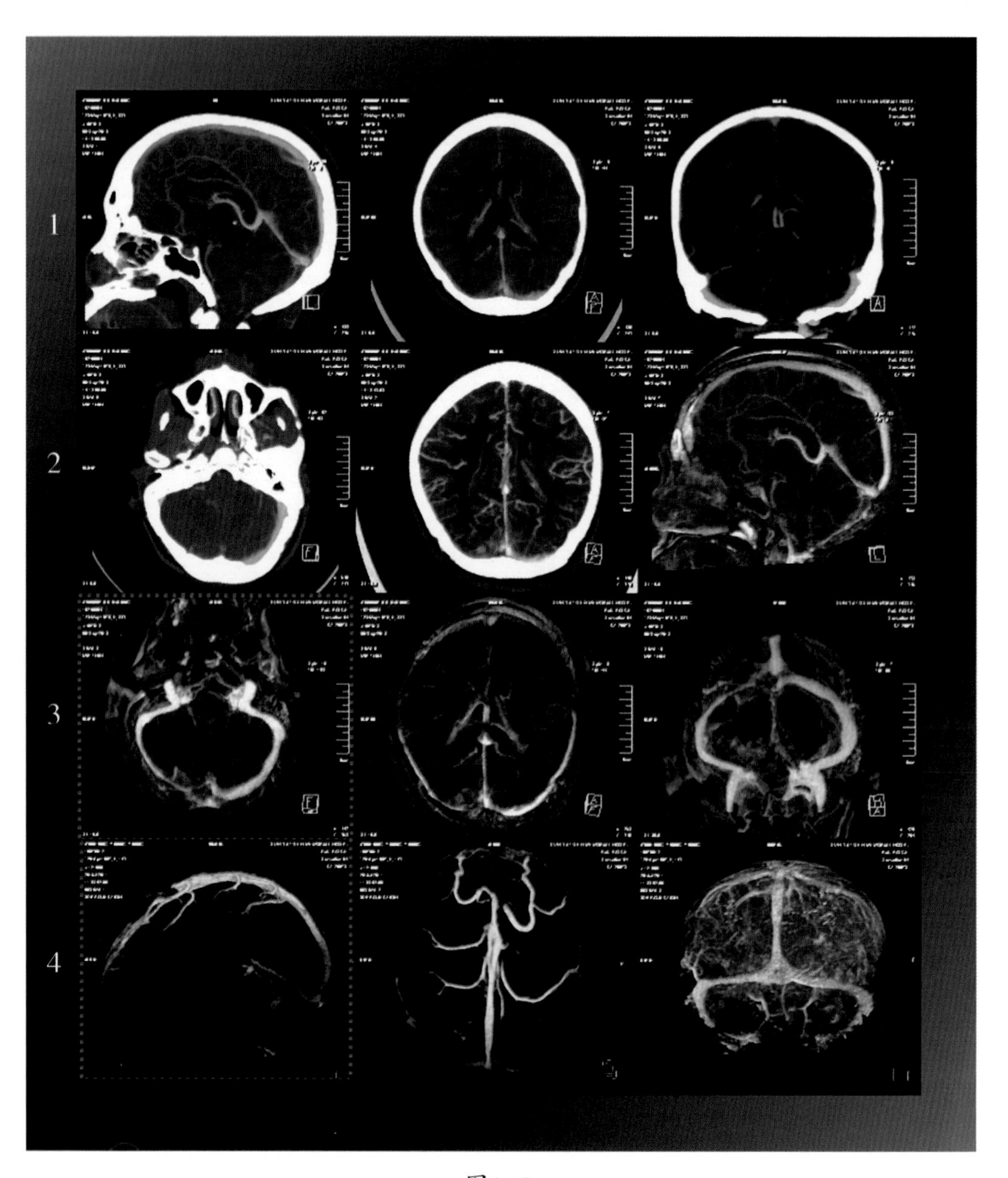

图1-3

血管狭窄

【目的】CTA显示脑血管狭窄的部位、数目、范围及程度，明确狭窄原因；评估血管斑块的性质及稳定性，了解有无继发血栓、侧支循环建立等情况；为血管狭窄支架置入术提供血管评估参数，在血管支架放置术后判断支架形态及通畅情况。

【要点】

1. 采用前述的标准方位，进行脑动脉的MIP及VR重建，对脑动脉进行常规评价。

2. 薄层MIP显示动脉狭窄段的位置、形态，在薄层MIP或MPR上测量狭窄段长度及管腔直径，评估狭窄程度，采用MPR测量及分析狭窄段斑块的性质，显示有无合并血栓形成。

3. 对弯曲走形的血管，其狭窄段可进行CPR重建，由工作站软件分析后测量出管腔直径、面积、狭窄程度等参数。

4. 图像减影成功时，采用薄层MIP及VR全容积重建，整体显示脑血管情况，至少要包括5个部位，即矢状位显示大脑前动脉，斜冠状位分别显示大脑中动脉主干及基底动脉，斜横断位分别显示Willis环、大脑中动脉的分支及大脑后动脉。

5. 图像减影不成功时，可使用动脉期薄层图像进行薄层MIP和厚层VR重建，观察内容、部位与图像减影重建一致。

6. 血管支架置入术后，重建方法与术前一致，注意采用MPR观察支架的形态、位置及管腔有无对比剂充盈缺损，评估支架通畅情况，有无再狭窄；VR观察支架有无变形、移位。

【实例1】脑动脉狭窄减影不成功时，MIP及VR重建（图1-4）。

【实例2】脑动脉狭窄减影成功时，MIP及VR重建（图1-5）。

【图1-4】

1	MIP矢状位显示双侧大脑前动脉	MIP冠状位显示右侧大脑中动脉狭窄	MIP斜冠状位显示右侧大脑中动脉及双侧椎动脉狭窄
2	MIP横断位显示右侧大脑中动脉狭窄	MIP横断位显示Willis环及右侧大脑中动脉狭窄	VR矢状位显示双侧大脑前动脉
3	VR冠状位显示右侧大脑中动脉狭窄	VR斜冠状位显示双侧椎动脉狭窄	VR横断位放大右侧大脑中动脉狭窄
4	VR横断位显示右侧大脑中动脉狭窄及Willis环	VR冠状位放大显示双侧椎动脉狭窄	MIP横断位放大显示右侧大脑中动脉狭窄

【图1-5】

1	MIP矢状位显示双侧大脑前动脉	MIP冠状位显示双侧大脑中动脉	MIP横断位显示双侧大脑中动脉
2	MIP横断位显示Willis环	MIP斜冠状位显示双侧椎动脉及基底动脉	VR冠状位整体显示各动脉及右侧大脑中动脉狭窄
3	VR斜冠状位显示右侧大脑中动脉狭窄	VR斜矢状位显示双侧大脑前动脉及大脑后动脉	VR斜冠状位显示右侧大脑中动脉狭窄

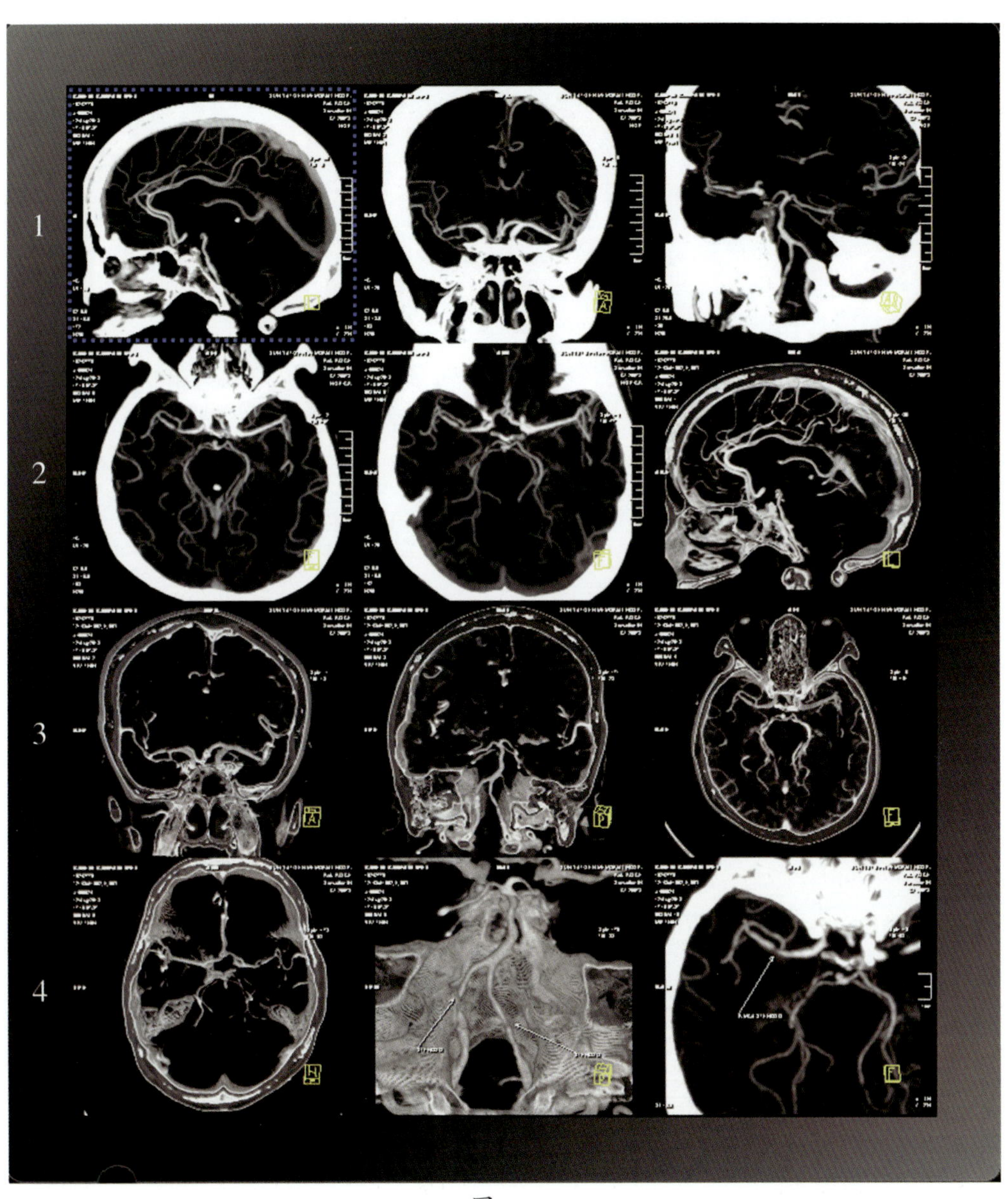

图1-4

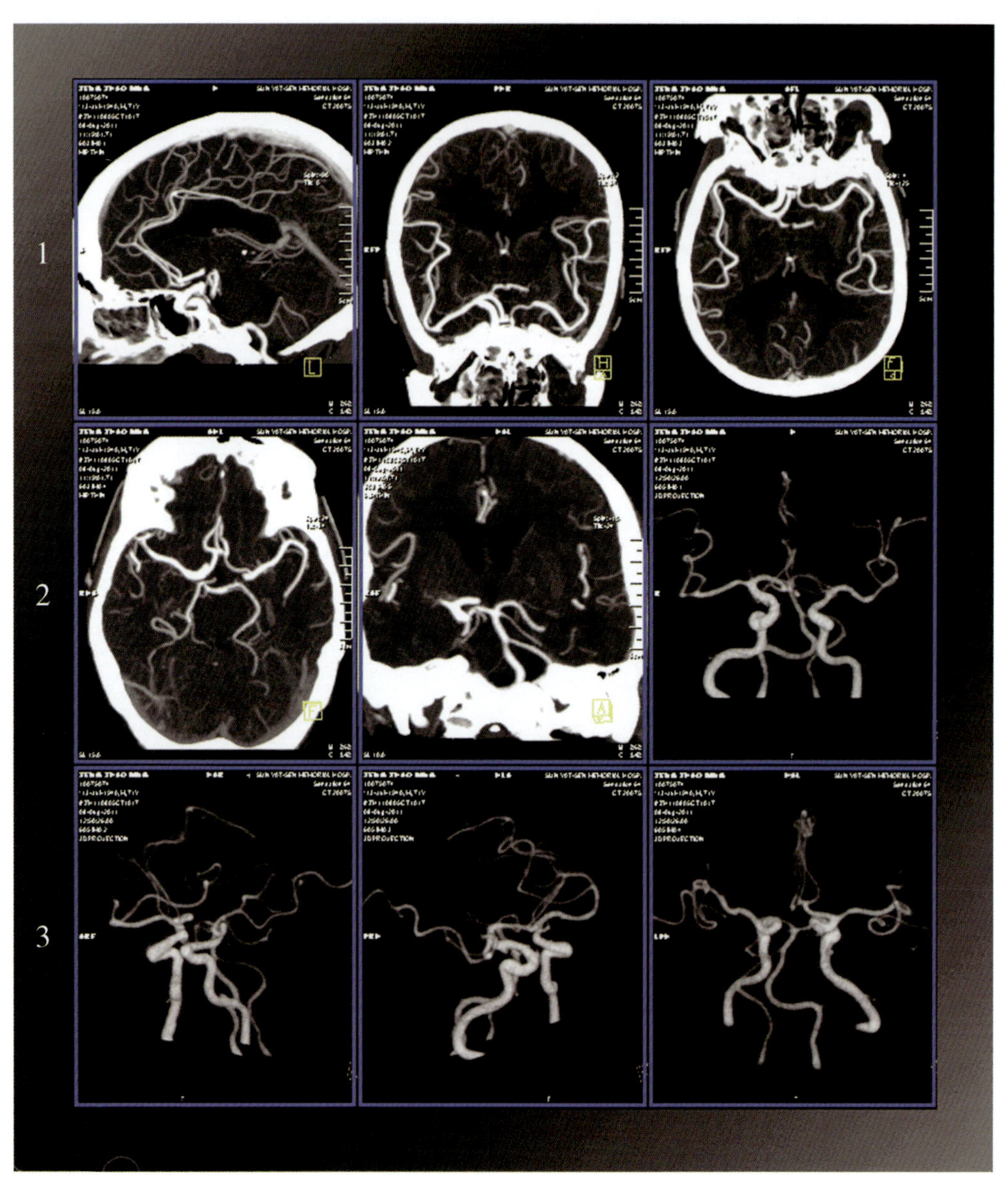

图1−5

脑　出　血

【目的】了解出血部位、形态及周围组织改变，测量出血量，寻找出血原因；了解有无脑疝等并发症，帮助临床术前定位。

【要点】

1. 薄层MPR重建显示脑出血的位置、形态、范围及血肿周围组织改变，帮助临床定位血肿，特别是准备行血肿清除术时；观察血肿内有无强化的“点征”，提示出血的责任血管。

2. 采用容积分析软件，画感兴趣区，测量血肿CT值，并以此定义CT值阈值范围，由软件测出血肿的体积，计算出血量。

3. 采用前述的标准方位，进行脑动脉的MIP及VR重建，进行脑动脉的常规评价，观察有无动脉瘤、血管畸形等，寻找脑出血原因。

4. 对拟行血肿清除术的患者，进行带颅骨的VR重建，注意将颅骨的透明度调高，呈可透视状态，帮助临床手术体表定位。

【实例】脑出血MPR、MIP及VR重建（图1–6）。

【图1–6】

1	MPR横断位标注脑出血	MPR冠状位标注脑出血	MPR矢状位标注脑出血	计算脑出血量
2	MIP矢状位显示双侧大脑前动脉	MIP冠状位显示双侧大脑中动脉	MIP斜冠状位显示双侧椎动脉及基底动脉	MIP横断位显示双侧大脑中、后动脉
3	MIP横断位显示Willis环	VR矢状位显示双侧大脑前动脉	VR斜冠状位显示双侧椎动脉及基底动脉	VR斜冠状位显示双侧椎动脉及基底动脉
4	VR冠状位显示双侧大脑中动脉	VR横断位显示右侧大脑中、后动脉	VR横断位显示Willis环	薄层MIP放大显示脑出血与周围血管间关系

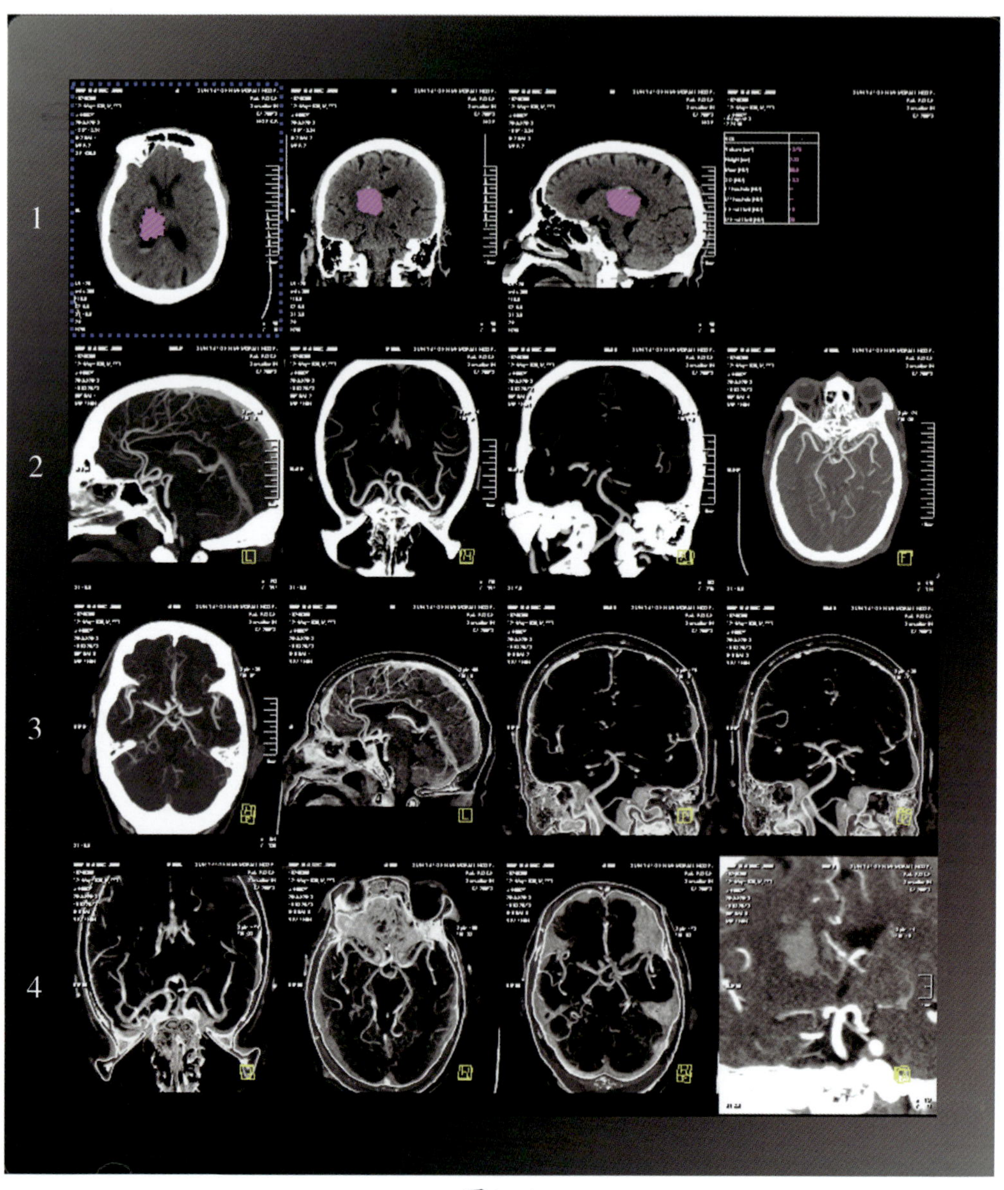

图1-6

动 脉 瘤

【目的】 了解动脉瘤的部位、大小、形态、数量及毗邻关系，有无合并其他血管病变，早期诊断动脉瘤，特别适用于生命体征不稳或存在手术禁忌而不适合DSA造影检查的患者；了解动脉瘤栓塞术后或夹闭术后情况，评估治疗效果。

【要点】

1. 采用前述的标准方位，进行脑动脉的MIP及VR重建，对脑动脉进行常规评价。

2. 在MPR或薄层MIP上重点显示动脉瘤的部位、形态，测量并标出动脉瘤瘤颈、瘤体最大横径和深度径线，不规则形动脉瘤可分段测量瘤体深度径线和宽径，梭形动脉瘤测量瘤体长度，显示动脉瘤内有无钙化及血栓形成，观察及测量时对小动脉瘤局部放大，更好地显示血管瘤及周围结构间关系。

3. VR重建整体显示动脉瘤与周围血管、组织结构间关系，VR显示瘤体最大面，并给予横断位、冠状位、矢状位3个标准方位，以利于外科医师确定手术入路。

4. 可辅助性运用图像裁剪，使载瘤动脉单支显示，显示载瘤动脉近端、远端情况。

5. 较大动脉瘤合并血栓及钙化时注意调整窗宽窗位，以显示真正动脉瘤瘤腔。

6. 颈内动脉虹吸段动脉瘤注意显示动脉瘤与相邻骨性标志物（如前后床突）的关系。

7. 动脉瘤夹闭术后或栓塞术后首次复查时，观察动脉瘤夹闭或栓塞物形态及位置、动脉瘤是否显影、术后载瘤动脉是否痉挛、是否继发其他血管病变；术后随访复查时，注意回顾前片，尽量保持图像重建方式和方向一致，以利于对比，对于置入物（金属夹、栓塞物）可使用骨骼系统VR重建中关于内固定物显示的重建模式。

【实例】 大脑前交通动脉动脉瘤MIP及VR重建（图1-7）。

【图1-7】

1	MIP放大显示及测量前交通动脉动脉瘤	MIP横断位显示 Willis环及前交通动脉动脉瘤	MIP矢状位显示双侧大脑前动脉
2	MIP斜冠状位显示双侧椎动脉及基底动脉	MIP冠状位显示双侧大脑中动脉	MIP横断位、矢状位显示双侧大脑中、后动脉
3	VR矢状位显示双侧大脑前动脉	VR冠状位显示双侧大脑中动脉	VR横断位显示双侧大脑中、后动脉
4	VR冠状位显示双侧椎动脉及基底动脉	VR横断位显示Willis环及前交通动脉动脉瘤	VR放大显示前交通动脉动脉瘤

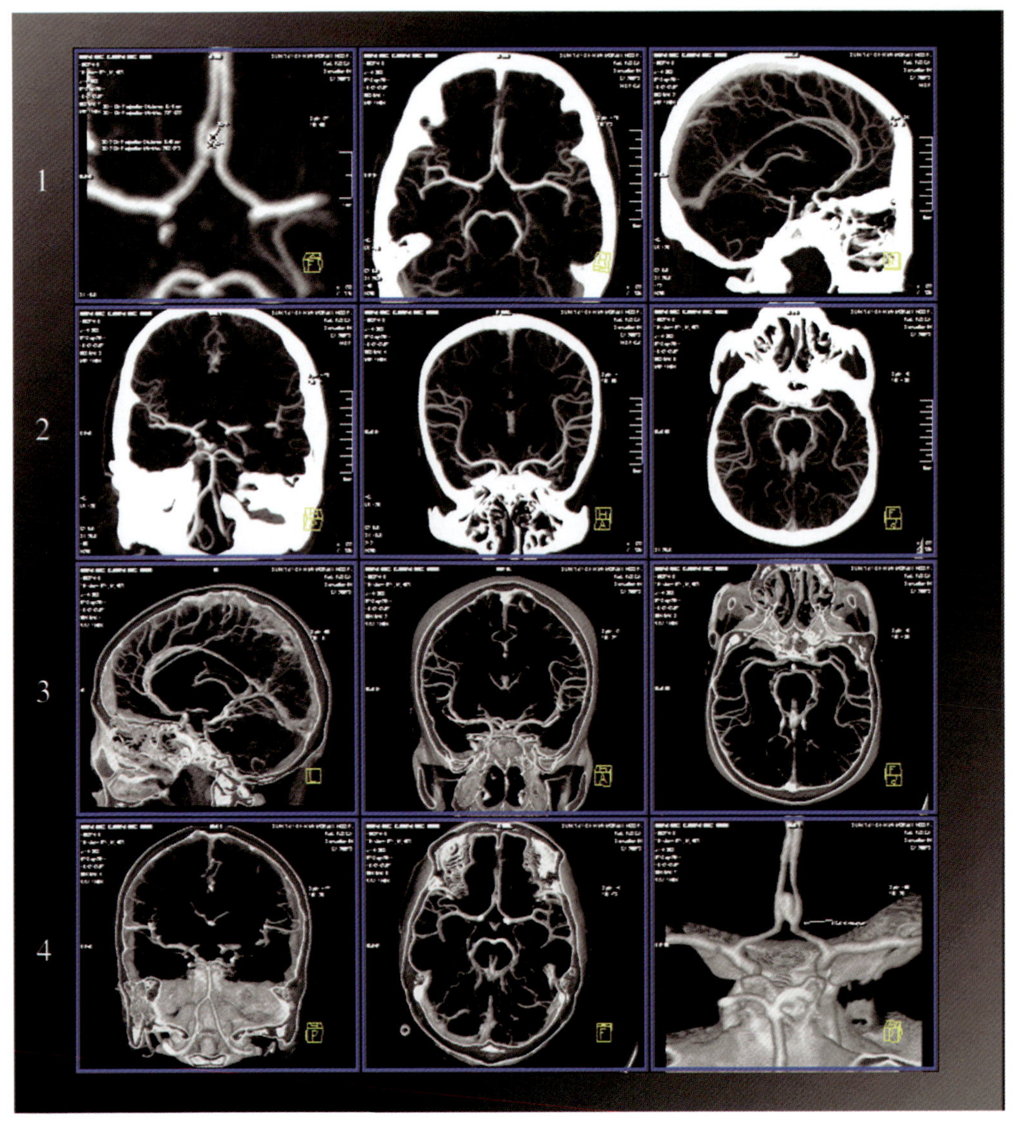

图1-7

动、静脉畸形

【目的】 了解动、静脉畸形瘤巢的部位、大小、形态、范围，供血动脉及引流静脉情况，明确有无合并出血，有无合并其他血管病变；了解动、静脉畸形栓塞术后情况，评估手术效果。

【要点】

1. 采用前述的标准方位，进行脑动脉的MIP及VR重建，对脑动脉进行常规评价。

2. 采用VR重建或薄层MIP显示畸形血管团，在薄层MIP上测量并标出最大径线，整体显示肿瘤的供血动脉及引流静脉，必要时局部放大显示病灶，标注供血动脉、引流静脉，包括回流的最终静脉窦。

3. 合并出血时，测量血肿体积，采用VR显示血肿与畸形血管团的位置关系。

4. 动、静脉畸形拟行介入治疗前，应重建双侧颈内动脉、椎动脉图像，用于术前插管路径评估；使用开颅手术治疗时提供颅骨VR重建，调整颅骨至可透视状态，帮助术前定位。

5. 栓塞治疗后复查时，血管重建图像的方式、方位尽量保持与术前相同，以利于对比畸形血管团是否缩小，栓塞物是否游离至畸形血管团以外（如静脉窦），供血动脉正常供血范围是否有影响。

【实例】 动、静脉畸形MIP及VR重建（图1–8）。

【图1–8】

1	MIP矢状位显示双侧大脑前动脉	MIP冠状位显示双侧大脑中动脉	MIP斜冠状位显示双侧椎动脉及基底动脉
2	MIP横断位显示Willis环	MIP斜横断位显示双侧大脑中、后动脉及左侧大脑后动脉参与病灶供血	VR冠状位显示双侧大脑中动脉
3	VR横断位显示左侧大脑中、后动脉参与病灶供血	VR斜冠状位显示双侧椎动脉及基底动脉	VR斜横断位整体显示左侧供血大脑中动脉

4	VR斜横断位显示左侧大脑后动脉参与供血	MIP矢状位显示左侧顶枕部动、静脉畸形及其供血动脉	MIP斜横断位显示左侧枕部动、静脉畸形及左侧大脑中动脉参与供血
5	VR矢状位显示左侧顶枕部动、静脉畸形及左侧大脑后动脉参与供血	VR横断位显示左侧枕部动、静脉畸形及左侧大脑后动脉参与供血	VR斜矢状位显示左侧顶枕部动、静脉畸形及供血动脉

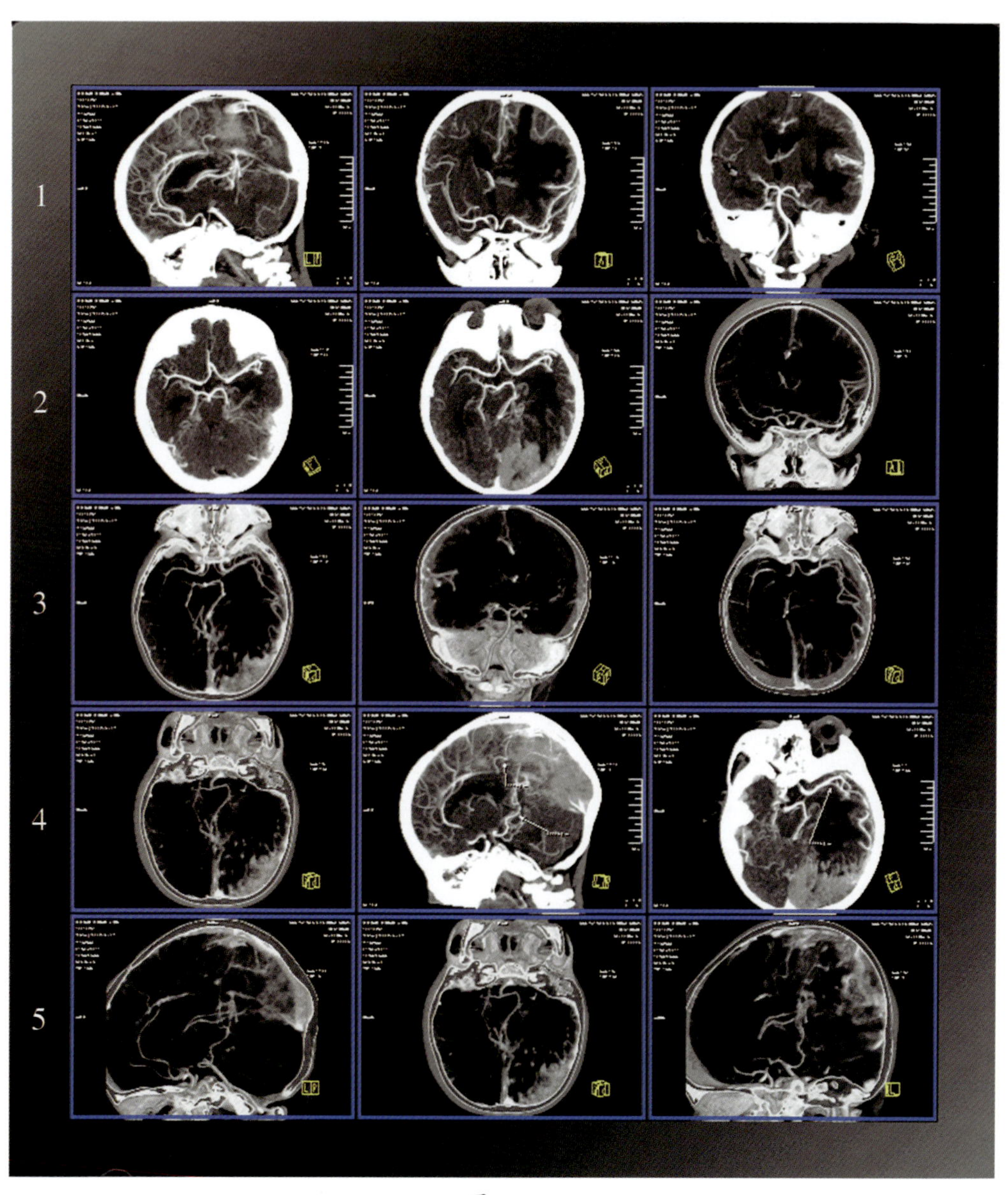

图1-8

海绵窦瘘

【目的】了解海绵窦瘘的部位、范围，定位海绵窦瘘瘘口，静脉及静脉窦异常回流情况；了解海绵窦瘘的原因，如有无外伤后骨折或手术后情况；评价海绵窦瘘术后效果。

【要点】

1. 采用前述的标准方位，进行脑动脉的MIP及VR重建，对脑动脉进行常规评价。

2. 采用矢状位、冠状位薄层MPR重点显示海绵窦瘘瘘口的位置、来源、大小等情况，主要观察颈内动脉海绵窦段、颈内动脉的硬脑膜支、颈外动脉的脑膜动脉。

3. 薄层MIP观察海绵窦强化程度及范围，显示眼静脉、面静脉有无异常增粗。

4. VR重建整体显示海绵窦情况及有无增粗的眼静脉、面静脉，有无邻近岩上窦、岩下窦增粗引流。

5. 采用MRP重建观察颅骨是否存在损伤，显示骨折线或术后颅骨中断处，寻找海绵窦瘘形成原因。

6. 海绵窦瘘栓塞治疗后，图像重建的模式、方位尽量与术前保持一致，以利于对比观察动、静脉瘘是否已消失，眼静脉等引流静脉恢复情况。

【实例】左侧海绵窦瘘MPR、MIP及VR重建（图1-9）。

【图1-9】

1	薄层MPR横断位放大显示左侧海绵窦血管增粗及瘘口	MPR横断位显示左侧海绵窦增粗、迂曲血管	MIP横断位显示左侧海绵窦血管增粗及左眼静脉增粗、迂曲
2	MIP斜冠状位显示左眼静脉明显增粗、迂曲	MIP冠状位显示左侧大脑中动脉分支增粗、迂曲	VR斜矢状位显示左眼静脉增粗、迂曲
3	VR横断位显示左侧海绵窦、左眼静脉及颞浅静脉明显增粗、迂曲	VR矢状位显示左侧海绵窦、左眼静脉及颞浅静脉明显增粗、迂曲	VR冠状位显示左侧海绵窦、左眼静脉及颞浅静脉明显增粗、迂曲

4	VR矢状位显示左侧海绵窦、左眼静脉明显增粗、迂曲	VR矢状位透明化重建显示左侧海绵窦、左眼静脉明显增粗、迂曲	VR矢状位显示左侧海绵窦明显增粗

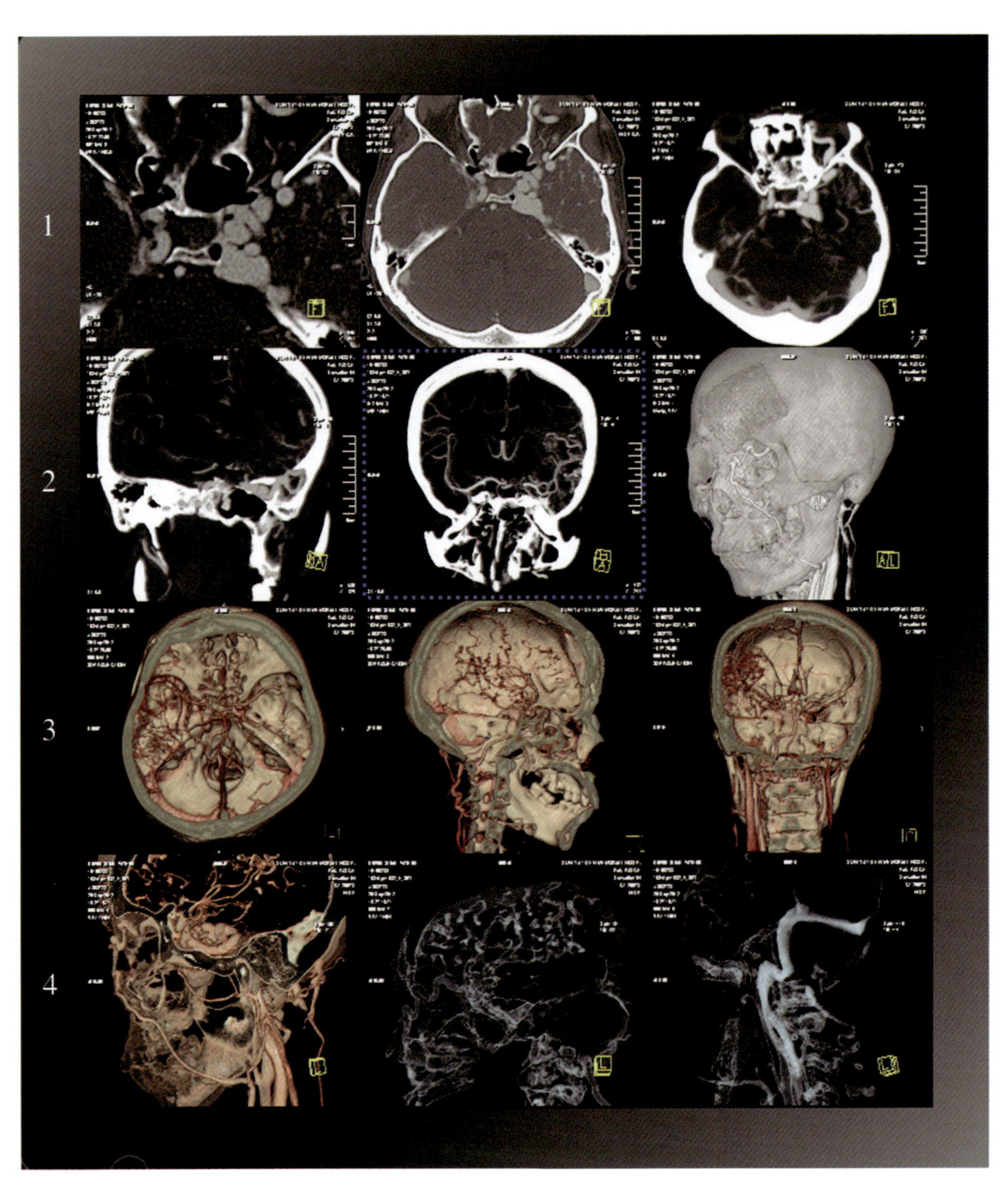

图1-9

烟 雾 病

【目的】了解烟雾病累及血管的位置、数量及范围；了解脑底异常血管网形成情况及脑内动脉侧支循环通路建立情况；观察脑表面软膜血管及脑膜侧支循环建立情况。

【要点】

1. 采用前述的标准方位，进行脑动脉的MIP及VR重建，对脑动脉进行常规评价。

2. 采用MIP对因病变致闭塞而未见显影的血管按正常血管的最佳方向重建，对因病变而仅部分显影的血管显示其血管狭窄末端，重点显示Willis环血管间交通情况。

3. 使用MIP显示增粗代偿的脑内动脉（常为大脑后动脉），薄层MIP显示脑表面软膜血管是否增多，使用局部放大图像显示脑内异常血管网，采用轴位MIP显示鞍上池周围，冠状位显示基底节区血管情况。

4. 采用VR重建整体显示脑动脉主干受累数量及范围，调整VR图像阈值及透明度，全面显示颅底异常血管网。

【实例】烟雾病MIP及VR重建（图1-10）。

【图1-10】

1	MIP矢状位显示双侧大脑前动脉近段闭塞，周围侧支循环建立	MIP冠状位显示双侧大脑中动脉近段闭塞，周围侧支循环建立	MIP斜冠状位显示双侧大脑中动脉近段闭塞及双侧椎动脉与基底动脉
2	MIP横断位显示双侧大脑前、中动脉近段闭塞，周围侧支循环建立	MIP斜横断位显示双侧大脑前、中动脉近段闭塞，周围侧支循环建立	VR冠状位整体显示双侧大脑前、中动脉近段阻塞，周围大量侧支循环，椎动脉及基底动脉未见闭塞
3	VR右斜矢状位显示双侧大脑前、中动脉近段阻塞，周围大量侧支循环	VR左斜矢状位显示双侧大脑前、中动脉近段阻塞，周围大量侧支循环	VR冠状位显示双侧大脑前、中动脉近段阻塞，周围大量侧支循环
4	VR横断位显示双侧大脑前、中动脉近段阻塞，周围大量侧支循环	VR左斜横断位显示双侧大脑前、中动脉近段阻塞，周围大量侧支循环	VR右斜横断位显示双侧大脑前、中动脉近段阻塞，周围大量侧支循环

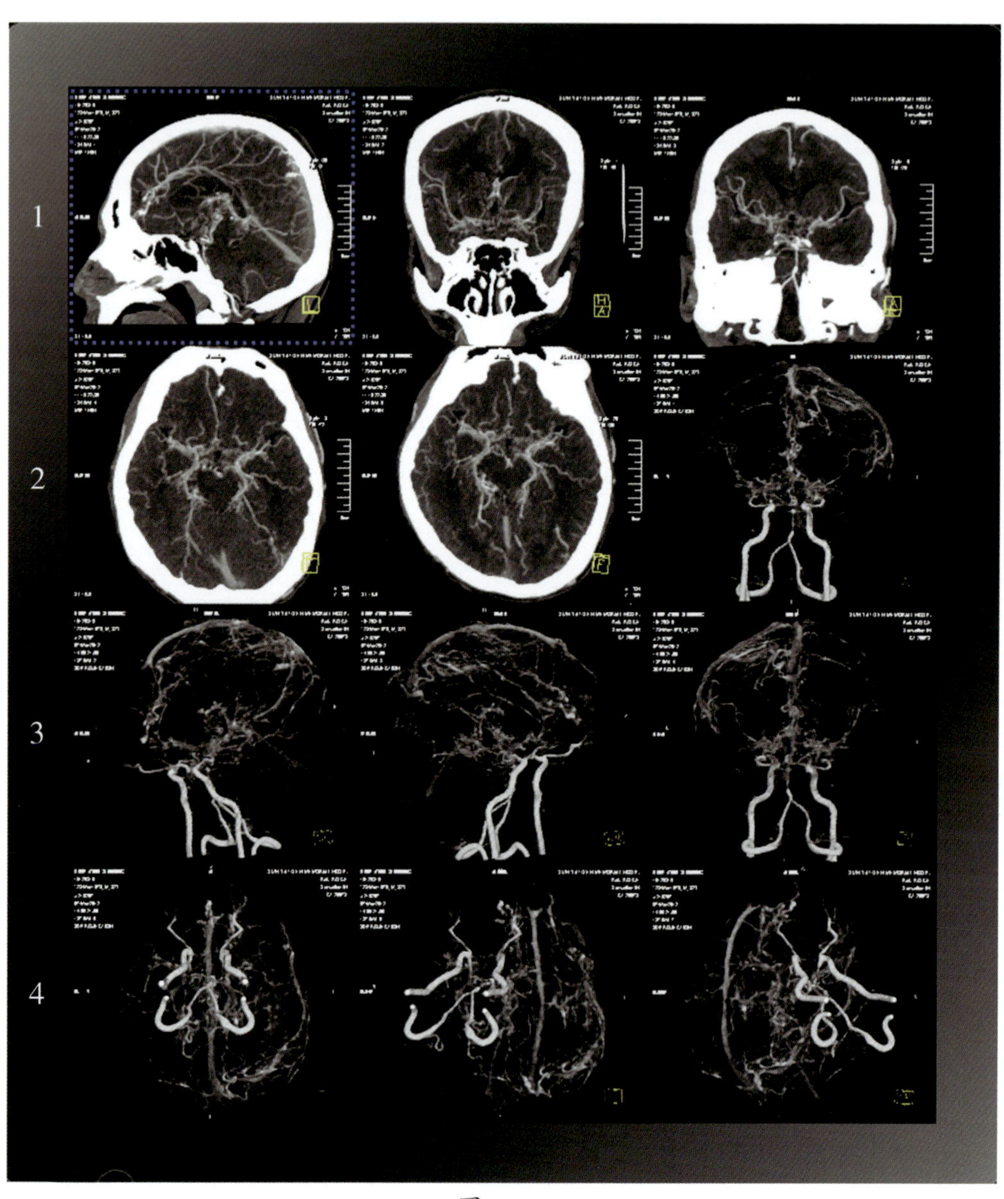

图1-10

静脉窦血栓

【目的】了解静脉窦血栓的部位、大小、形态及范围；了解有无侧支循环建立；明确有无出现并发症如静脉瘀滞性脑梗死、脑出血等；观察治疗后血栓消失情况，随访并评价疗效。

【要点】

1. 采用前述的标准方位，进行脑动脉的MIP及VR重建，对脑动脉进行常规评价。

2. 采用MPR重建显示静脉窦血栓直接征象，如平扫图像“条带征”，多见于新鲜血栓；增强图像上血栓的静脉窦截面的“Delta征”或“空三角征”，重点在CTA图像上多方位重建显示静脉窦血栓所致的充盈缺损的部位、大小、形态及范围。

3. MIP显示静脉窦血栓全貌，测量血栓长度；范围较大时补充CPR测量长度。

4. VR重建全脑整体观察静脉窦，显示静脉窦内有无充盈缺损、大脑浅静脉增粗、其他深部静脉窦代偿回流等征象。

5. 合并静脉瘀滞性脑梗死或脑出血时，注意显示继发情况：梗死或出血范围，因占位效应所致其他血管情况。

6. 治疗后复查，观察有无静脉窦再通，侧支循环血管有无增多或减少，重建图像的方式、方位尽量与治疗前保持一致，以利于对比。

【实例】静脉窦血栓MPR、MIP及VR重建（图1–11）。

【图1–11】

1	MPR平扫矢状位显示上矢状窦内高密度血栓	MPR平扫冠状位显示上矢状窦内高密度血栓	MPR平扫横断位显示上矢状窦内高密度血栓
2	MPR增强矢状位显示上矢状窦内充盈缺损	MPR冠状位显示上矢状窦及右侧横窦内充盈缺损	MIP矢状位显示上矢状窦内充盈缺损
3	MIP横断位显示上矢状窦及窦汇内充盈缺损	MIP横断位显示右侧横窦内充盈缺损	VR矢状位显示上矢状窦内充盈缺损
4	VR冠状位显示上矢状窦及右侧横窦内充盈缺损	VR横断位显示上矢状窦及窦汇内充盈缺损	VR横断位显示右侧横窦内充盈缺损

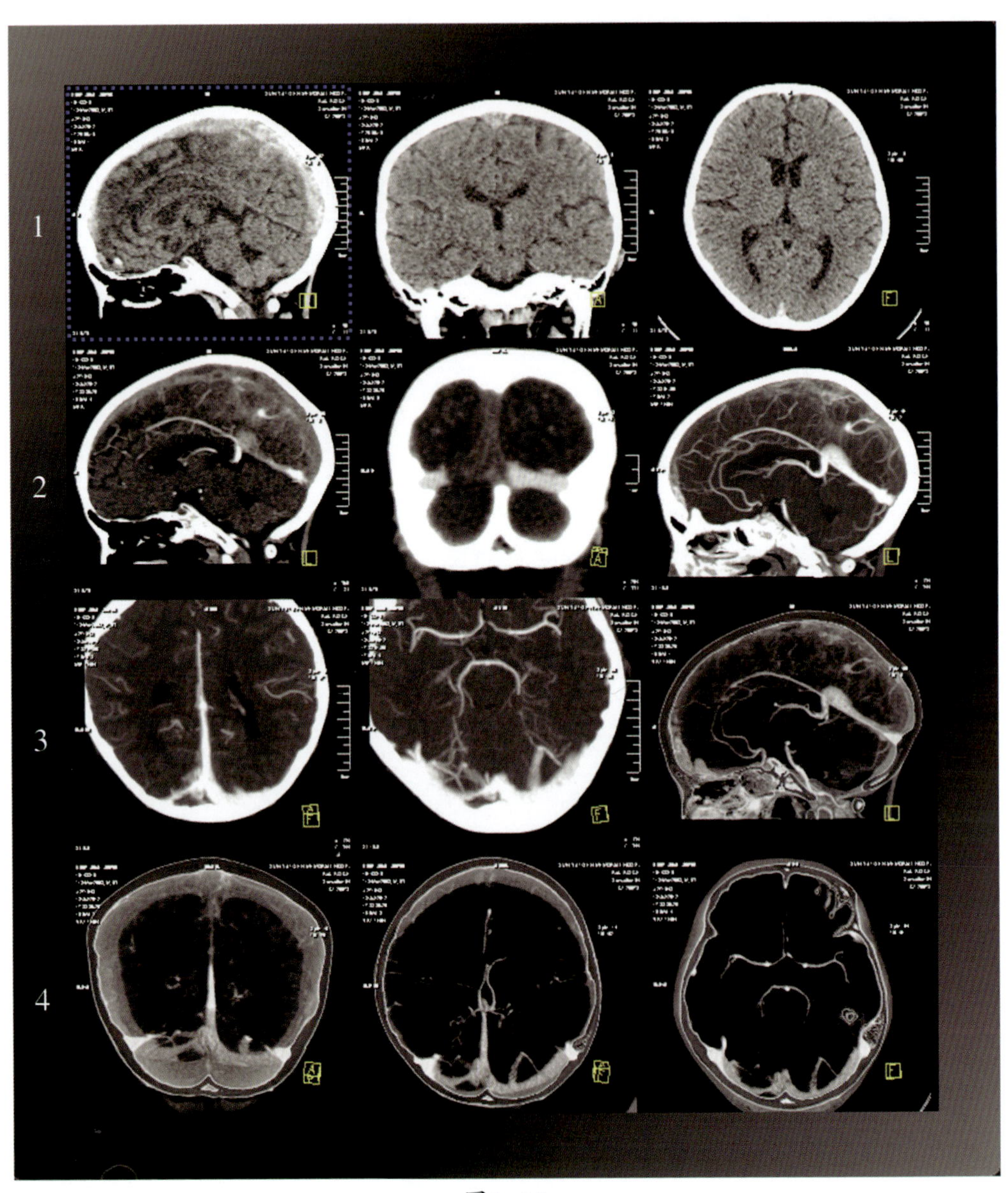

图1-11

脑 肿 瘤

【目的】了解脑肿瘤的部位、大小、形态、内部组成及范围；了解肿瘤供血情况，有无新生血管；了解肿瘤与邻近血管、颅骨等结构的关系；了解有无脑积水、脑疝等并发症。

【要点】

1. 采用前述的标准方位，进行脑动脉的MIP及VR重建，对脑动脉进行常规评价。

2. MPR多方位显示肿瘤部位、形态及范围，测量肿瘤最大径，调整窗宽窗位显示肿瘤内部结构，如肿瘤是否囊实性，是否含出血、钙化、脂肪、气体，观察肿瘤与周围血管、颅骨等结构关系，观察脑室及中线结构有无异常改变。

3. MIP及薄层VR重建显示肿瘤的供血动脉及肿瘤内部新生血管，显示血管是否有典型的“抱球征”，有无簇状新生血管形成、推移邻近正常血管或静脉窦、侵犯正常血管或静脉窦等征象。

4. 采用VR重建调整阈值范围，使肿瘤、血管及颅骨能同时显示，调整方位清晰显示肿瘤与血管、颅骨的比邻关系。

5. 存在颅骨骨质吸收破坏情况时，补充骨算法的薄层图像，进行MPR重建，显示颅骨病变详情，以提供鉴别诊断信息。

【实例】脑膜瘤MPR、MIP及VR重建（图1-12）。

【图1-12】

1	MPR冠状位显示右侧额顶叶肿块及瘤周水肿	MPR矢状位显示右侧额顶叶肿块及瘤周水肿	MPR横断位显示右侧额顶叶肿块及瘤周水肿	MIP矢状位显示双侧大脑前动脉
2	MIP冠状位显示双侧大脑中动脉	MIP横断位显示大脑Willis环	MIP横断位显示双侧大脑中、后动脉	MIP斜冠状位显示双侧椎动脉及基底动脉
3	MIP矢状位显示右侧额顶叶肿瘤由大脑前动脉分支参与供血	MIP冠状位显示右侧额顶叶肿瘤及周围血管间关系	VR矢状位显示右侧额顶叶肿瘤及大脑前动脉分支参与供血	VR冠状位显示右侧额顶叶肿瘤及周围血管间关系
4	VR冠状位显示双侧大脑中动脉	VR横断位显示双侧大脑中动脉	VR横断位显示大脑Willis环	VR横断位显示双侧大脑中、后动脉

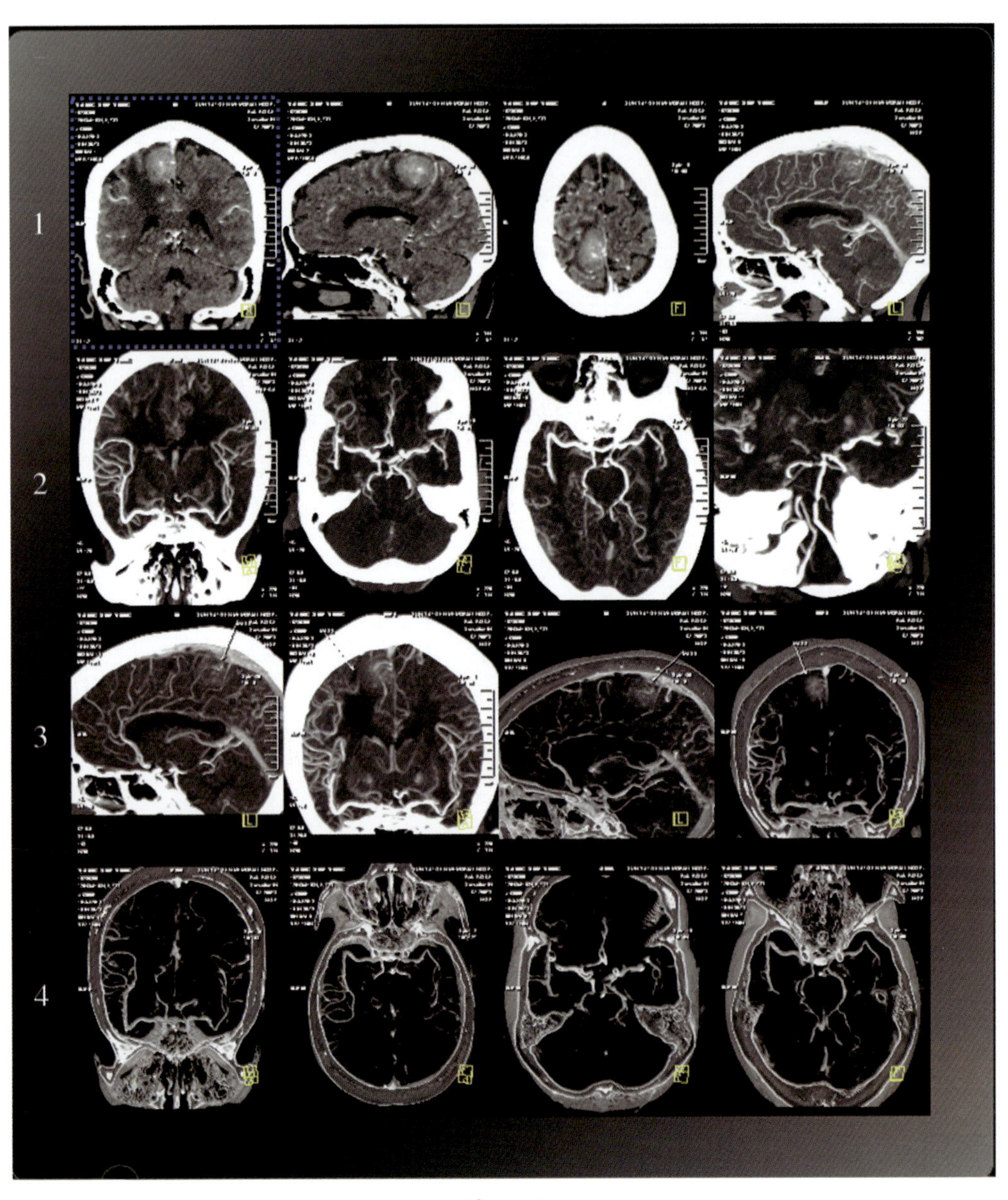

图1-12

颅骨病变及缺损

【目的】了解颅骨骨质情况，判断颅骨有无骨折、骨质破坏等情况；了解颅骨病变的大小、形态、范围及性质；了解囟门情况及其他颅骨畸形；了解颅骨缺损的范围，为颅骨修补术提供形态学数据。

【要点】

1. 对于颅骨缺损需行修补术，利用MPR测量并标出颅骨缺损的三维最大径线。

2. 对于颅骨病变，采用MPR清楚显示颅骨骨质改变，显示有无骨折线、骨质破坏等，显示其位置、形态及范围等，尤其适用于显示细微骨折及骨质破坏。

3. 使用骨骼系统中的模板进行全容积VR重建，调节VR的阈值范围，调低透明度，使颅骨显示较为密实，以清晰显示颅骨表面的颅缝、骨折线及缺损情况。

4. VR颅骨表面观显示术区开颅范围、术后固定钉情况以及术后钻孔位置、大小；内面观显示颅内置入的引流管、分流管、金属电极等结构的位置、形态及走行。

5. VR重建观察婴幼儿囟门形态，观察是否存在颅骨发育畸形（如舟状颅），颅骨内面观是否脑回压迹增多（如脑积水）。

【实例】右侧额骨、颞骨缺损MPR及VR重建（图1–13）。

【图1–13】

1	MPR矢状位显示右侧额骨、颞骨缺损	MPR冠状位显示右侧额骨、颞骨缺损	MPR横断位显示右侧额骨、颞骨缺损
2	VR前后位显示右侧额骨、颞骨缺损	VR前斜矢状位显示右侧额骨、颞骨缺损	VR前矢状位显示右侧额骨、颞骨缺损
3	VR后斜矢状位显示右侧额骨、颞骨缺损	VR后斜矢状位显示右侧额骨、颞骨缺损	VR后前位显示右侧额骨、颞骨缺损

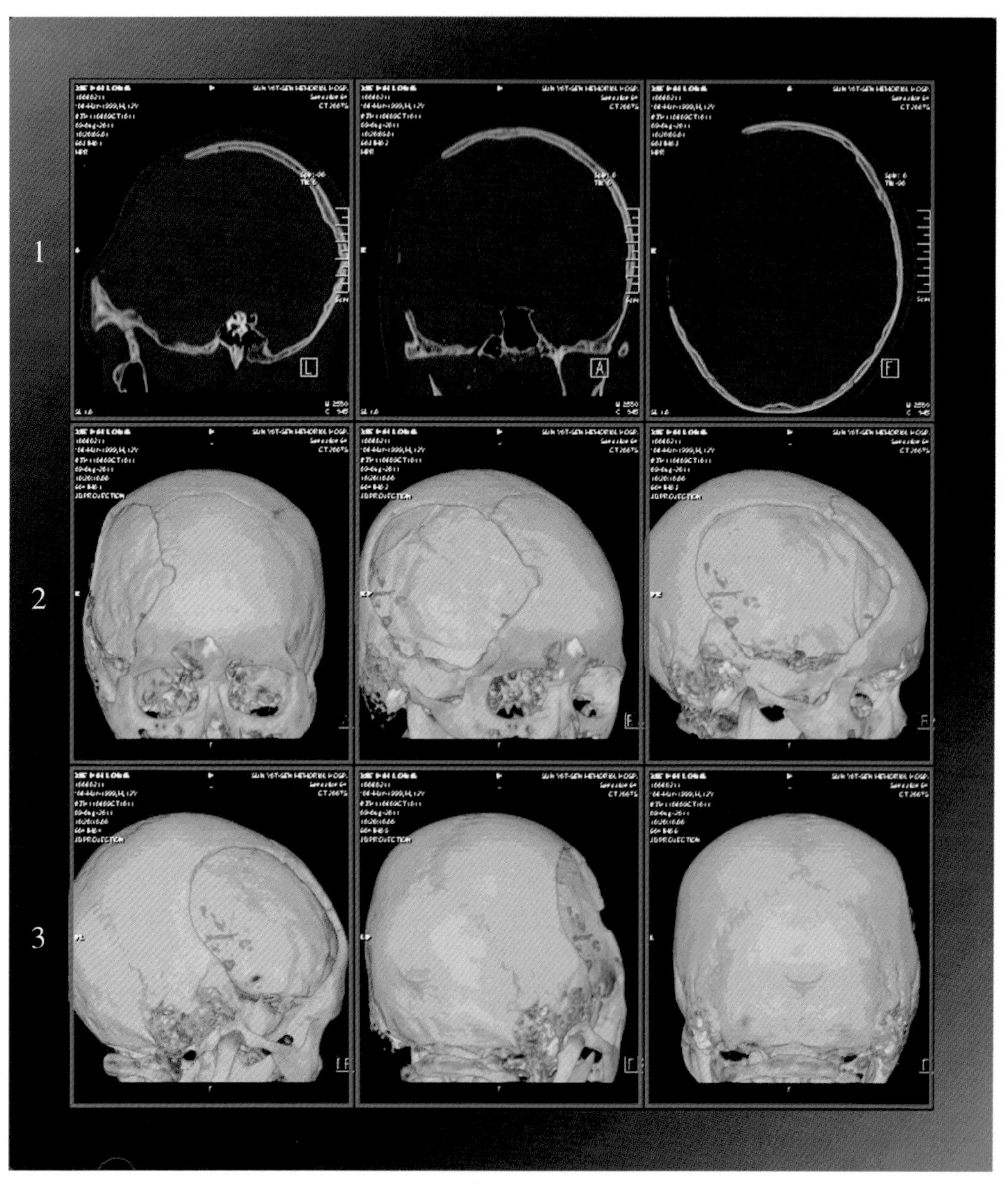

图1-13

茎　　突

【目的】测量双侧茎突的长度、向前及向内倾斜角度；了解双侧茎突的形态、走行、钙化/骨化程度，与周围重要结构如颈内动脉、颈内静脉、茎乳孔、颈静脉孔、乳突等重要结构的关系，为临床诊断及治疗茎突过长综合征提供解剖学依据。

【要点】

1. 使用MPR进行冠状位、矢状位重建，显示双侧茎突的形态、走行、钙化/骨化程度，了解茎突骨质情况，分别测量双侧茎突的长度、内斜角及前斜角，观察及测量茎突与周围重要结构如颈内动脉、颈内静脉、茎乳孔、颈静脉孔、乳突间的最短距离。

2. 对于茎突弯曲明显者，可采用CPR显示双侧茎突，测量双侧茎突的长度。

3. 采用薄层MIP及VR直观、整体显示茎突的立体结构，分别显示双侧茎突的形态、走行，直观显示双侧茎突与周围重要结构之间的解剖关系。

【实例】双侧茎突MPR、VR重建及测量（图1-14）。

【图1-14】

1	MPR冠状位显示双侧茎突	MPR矢状位显示左侧茎突
2	MPR矢状位测量左侧茎突	MPR矢状位测量右侧茎突
3	MPR矢状位显示右侧茎突	VR冠状位显示双侧茎突

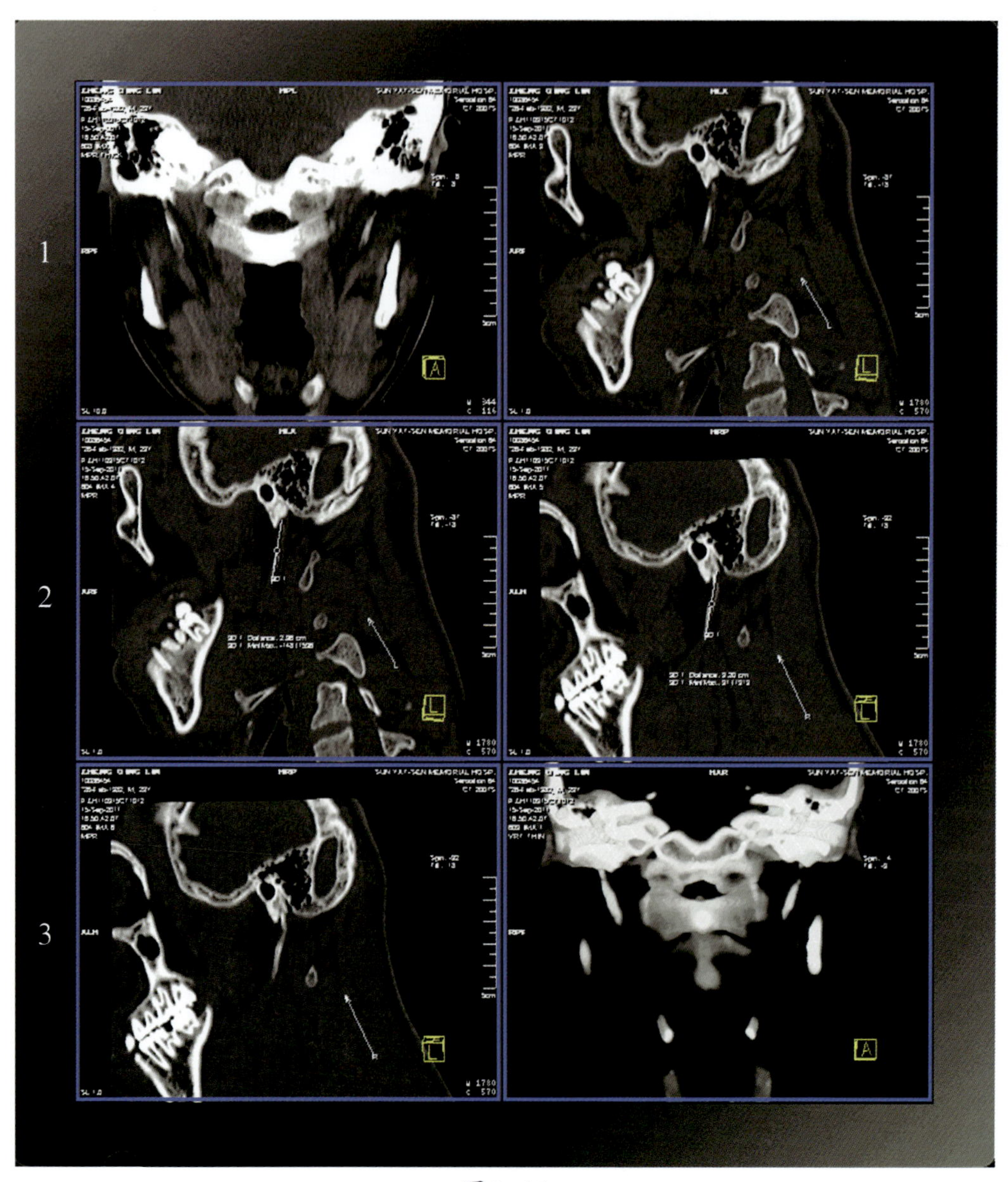

图1-14

听骨链、内耳及面神经管

【目的】了解听骨链的完整性及听骨链之间的对位情况；了解有无合并内耳畸形或病变；了解面神经管有无畸形、扩大、破坏；了解骨性内听道有无异常扩大。观察人工耳蜗植入术后电极位置。

【要点】

1. 图像后处理需将CT原始数据重建成FOV为6cm、层厚0.6mm、层距0.3mm的图像，对双耳需分别重建成薄层图像后再进行重建。

2. 重建的手段采用MPR为主，观察听骨链的骨质情况，显示有无骨折、骨质破坏、骨质吸收及脱位等异常改变，辅以VR内耳模式或空腔性器官透明化模式重建整体显示听骨链结构。

3. 听骨链MPR重建时以听骨链本身的正交轴线进行定位而显示听骨之间的对位情况，至少需包括5个方位，即显示锤骨与鼓膜的斜矢状位、显示锤骨与砧骨关节的斜横断位及斜冠状位、显示砧骨与镫骨关节的斜冠状位、显示镫骨底板与卵圆窗的斜横断位。

4. 对于半规管扩大、狭窄或缺如情况，采用MPR重建，分别沿半规管的纵断面，显示半规管的全貌，详细观察半规管情况。

5. 采用MPR，以斜横断位完整显示耳蜗螺旋结构，对于人工耳蜗植入术后者显示电极位置，观察耳蜗内电极数目。

6. 面神经管采用MPR分段重建，第一段、第二段可在斜横断位上显示，第二段、第三段可在斜矢状位显示；必要时可进行CPR曲面重建，将面神经管连续显示。

【实例】听小骨、内耳及面神经管MPR重建（图1-15）。

【图1-15】

1	MPR斜横断位显示锤骨及砧骨	MPR斜横断位显示锤骨及砧骨	MPR斜横断位显示镫骨	MPR斜横断位显示前半规管
2	MPR斜横断位显示后半规管	MPR斜横断位显示外半规管	MPR斜横断位显示面神经管	MPR斜矢状位显示面神经管

3	MPR斜冠状位显示锤骨及砧骨	MPR斜冠状位显示锤骨及砧骨	MPR斜冠状位显示镫骨	MPR斜冠状位显示前半规管
4	MPR斜冠状位显示后半规管	MPR斜冠状位显示外半规管	MPR斜冠状位显示面神经管	MPR斜矢状位显示面神经管

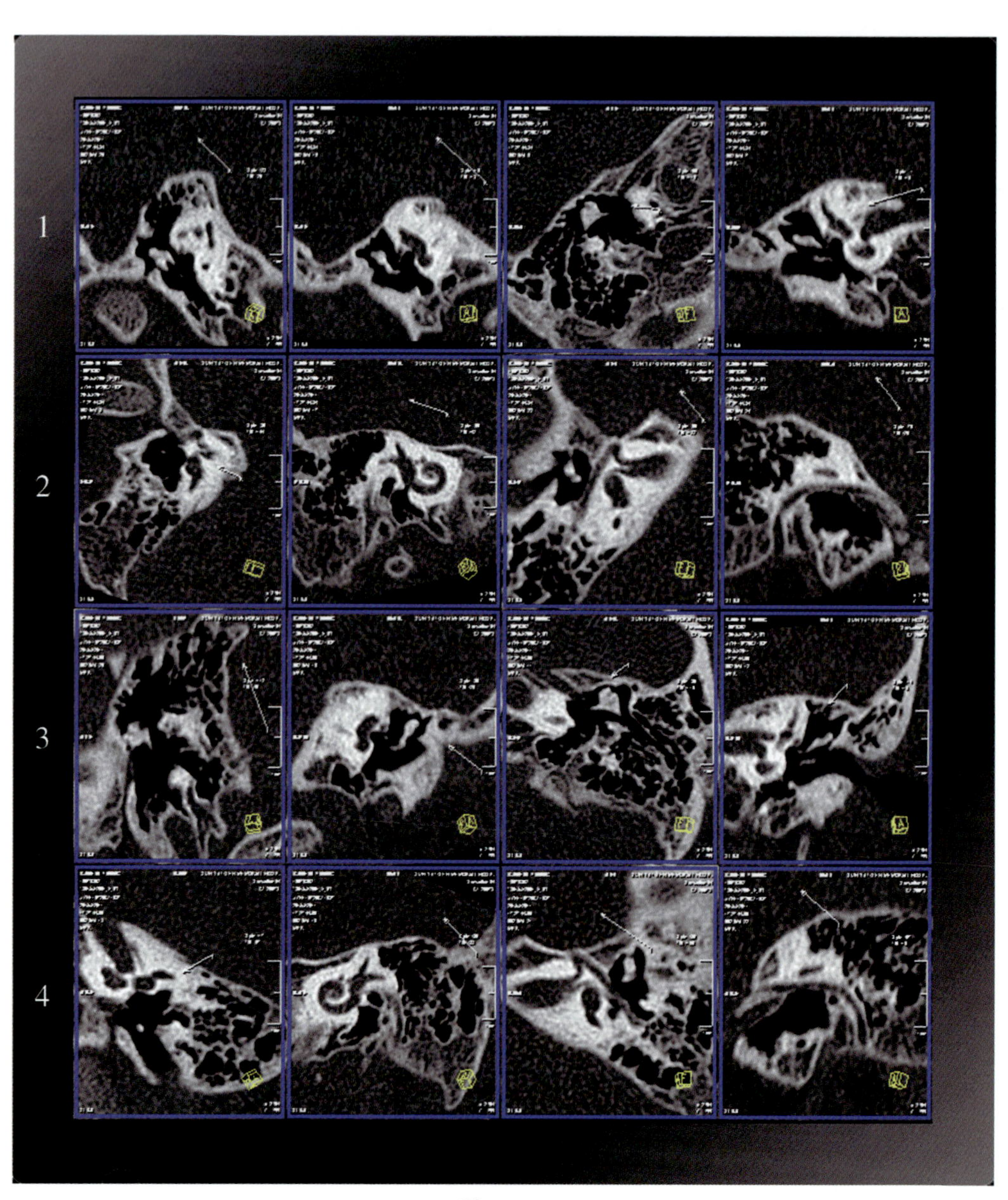

图1-15

（胡辉军　成丽娜　沈　君）

第2章

颌 面 部

MAXILLOFACIAL REGION

血 管 瘤

【目的】了解颌面部血管瘤的部位、形态、大小及与邻近组织的关系；观察血管瘤有无供血动脉及引流静脉，鉴别血管瘤的类型，为选择治疗方案提供依据；评估血管瘤硬化或手术治疗后效果，了解有无复发。

【要点】

1. 注意选择增强后血管瘤体强化最佳的期相图像进行图像后处理。

2. 采用MPR清楚显示血管瘤的大小、形态、周围结构改变及有无静脉石，周围骨骼有无异常破坏等。

3. 薄层MIP显示血管瘤大小及形态，测量肿瘤的最大径。

4. 使用薄层MIP与薄层VR整体显示血管瘤有无供血动脉及引流静脉。

5. 采用去骨VR图像整体显示血管瘤；采用带骨VR图像显示瘤体与周围骨骼之间的关系时，注意调节VR模板的阈值范围及透明度，将血管的亮度调高，将透明度调低，以突出显示血管，而不让骨骼的图像掩盖血管影像。

6. 血管瘤治疗后复查时，尽量保持重建模式与术前一致，以利于对比评价血管瘤的形态、大小等变化情况，评估治疗效果。

【实例】左侧颌面部血管瘤MPR、MIP及VR重建（图2-1）。

【图2-1】

1	MPR冠状位显示左侧腮腺血管瘤	MPR横断位显示左侧腮腺血管瘤	MPR矢状位显示左侧腮腺血管瘤
2	MIP横断位显示左侧腮腺血管瘤及增粗的左侧下颌动脉	MIP矢状位显示左侧腮腺血管瘤及增粗的左侧下颌动脉	MIP冠状位显示左侧腮腺血管瘤及增粗的左侧下颌动脉
3	VR冠状位显示左侧腮腺血管瘤及与周围骨质、血管的关系	VR斜冠状位显示左侧腮腺血管瘤及与周围骨质、血管的关系	VR斜矢状位显示左侧腮腺血管瘤及与周围骨质、血管的关系

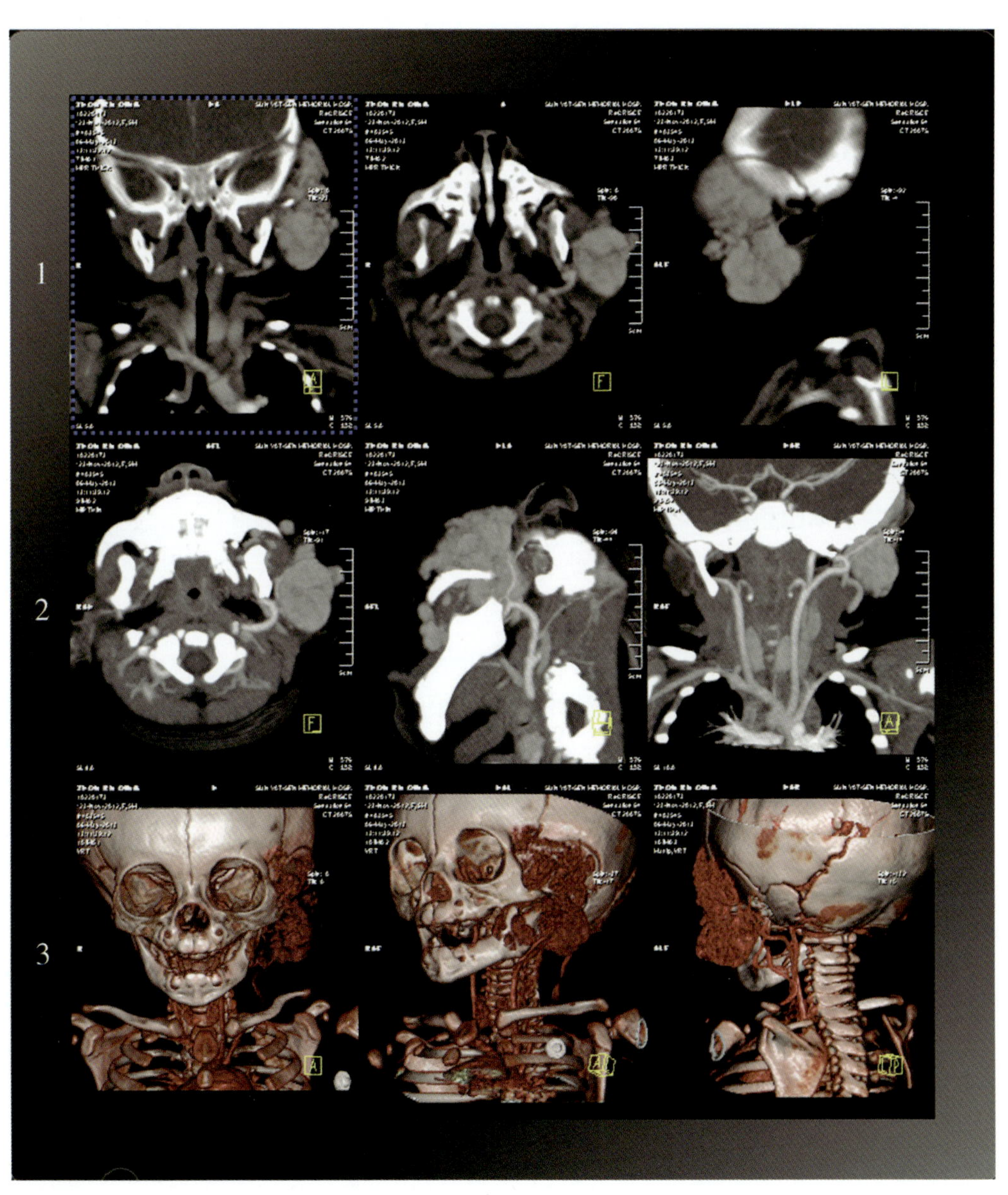

图2-1

动、静脉畸形

【目的】了解动、静脉畸形的部位、形态、大小及毗邻关系，了解供血动脉及引流静脉，了解有无出血等并发症；观察颌面骨质是否受累，指导介入治疗术前方案及评估介入治疗后效果。

【要点】

1. 注意选择增强后动、静脉畸形血管团强化最佳的期相图像进行图像后处理。

2. 采用MPR清楚显示畸形血管的位置、大小及形态，显示有无累及周围骨质结构。

3. 使用薄层MIP与薄层VR显示动、静脉畸形的病变主体、供血动脉及引流静脉，在薄层MIP测量瘤体的大小。

4. 不带骨VR重建整体显示动、静脉畸形的病变主体、供血动脉及引流静脉，带骨VR重建显示病灶与骨质结构间的关系，立体显示肿瘤的位置、形态及周围组织改变。

5. 动、静脉畸形拟行介入治疗术前重建相应颈内动脉、椎动脉图像，利用术前插管路径评估。

6. 动、静脉畸形治疗后复查，图像重建的方式、方位尽量保持与术前一致，以利于对比显示畸形血管团是否缩小，栓塞物是否游离至畸形血管团以外，供血动脉及引流静脉变化情况。

【实例】口底动、静脉畸形MIP及VR重建（图2-2）。

【图2-2】

1	MIP横断位显示口底动、静脉畸形瘤体及增粗的双侧舌动脉参与供血	MIP横断位显示口底动、静脉畸形瘤体	MIP横断位显示口底动、静脉畸形瘤体及增粗的双侧舌动脉
2	MIP冠状位显示双侧颈总动脉、颈内动脉、颈外动脉及颈内静脉	MIP横断位显示双侧增粗的舌动脉参与口底动、静脉畸形的供血	MIP矢状位显示左侧增粗的舌动脉参与口底动、静脉畸形的供血
3	MIP矢状位显示右侧增粗的舌动脉参与口底病灶的供血	VR矢状位显示口底病灶由右侧舌动脉供血及右侧颈内静脉引流	VR矢状位显示口底病灶由左侧舌动脉供血及左侧颈内静脉引流

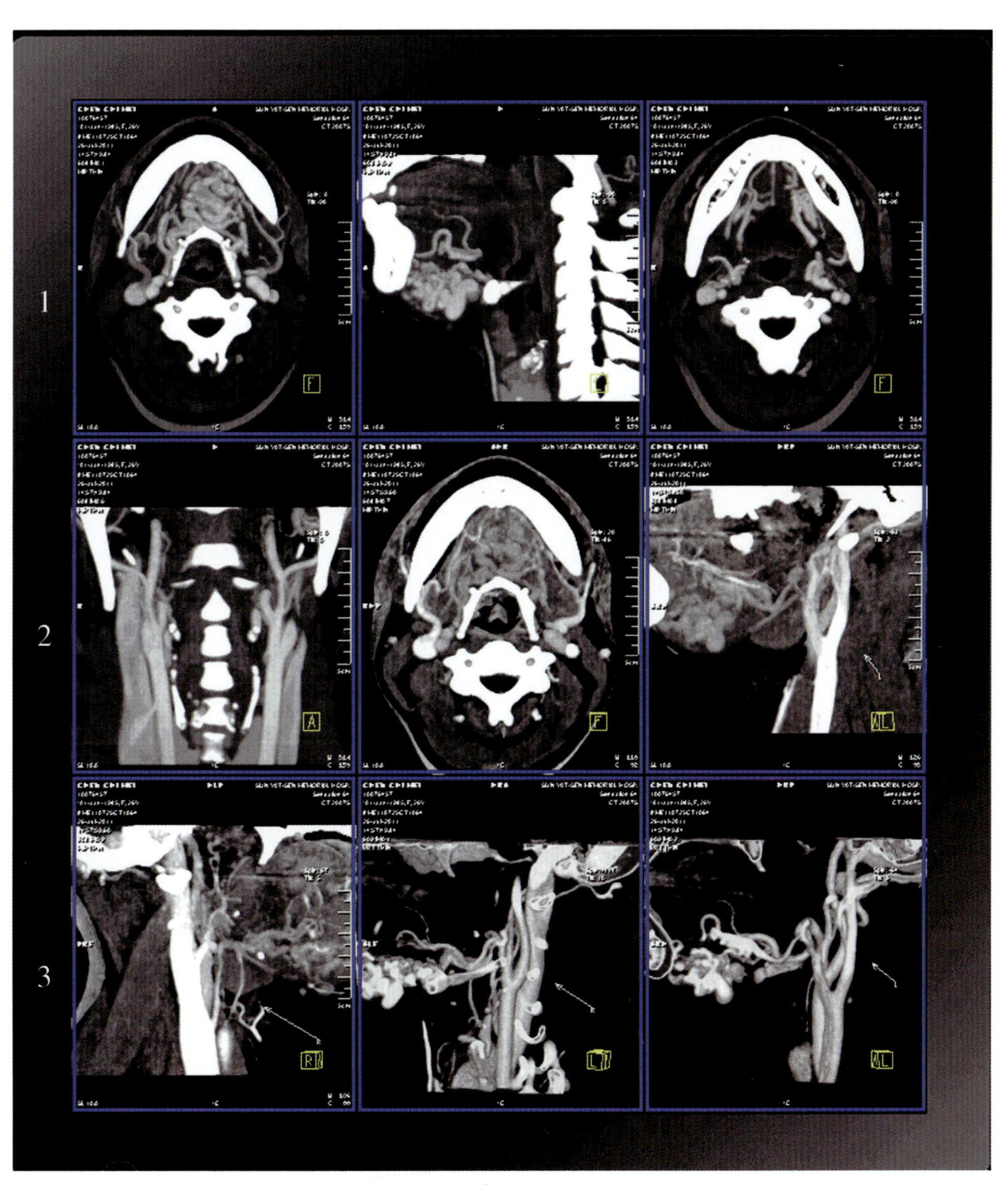

图2-2

软组织来源肿瘤

【目的】了解颌面部软组织来源肿瘤的部位、形态、大小、内部结构及与邻近组织间关系；了解肿瘤供血情况，有无肿瘤新生血管；了解肿瘤周围大血管、骨质等结构有无异常改变，为肿瘤的诊断及分期、指导治疗方案及评估效果提供依据。

【要点】

1. MPR显示肿瘤发生的部位、形态及范围，测量肿瘤大小，调整窗宽窗位显示肿瘤内组织成分，观察肿瘤是否为囊实性，是否含出血、钙化、脂肪、气体，采用MPR显示肿瘤与周围重要器官的关系，如眼肌、视神经、颅底骨质、颌面部大血管等。

2. 邻近颌骨的肿瘤，采用CPR重建显示颌骨的全景图像，观察邻近骨质、牙槽骨、牙齿等情况。

3. 使用薄层MIP及薄层VR显示肿瘤的供血动脉、肿瘤内部新生血管，周围静脉有无增粗，是否推移邻近正常血管或静脉窦，是否侵犯正常血管。

4. 采用VR，分别针对肿瘤、血管及骨骼，调整其阈值范围及透明度，整体显示肿瘤与周围血管及骨骼的关系。

【实例1】右侧颊部软组织肿瘤MPR、MIP及VR重建（图2-3）。

【实例2】颏下区软组织肿瘤MPR、CPR重建（图2-4）。

【图2-3】

1	MPR矢状位显示右侧颊部肿块及下颌升支骨质破坏	MPR冠状位显示右侧颊部肿块及下颌升支骨质破坏	MIP矢状位显示右侧颈内、外动脉及与肿块间关系
2	MIP矢状位显示左侧颈内、外动脉	MIP冠状位显示双侧颈总动脉、颈内动脉、颈外动脉及颈内静脉	MIP矢状位显示左侧颈外动脉及上颌动脉
3	VR矢状位显示右侧颈内、外动脉	VR矢状位显示左侧颈内、外动脉及上颌动脉	VR矢状位显示右侧颈内、外动脉
4	VR矢状位显示左侧颈内、外动脉	VR矢状位放大显示右侧颈外动脉	VR矢状位放大显示左侧颈外动脉

【图2-4】

1	MPR软组织窗横断位显示颏下区软组织肿块	MPR软组织窗矢状位显示颏下区软组织肿块	MPR软组织窗冠状位显示颏下区软组织肿块
2	MPR骨窗横断位显示下颌骨骨质情况	MPR骨窗横断位显示下颌牙槽骨骨质情况	MPR骨窗横断位显示下颌牙齿及下颌升支骨骨质情况
3	MPR骨窗横断位显示上颌骨骨质情况	MPR骨窗冠状位显示下颌骨冠状突及颞颌关节	CPR重建定位图
4	CPR重建显示上、下颌骨骨质情况	CPR重建定位图	CPR重建显示上、下颌骨骨质情况

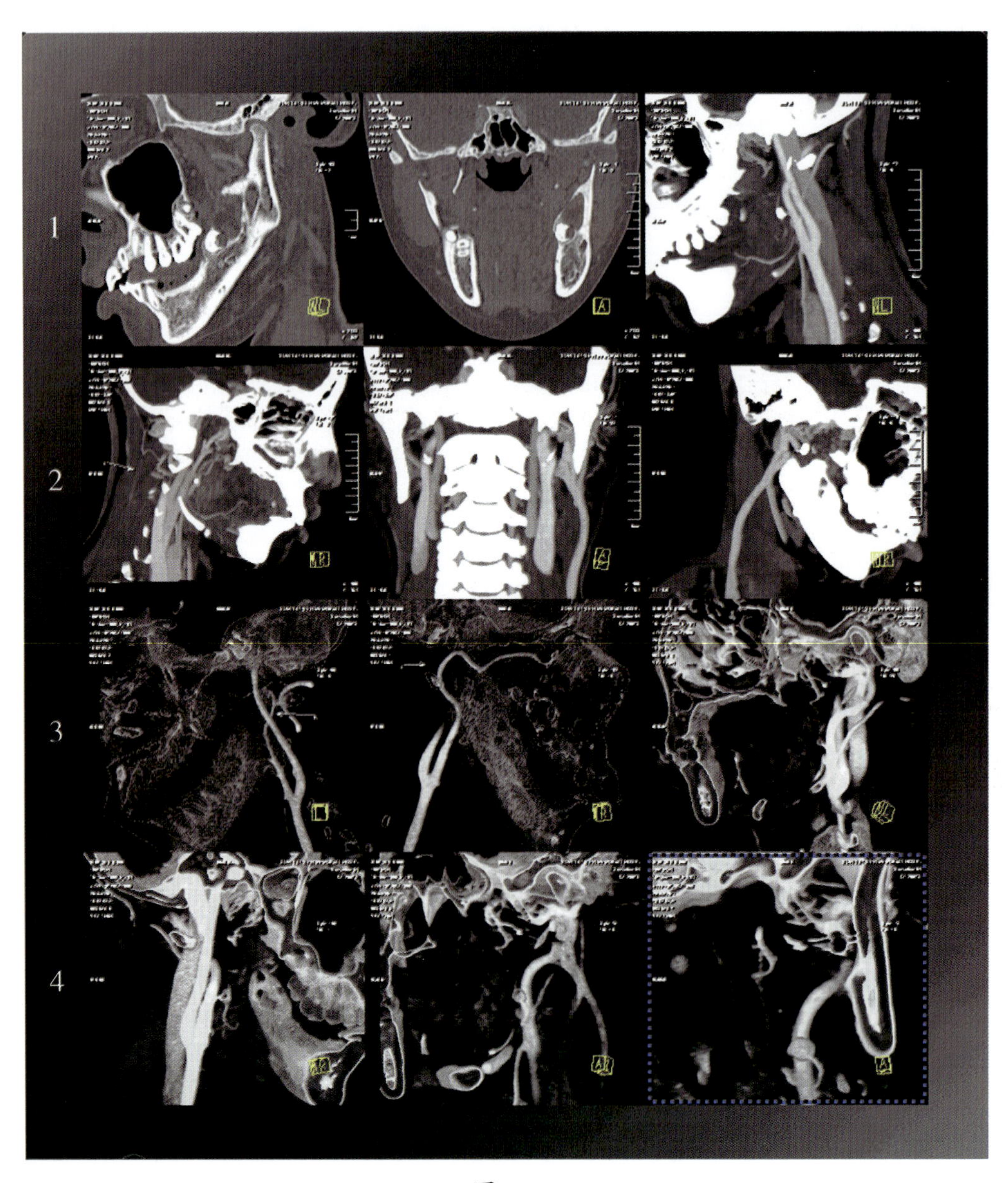

图2-3

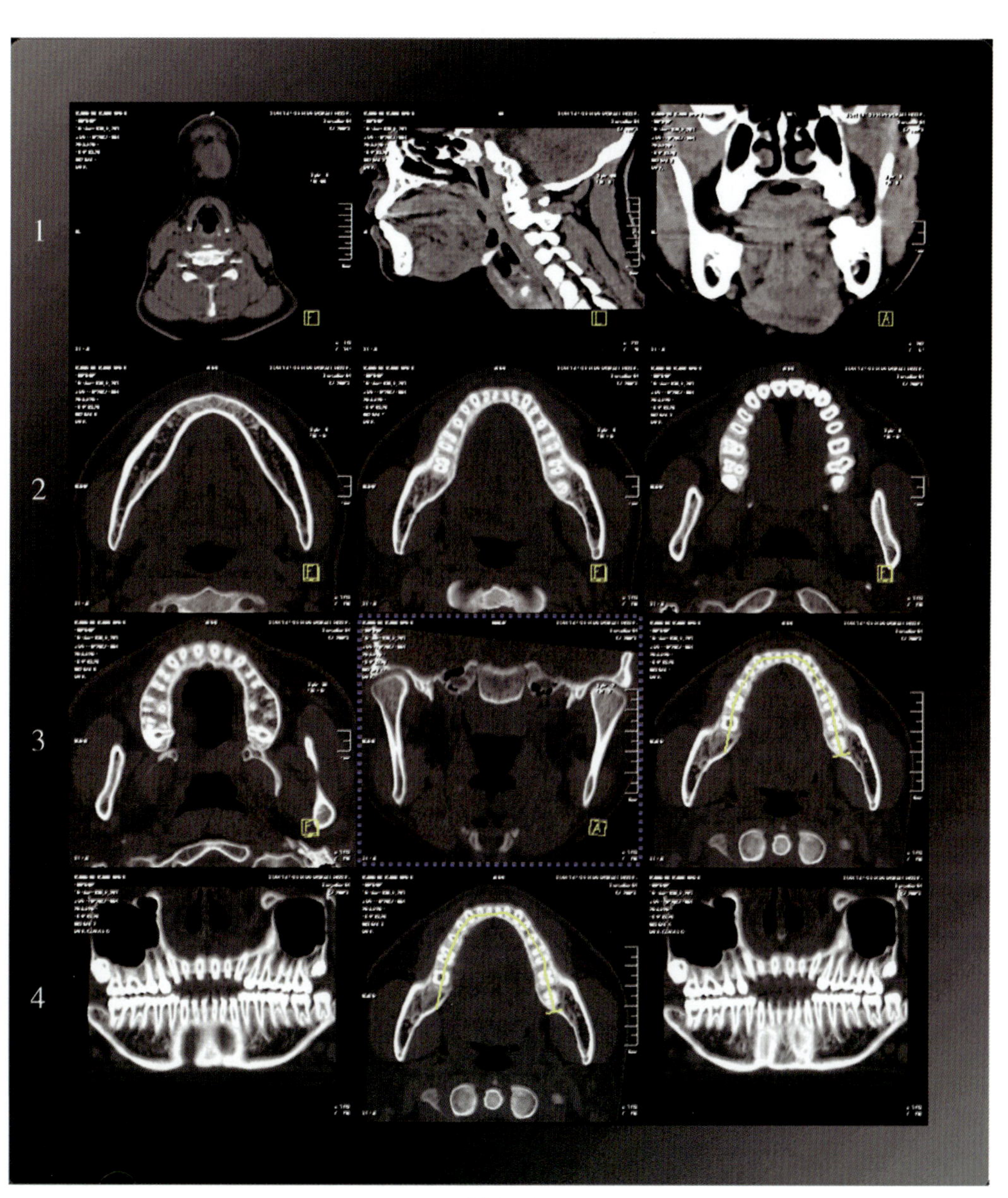

图2-4

颌骨肿瘤

【目的】了解颌骨来源肿瘤的部位、形态、大小；了解骨质破坏的类型、性质、程度、边界及骨膜反应等情况；了解肿瘤与周围结构如牙齿、下颌管、牙槽骨、软组织、大血管间关系；了解肿瘤有无异常供血动脉，为颌骨肿瘤的定位、定性诊断及选择治疗方案等提供依据。

【要点】

1. 采用骨算法薄层图像MPR重建显示骨质破坏的类型、程度、边界、骨膜反应等情况，测量其最大径，以及其与周围下颌管、牙槽骨、牙齿等组织间的关系。

2. 可辅助应用CPR重建显示颌骨的全景图像，观察病变破坏范围，邻近牙槽骨、牙齿、下颌管受累情况。

3. 采用软组织算法薄层图像，薄层MIP及VR显示肿瘤周围的大血管，了解肿瘤有无增粗供血动脉、有无异常肿瘤血管团，显示周围重要器官血管有无破坏及侵犯。

4. 全容积VR重建观察肿瘤全貌，注意调节VR图像的阈值范围及透明度，使颌骨看起来比较密实，能清晰显示骨表面的骨缝。

【实例1】右侧上颌骨根尖囊肿MPR、CPR及VR重建（图2-5）。

【实例2】左侧上颌窦癌MPR、CPR、MIP及VR重建（图2-6）。

【图2-5】

1	MPR冠状位显示右侧上颌牙槽骨内骨质破坏	MPR矢状位显示右侧上颌牙槽骨内骨质破坏	MPR横断位显示右侧上颌牙槽骨内骨质破坏
2	CPR重建定位图	CPR整体显示上、下颌骨骨质情况	CPR重建定位图
3	CPR整体显示上颌骨根尖囊肿与周围骨质结构关系	VR冠状位直观显示上颌骨根尖囊肿	VR斜冠状位直观显示上颌骨根尖囊肿

【图2-6】

1	MPR冠状位显示左侧上颌窦内肿块及骨质破坏	MPR矢状位显示左侧上颌窦内肿块及骨质破坏	CPR显示左侧上颌窦骨质破坏及其与周围结构关系
2	CPR显示左侧上颌窦骨质破坏及其与周围结构关系	VR冠状位直观显示左侧上颌窦骨质破坏	VR斜冠状位直观显示左侧上颌窦骨质破坏
3	VR斜冠状位直观显示右侧上颌窦及颌骨	MIP冠状位显示及测量左侧颈横动脉	MIP冠状位显示及测量右侧颈横动脉
4	MIP横断位显示双侧颈横动脉	MIP横断位显示双侧颈横动脉	MIP横断位显示及标记双侧颈横动脉

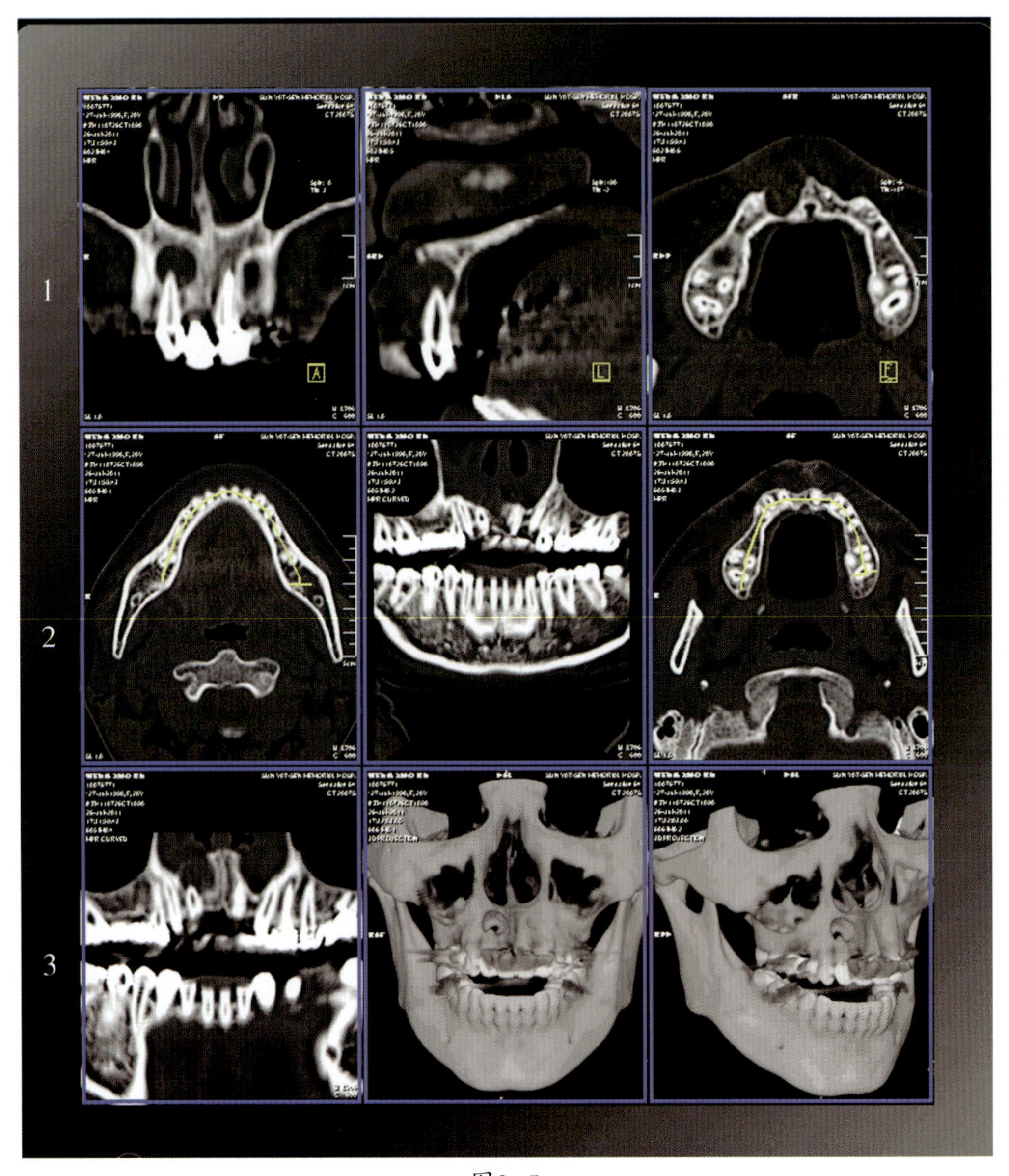

图2-5

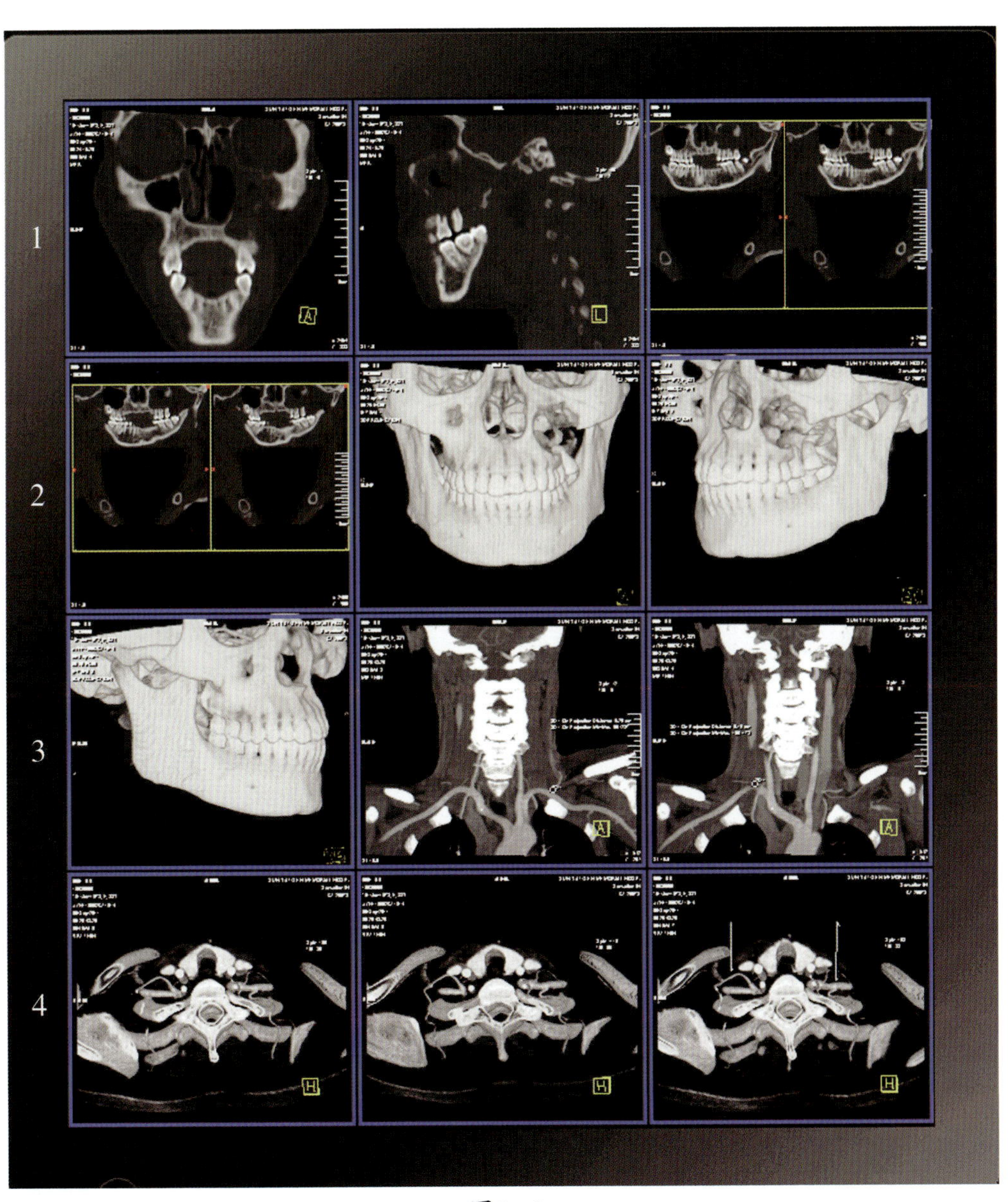

图2-6

颌面部骨折

【目的】了解颌骨骨折线的位置、数目、形态、有无错位及游离骨碎片等，判断骨折类型；了解骨折线有无累及颞颌关节、下颌管、牙槽骨等结构；了解邻近的颌面骨、软组织、大血管等其他重要结构情况。

【要点】

1. 采用骨算法薄层图像MPR重建立体显示骨折的位置、数目、走行等，显示骨折断端有无错位、有无游离骨碎片，骨折线有无累及颞颌关节、下颌管及牙槽骨等结构，判断骨折类型。

2. CPR曲面重建整体显示颌骨的全景图像，直观显示骨折线及与周围重要结构间的关系。

3. 全容积VR重建整体显示骨折全貌，特别是多发骨折时，注意调节重建模板的阈值范围及透明度，清晰显示骨表面的骨折线情况；通过旋转全面观察，注意有无合并下颌骨关节脱位等异常改变。

【实例】颌面骨多发骨折MPR、CPR及VR重建（图2-7）。

【图2-7】

1	MPR冠状位显示双侧颞颌关节骨质	MPR横断位显示右侧眼眶外侧壁及内侧壁骨折	MPR冠状位显示右侧眼眶外侧壁及右侧上颌窦外侧壁骨折	MPR冠状位显示右侧眼眶外侧壁及右侧上颌窦外侧壁骨折
2	MPR冠状位显示右侧上颌窦外侧壁骨折	MPR冠状位显示右侧下颌骨升支骨折	MPR冠状位显示右侧眼眶外侧壁及右侧上颌窦外侧壁骨折	MPR冠状位显示右侧上颌窦外侧壁骨折
3	MPR矢状位放大显示右侧眼眶后壁骨折	MPR矢状位放大显示左侧眼眶后壁骨质情况	CPR显示右侧上颌窦外侧壁骨折及上、下颌骨骨质	CPR显示右侧上颌窦外侧壁骨折及上、下颌骨骨质
4	CPR显示右侧上颌窦外侧壁骨折及上、下颌骨骨质	CPR显示右侧上颌窦外侧壁骨折及上、下颌骨骨质	CPR显示右侧上颌窦外侧壁骨折及上、下颌骨骨质	VR冠状位显示右侧眼眶及上颌窦外侧壁骨折
5	VR右斜矢状位显示右侧眼眶及上颌窦外侧壁骨折	VR右矢状位显示右侧眼眶及上颌窦外侧壁骨折	VR左斜矢状位显示左侧眼眶及上颌窦骨质情况	VR左矢状位显示左侧眼眶及上颌窦骨质情况

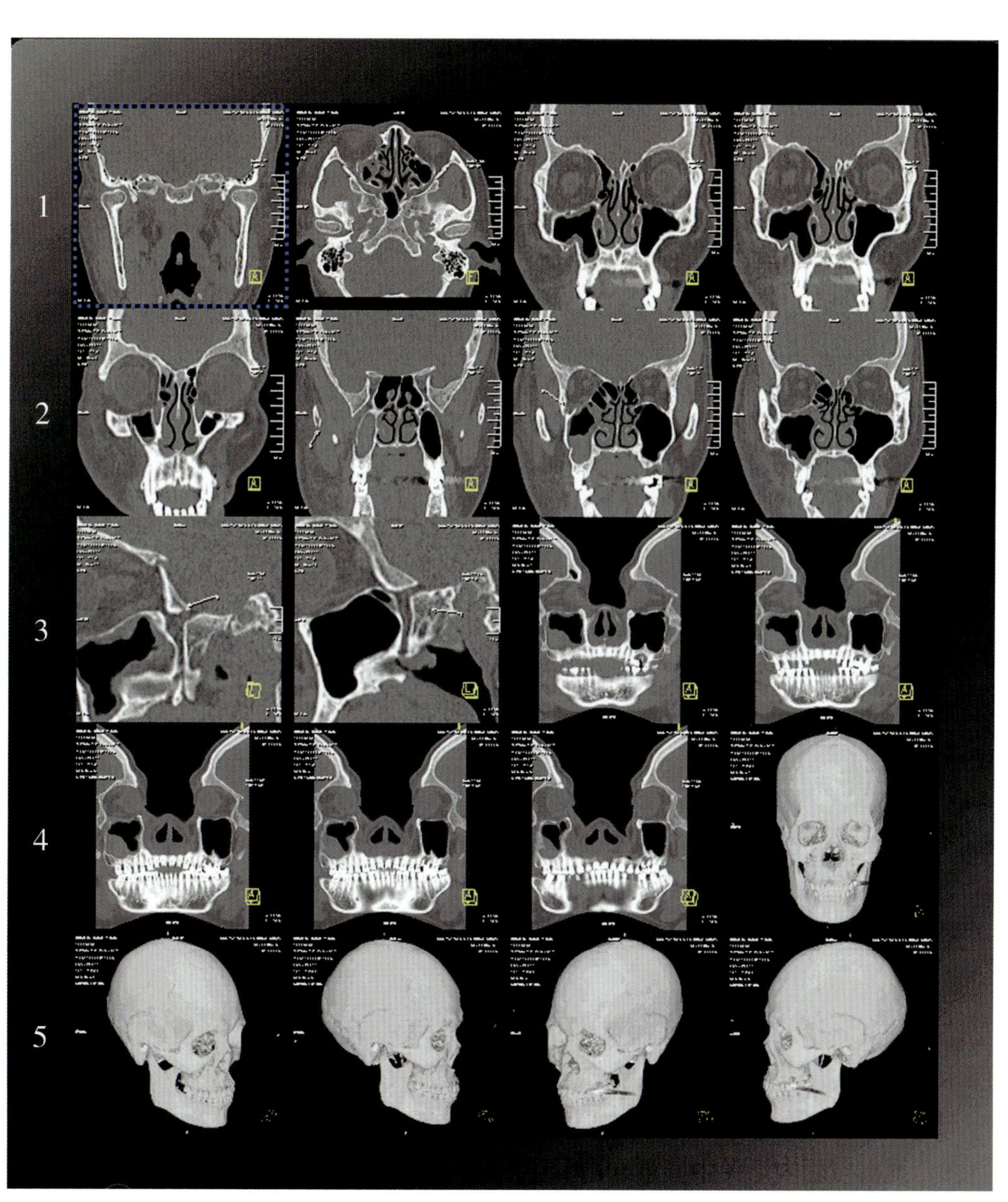

图2-7

（胡辉军　成丽娜　沈　君）

MSCT图像重建简明手册

第3章

颈　部

NECK

颈 动 脉

【目的】 了解颈总动脉、颈内动脉、颈外动脉与椎动脉及其主要分支的开口位置、大小、形态、走行等解剖情况；了解各动脉有无变异及变异的类型；了解颈总动脉、颈内动脉、颈外动脉与椎动脉及其主要分支有无狭窄，狭窄的位置、形态、范围及程度，有无斑块及斑块的性质。

【要点】

1. 薄层MIP显示动脉狭窄的位置、形态，测量狭窄段长度及管腔直径，评估狭窄程度；MPR测量及分析狭窄段斑块的性质，尤其是注意颈总动脉分叉处有无斑块，显示有无合并血栓形成。

2. 可辅助应用CPR全程显示狭窄血管腔内情况，显示动脉狭窄的形态、范围、程度，了解斑块的性质。

3. 减影不成功时使用动脉期CTA薄层图像进行厚层MIP或厚层VR重建，VR模板注意调节阈值范围及透明度，使血管的图像亮度要高于骨骼，突出显示血管，通过旋转，整体、直观显示颈部各动脉的开口位置、大小、形态、走行，显示有无解剖变异（如开窗型改变，一侧椎动脉细小等），显示颈部各动脉有无狭窄，以及狭窄的位置、形态及程度等情况。

4. 减影成功后使用减影后的图像行薄层MIP或全容积VR重建。

5. 头、颈血管连续扫描时，可将头部和颈部血管单独重建，以避免打印照片上图像太小而难以清晰显示相应的血管。

【实例1】 颈动脉减影不成功时，MPR、MIP及VR重建（图3-1）。

【实例2】 颈动脉减影成功后，MIP及VR重建（图3-2）。

【实例3】 头、颈部血管连续扫描时，头部和颈部血管宜单独MIP及VR重建（图3-3）。

【图3-1】

1	MIP矢状位显示右侧颈总动脉狭窄	MIP冠状位显示双侧颈总动脉及左侧颈内动脉狭窄	MIP矢状位显示左侧颈总动脉、颈内动脉狭窄及钙化斑块
2	MIP冠状位显示双侧椎动脉多发狭窄及钙化斑块	MPR横断位显示双侧颈总动脉、右侧椎动脉狭窄及钙化斑块	MPR冠状位显示左侧椎动脉近端狭窄及钙化斑块
3	VR斜矢状位显示右侧颈总动脉狭窄及钙化斑块	VR矢状位显示右侧颈总动脉狭窄及钙化斑块	VR矢状位显示左侧颈内动脉起始段狭窄及钙化斑块
4	VR矢状位显示左侧椎动脉狭窄	VR矢状位显示右侧椎动脉狭窄	VR冠状位显示双侧椎动脉狭窄

【图3-2】

1	MIP冠状位显示双侧颈总动脉及双侧椎动脉	MIP矢状位显示左侧颈总动脉及左侧颈内、外动脉	MIP矢状位显示右侧颈总动脉及右侧颈内、外动脉
2	MIP冠状位显示双侧颈总动脉及颈内、外动脉	MIP冠状位显示右侧颈总动脉、颈内动脉、颈外动脉及右侧椎动脉轻度狭窄	MIP冠状位显示左侧椎动脉轻度狭窄
3	VR冠状位显示双侧颈总动脉及颈内、外动脉	VR矢状位显示左侧颈总动脉、颈内动脉、颈外动脉及左侧椎动脉轻度狭窄	VR矢状位显示右侧颈总动脉、颈内动脉、颈外动脉及右侧椎动脉轻度狭窄

【图3-3】

1	MIP横断位显示Willis环	MIP冠状位显示双侧大脑中动脉多发狭窄	MIP横断位显示双侧大脑中动脉多发狭窄	VR斜冠状位显示双侧椎动脉及基底动脉狭窄
2	VR冠状位放大显示颅脑各血管	VR斜冠状位放大显示颅脑动脉多发狭窄	VR斜矢状位放大显示颅脑动脉多发狭窄	VR斜矢状位放大显示颅脑动脉多发狭窄
3	MIP冠状位放大显示颈总动脉及颈内外、动脉	MIP冠状位放大显示双侧椎动脉	VR冠状位放大显示颈总动脉及颈内、外动脉	VR矢状位显示右侧颈总动脉及颈内、外动脉
4	VR矢状位显示左侧颈总动脉及颈内、外动脉	VR冠状位放大显示颈部各动脉	VR斜冠状位放大显示颈部各动脉	VR斜冠状位放大显示颈部各动脉

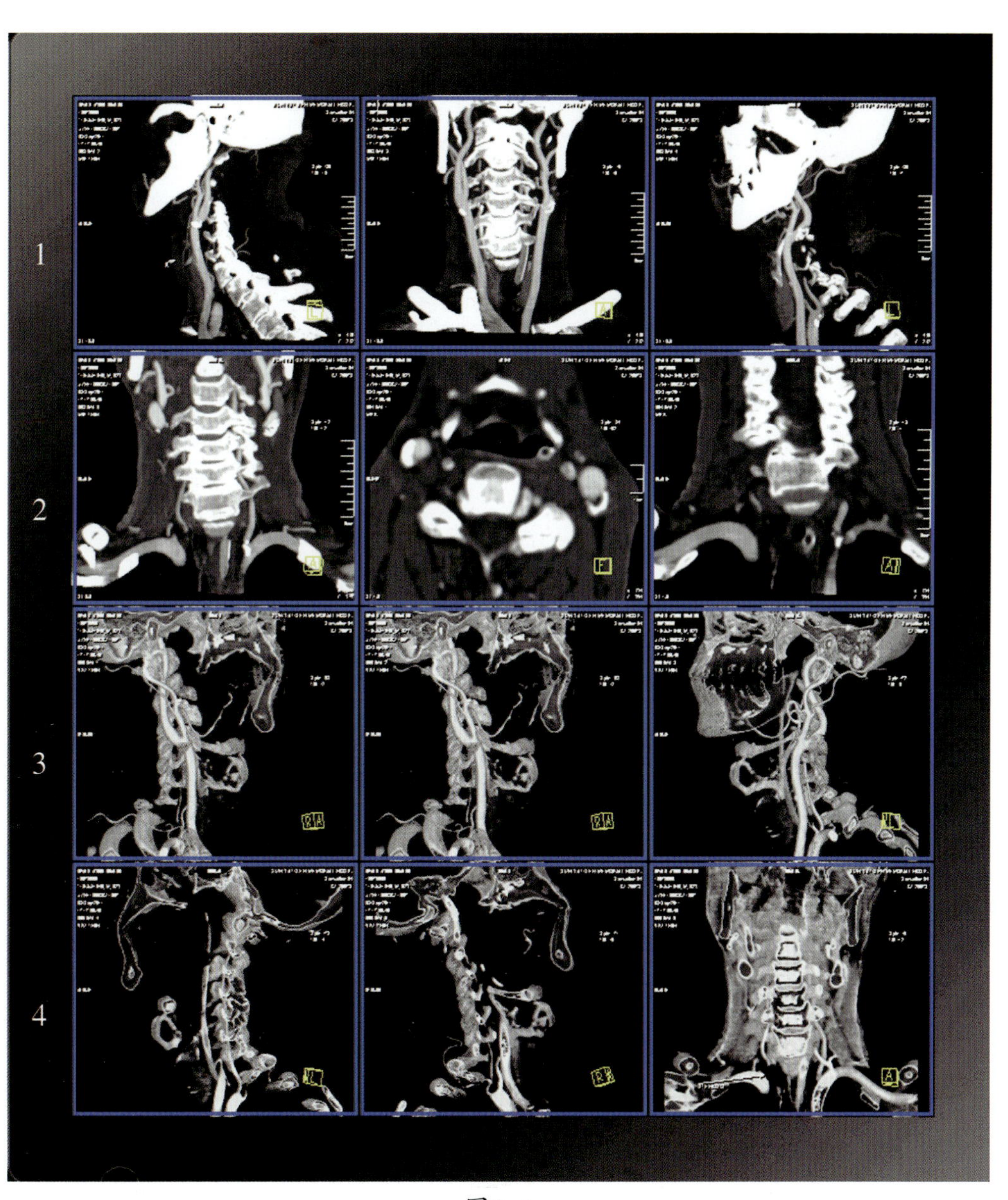

图3-1

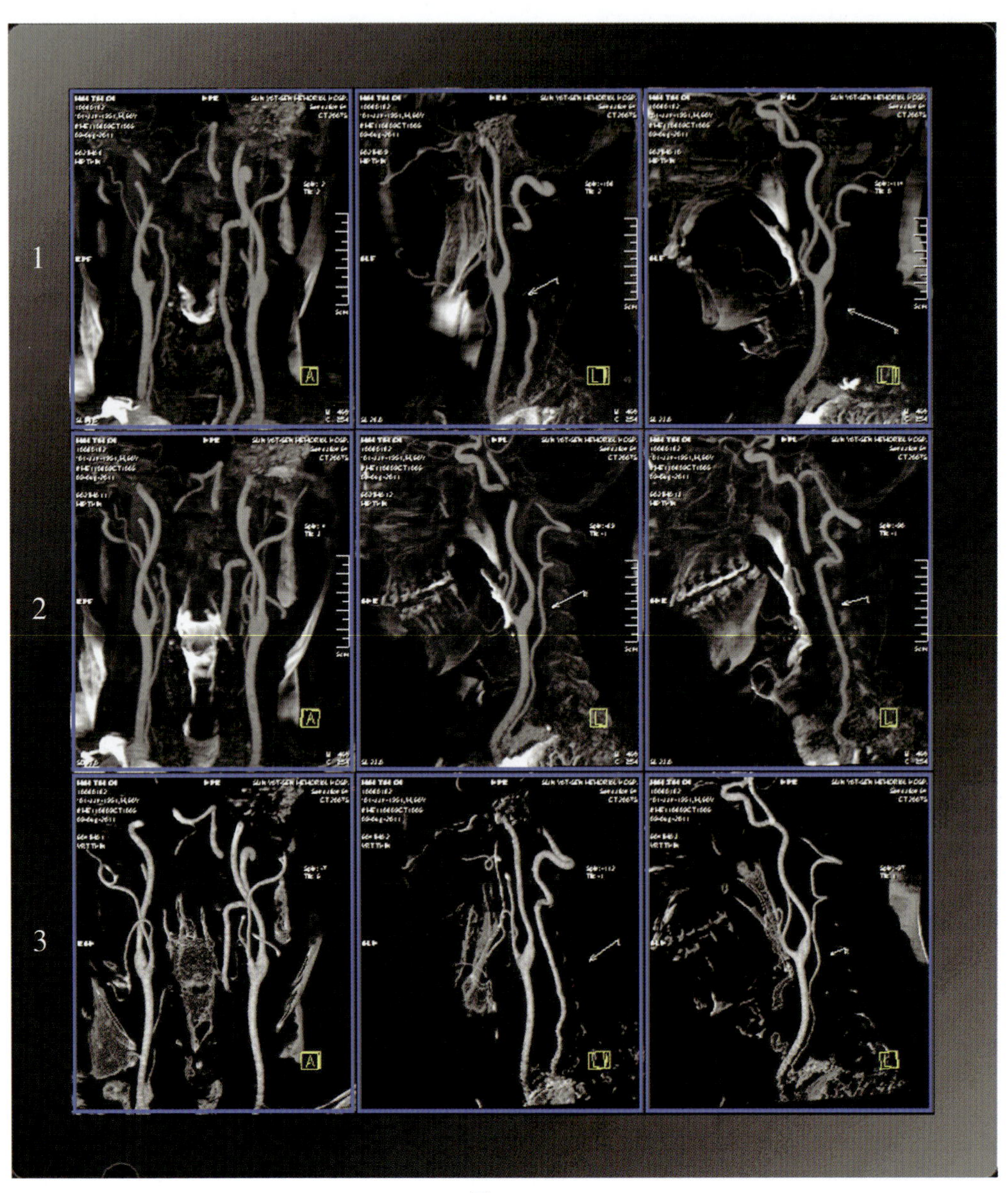

图3-2

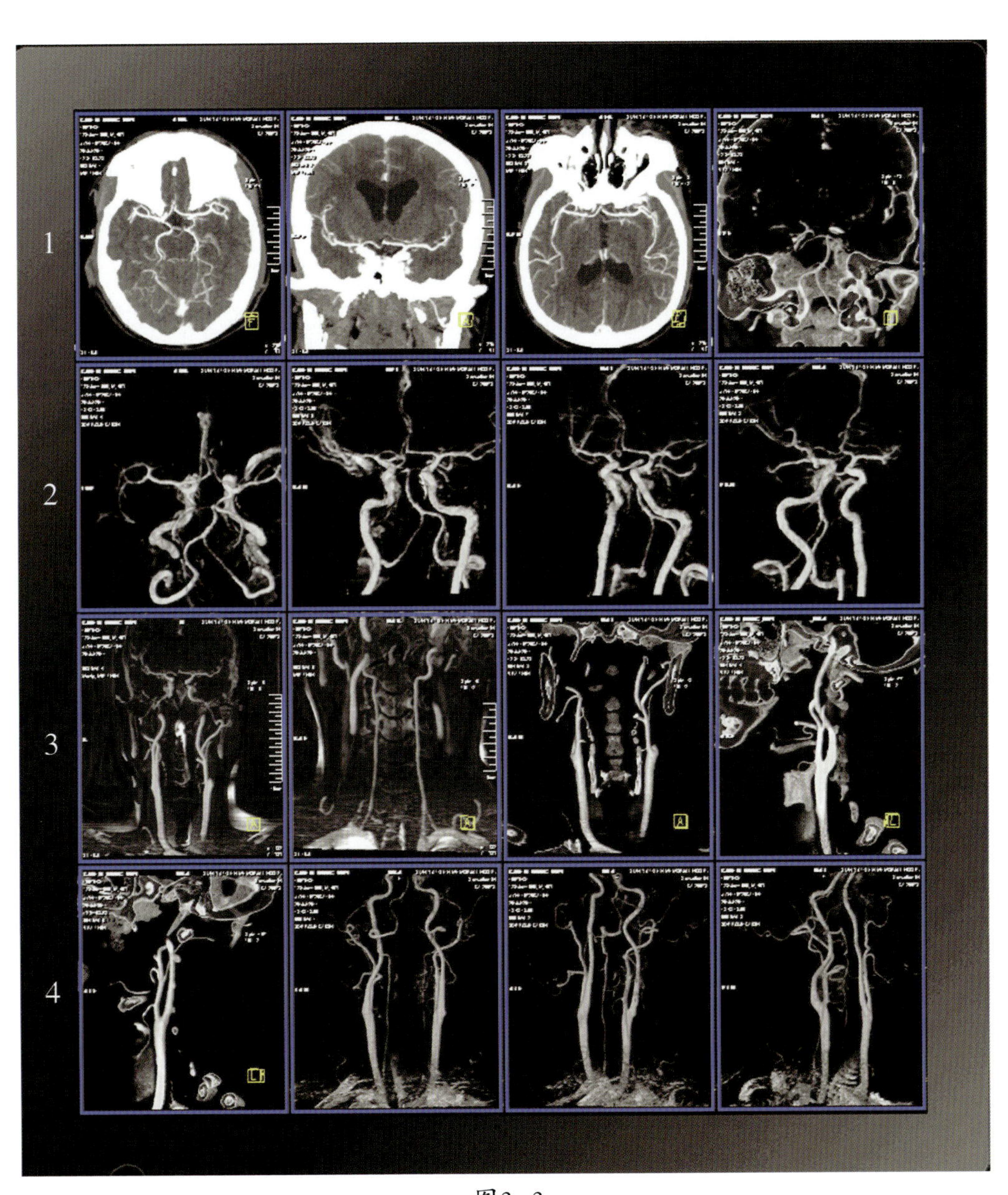

图3-3

喉 气 道

【目的】了解喉气道有无狭窄，狭窄的位置、程度、范围及原因等；无创性评价气道的狭窄，尤其适用于支气管纤维镜不能通过者；对气管切开插管术后患者拔管前行气道评估。

【要点】

1. 使用MPR显示气道的狭窄情况，多方位MPR图像清楚显示气道管腔狭窄的位置、长度、范围，并进行标记、测量；显示气道管壁、管腔内及管腔外情况；显示气管狭窄原因，如肿瘤所致喉气道狭窄时，增加薄层MIP轴位、冠状位显示是否有供血血管或新生血管。

2. 使用VR虚拟成像模式显示气道整体情况（密实或透明化），直观显示喉气道狭窄情况。

3. 可辅助应用CT仿真内镜成像（CTVE）观察喉气道管腔内部，特别是声带区病变。

4. 气管切开插管术后，VR重建显示气管插管位置，插管处上、下端气管管径情况。

【实例】下咽癌喉气道MPR、MIP及VR重建（图3-4）。

【图3-4】

1	MPR冠状位显示右侧咽后壁增厚	MPR横断位显示右侧咽后壁肿块	MPR横断位显示右侧颈部转移淋巴结	MPR横断位显示双侧正常声带
2	MPR矢状位显示右侧咽后壁肿块	MIP矢状位显示右侧颈总动脉及颈内、外动脉	MIP矢状位显示左侧颈总动脉及颈内、外动脉	MIP冠状位显示双侧颈总动脉及颈内、外动脉
3	MIP冠状位显示右侧颈内动脉与右颈部转移淋巴结关系	VR冠状位显示双侧颈总动脉及颈内、外动脉	VR斜冠状位显示双侧颈总动脉及颈内、外动脉	VR斜冠状位显示双侧颈总动脉及颈内、外动脉
4	VR虚拟成像显示气道情况	VR虚拟成像显示气道情况	VR虚拟成像显示气道情况	VR虚拟成像显示气道情况

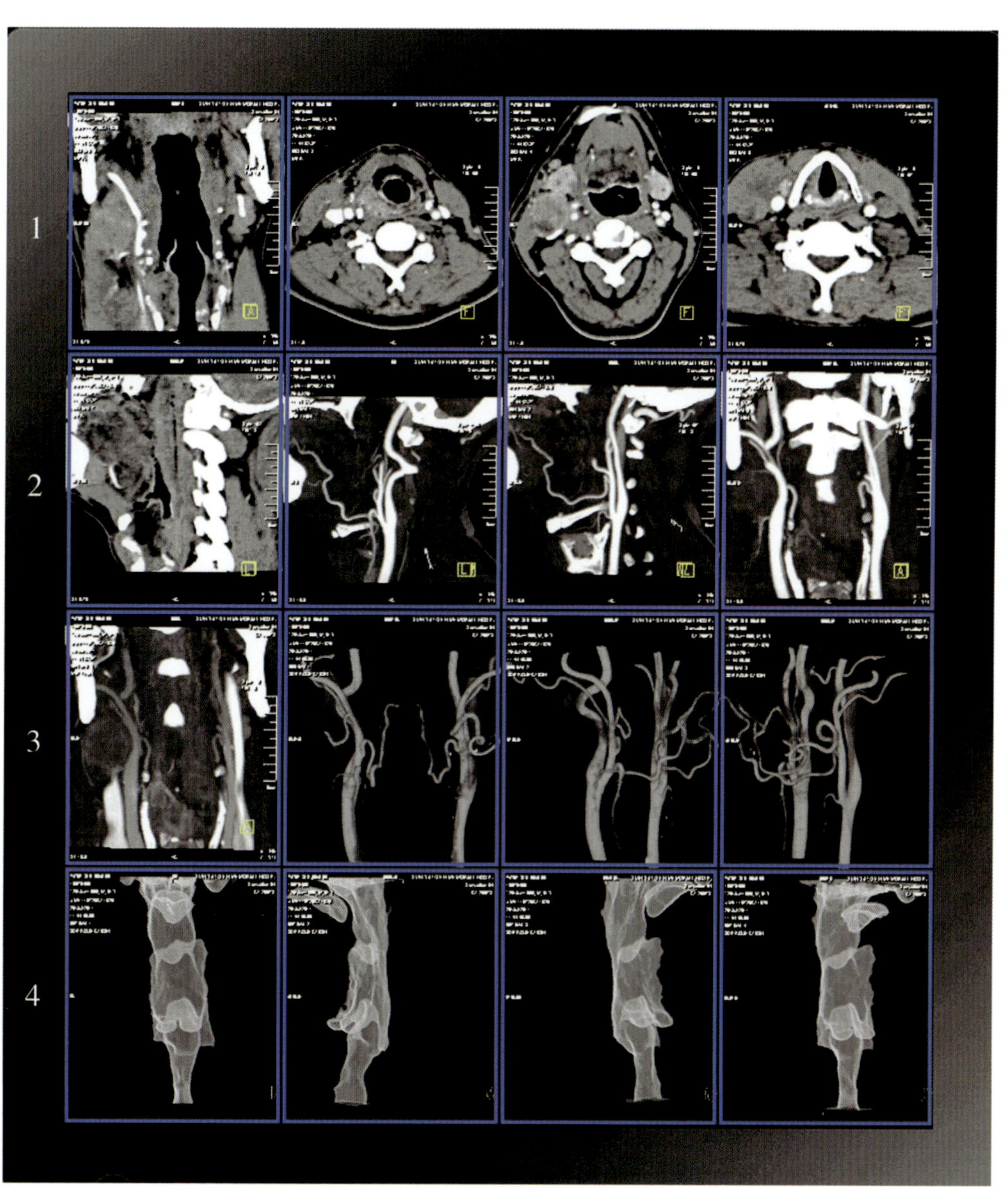

图3-4

喉 软 骨

【目的】 了解喉软骨位置、形态、大小及软骨钙化/骨化情况；了解肿瘤或外伤时喉软骨有无破坏、骨折及脱位情况；了解相应气道有无狭窄。

【要点】

1. 使用MPR矢状位、冠状位及横断位分别显示喉部各软骨的位置、形态及钙化情况，观察喉软骨有无骨折、骨质破坏情况；观察喉软骨间是否存在脱位。

2. 使用VR虚拟成像显示气道整体情况（密实或透明化），分别直观显示气道有无狭窄，狭窄的部位、长度及程度。

【实例】 喉软骨MPR及VR重建（图3-5）。

【图3-5】

1	MPR横断位显示舌骨	MPR横断位显示双侧甲状软骨	MPR横断位显示双侧甲状软骨及杓状软骨
2	MPR横断位显示双侧甲状软骨及杓状软骨	MPR矢状位显示舌骨、右侧甲状软骨及杓状软骨	MPR矢状位显示舌骨、左侧甲状软骨及杓状软骨
3	MPR冠状位显示双侧甲状软骨及杓状软骨	MPR冠状位显示双侧甲状软骨及杓状软骨	MPR横断位显示双侧甲状软骨及杓状软骨
4	MPR矢状位显示舌骨、左侧甲状软骨及气道情况	VR成像显示气道及喉软骨	VR成像显示气道及喉软骨
5	VR虚拟成像显示气道及喉软骨	VR虚拟成像显示气道及喉软骨	VR虚拟成像显示气道及喉软骨

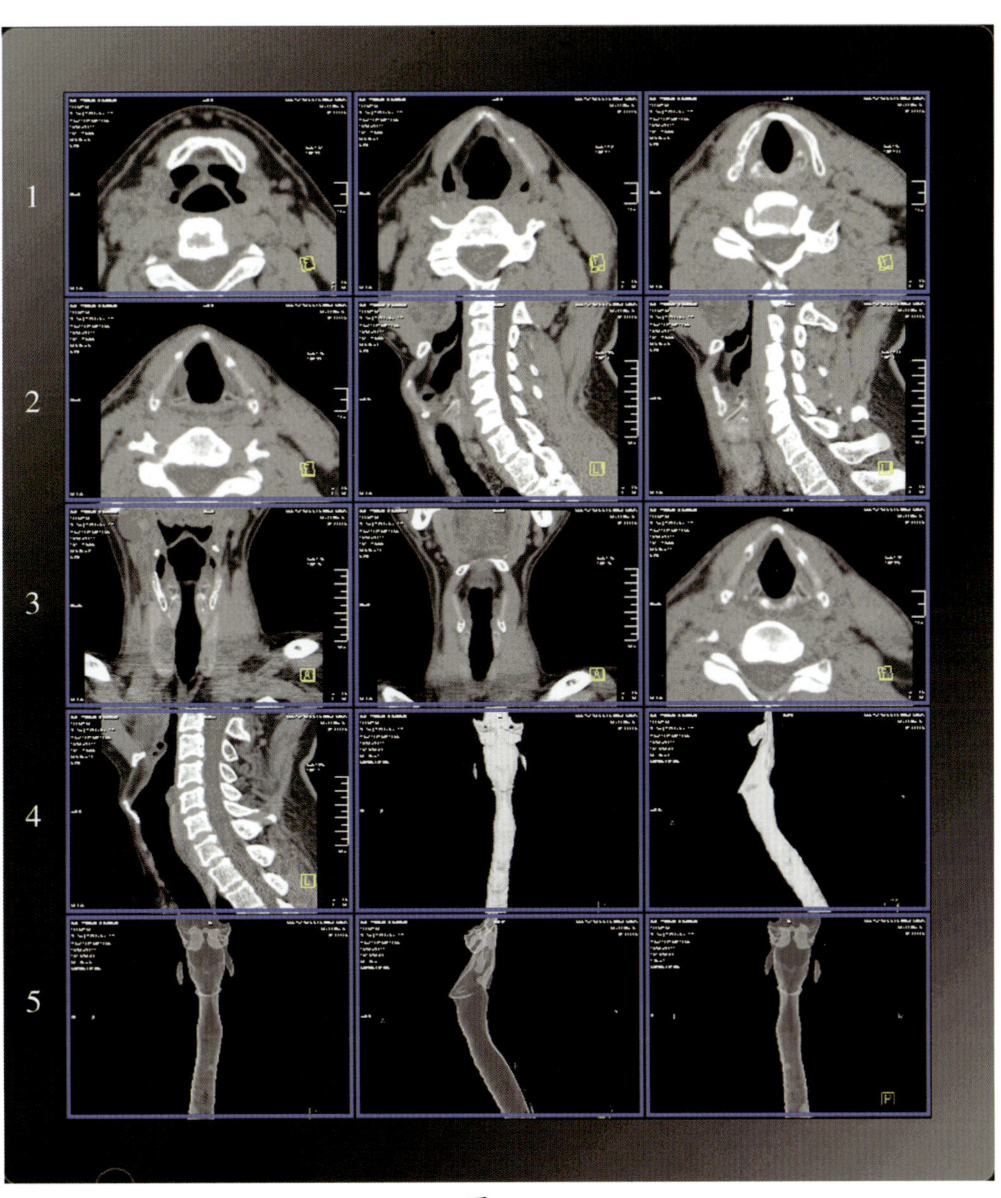

图3-5

颈横动脉

【目的】了解颈横动脉的解剖结构、走行、近端管径大小；了解颈横动脉有无狭窄，狭窄的部位、范围及程度；了解颈横动脉与周围骨骼间的解剖关系，为颌面部肿瘤切除术后需进行皮瓣移植手术时提供皮瓣血管的解剖信息，提高皮瓣移植的存活率。

【要点】

1. 由于颈横动脉管径细小，在进行CTA扫描时，对比剂注射剂量要充足（成人体重60kg注射约120mL），注射速率尽量不低于5mL/s。在患者无股静脉血栓的情况下，采用足背静脉注射对比剂，可避免上腔静脉内对比剂过多造成的伪影而影响颈横动脉的显示。

2. 在冠状位薄层MIP上分别测量双侧颈横动脉的近端管径，显示颈横动脉有无狭窄，狭窄的部位、大小、范围及程度。

3. 使用去骨厚层VR整体显示双侧颈横动脉的开口位置、走行及大小，冠状位可显示颈横动脉的起始情况，横断位可显示颈横动脉的完整行径。

4. 带骨VR重建整体、直观显示双侧颈横动脉与周围骨质结构之间的解剖关系。

【实例1】颈横动脉MIP、VR重建及测量（图3-6）。

【实例2】颈横动脉MIP、VR重建及测量（图3-7）。

【图3-6】

1	MIP斜冠状位显示及测量右侧颈横动脉近端	MIP斜冠状位显示及测量左侧颈横动脉近端
2	带骨VR斜冠状位显示右侧颈横动脉及与周围骨质间关系	带骨VR斜冠状位显示左侧颈横动脉及与周围骨质间关系
3	VR横断位显示右侧颈横动脉	VR横断位显示左侧颈横动脉

【图3-7】

1	MIP斜冠状位显示及测量左侧颈横动脉	MIP斜冠状位显示及测量右侧颈横动脉
2	VR斜冠状位显示右侧颈横动脉	VR斜冠状位显示左侧颈横动脉
3	VR斜横断位显示左侧颈横动脉	VR斜横断位显示右侧颈横动脉

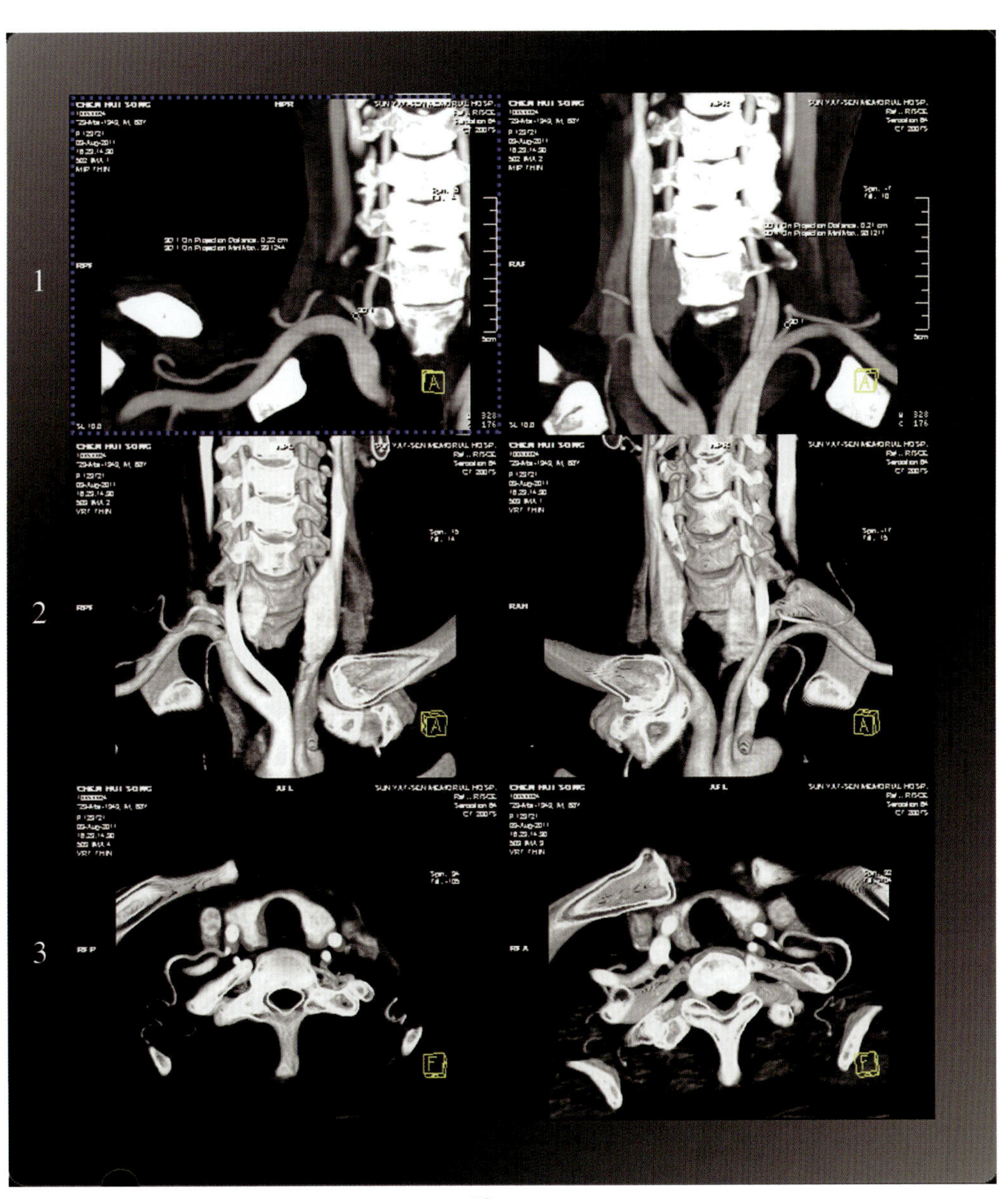

图3-6

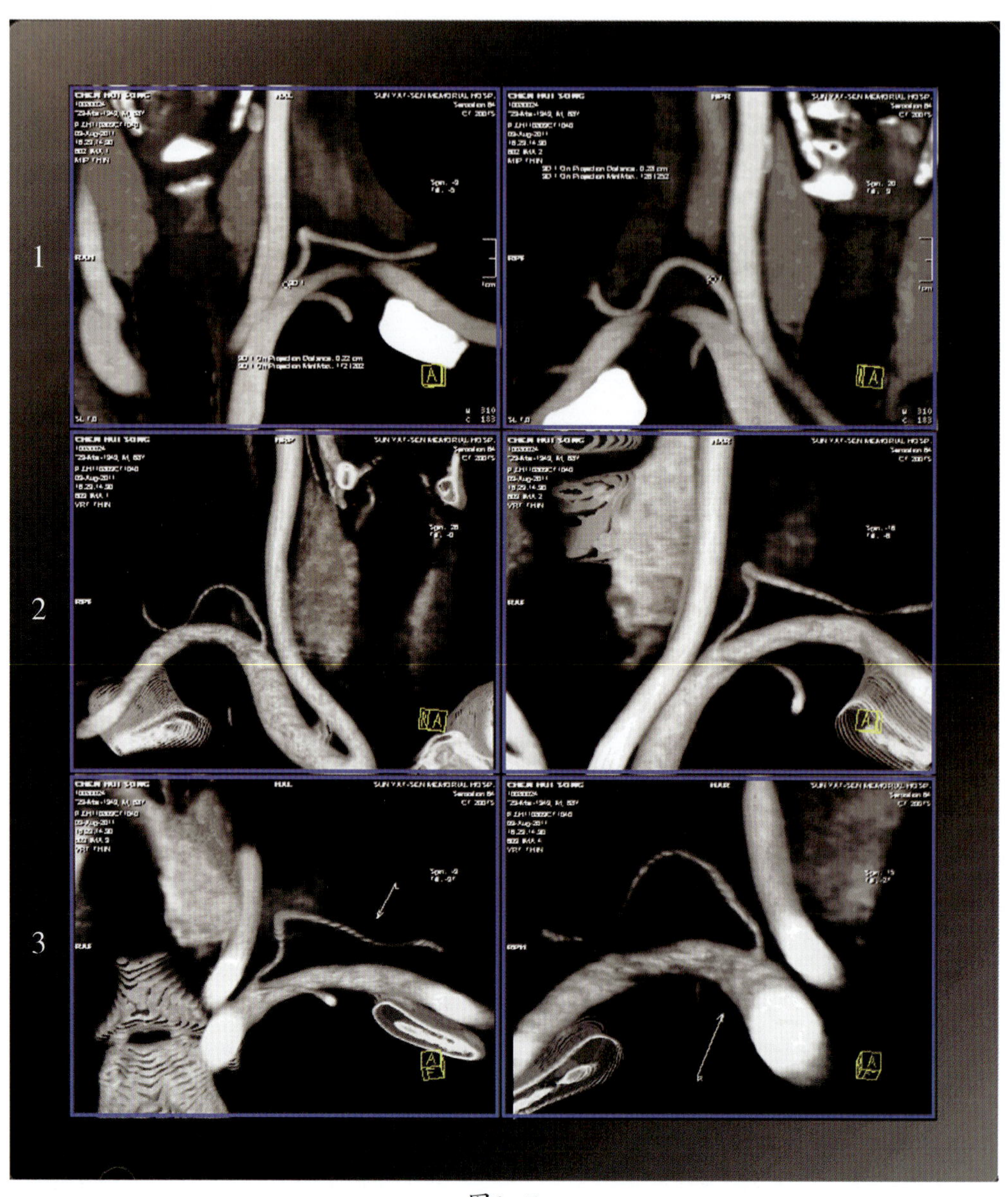

图3-7

（胡辉军　成丽娜　沈　君）

第4章

肺

LUNG

中央型肺癌

【目的】了解中央型肺癌受累气道的狭窄情况及支气管远端阻塞情况；了解肿瘤的位置、大小、形态、边界及侵犯肺动脉、主动脉、上腔静脉与纵隔等结构情况；了解肿瘤的供血血管情况，为临床上诊断、分期、手术方案设计等提供依据。

【要点】

1. MPR及薄层MinIP显示受累气道的狭窄、闭塞情况，显示狭窄或闭塞段支气管远端阻塞改变。

2. MPR显示支气管管壁的增厚及肿块，显示肿瘤的位置、大小、形态、边界，多角度显示肿瘤本身、肺门及纵隔大血管侵犯情况。

3. 薄层MIP或VR显示肿瘤与主动脉、肺动脉、上腔静脉等肺门及纵隔结构的关系，使用厚层MIP或VR显示供血的支气管动脉。

4. 可辅助采用CT仿真内镜成像显示气管、支气管狭窄及气道内壁情况，尤其适用于纤维支气管内镜无法通过的支气管，显示狭窄段远端的气道改变，指导纤维支气管内镜活检。

【实例】左下肺中央型肺癌MPR、MinIP及VR重建（图4-1）。

【图4-1】

1	MPR冠状位显示左下肺实变及左下气管狭窄	MPR斜横断位显示左下肺实变及左下气管狭窄	MPR矢状位显示左下肺实变及左下气管狭窄
2	MinIP冠状位显示左下肺实变及左下气管狭窄	MinIP冠状位显示左下肺实变及左下气管狭窄	VR显示左下肺实变及左下气管狭窄
3	VR显示左下肺实变及左下气管狭窄	VR虚拟成像冠状位显示左下肺实变及左下气管狭窄	VR矢状位显示左下肺血管及肿瘤关系
4	VR矢状位显示主动脉弓及降主动脉	VR矢状位显示左下肺血管及肿瘤关系	VR矢状位显示左下肺血管及肿瘤关系

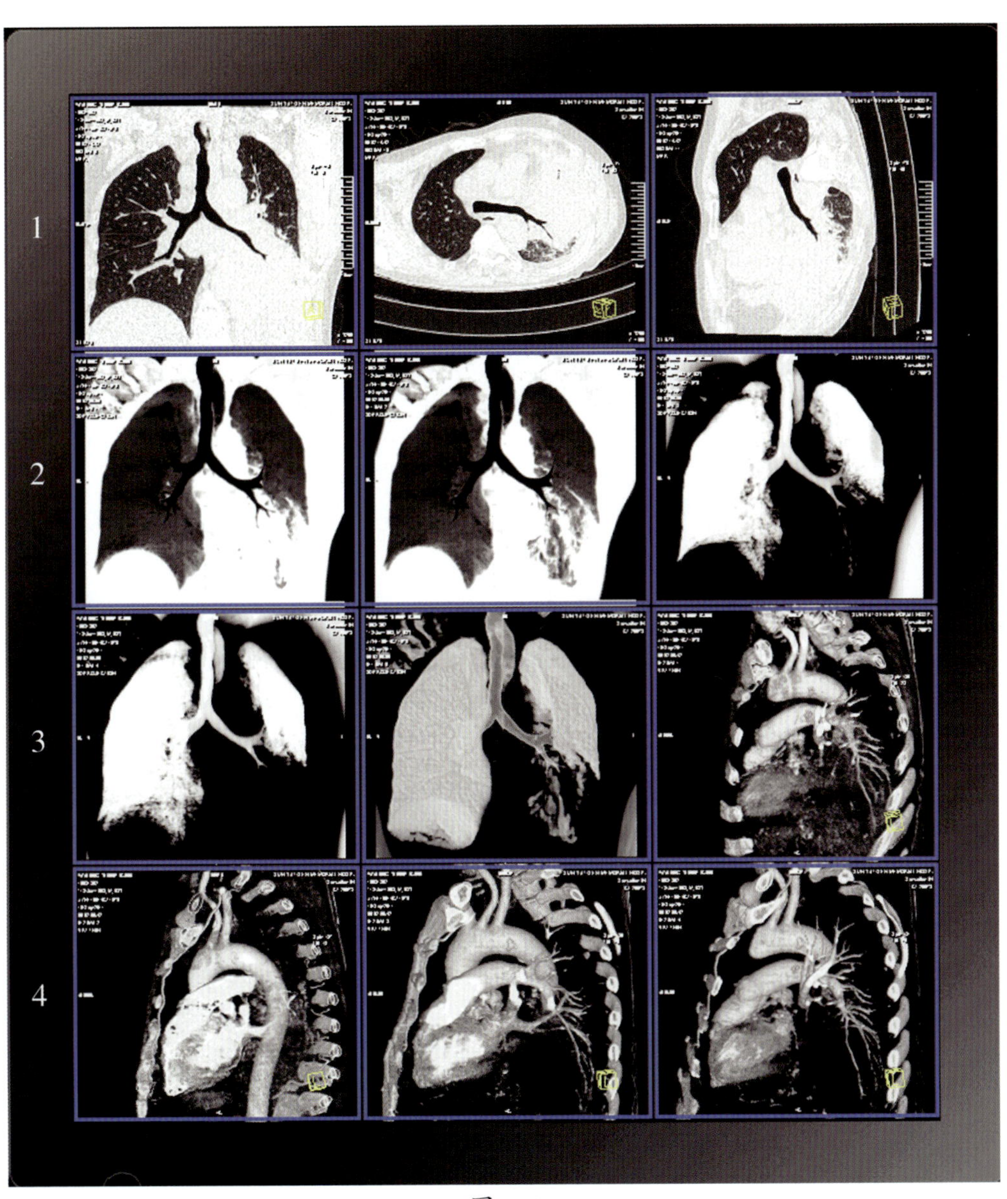

图4-1

周围型肺癌

【目的】 显示周围型肺癌（尤其是小肺癌）的各种征象，提高肺癌的诊断正确率；了解支气管、邻近胸膜、胸壁、纵隔等重要结构受累情况；了解肿瘤的供血血管情况；纵隔型肺癌往往需要进行图像重建以鉴别肿瘤的来源；评估治疗效果。

【要点】

1. 使用MPR显示肿瘤的位置、形态、范围，测量肿瘤的最大径，显示肿瘤的分叶征、毛刺征、血管集束征、胸膜凹陷征、空泡征等周围型肺癌的各种征象。

2. 使用MPR显示肿瘤与纵隔、胸膜、胸壁及肺门大血管之间的关系，提供鉴别肿瘤的来源信息。

3. 使用MPR及薄层MinIP显示支气管有无狭窄、闭塞，气管及支气管管壁有无增厚。

4. 使用动脉期增强图像MIP或VR重建显示肿块与大动脉的关系；显示肿瘤的供血血管及肿瘤新生血管情况。

5. 周围型肺癌的化学治疗或放射治疗后效果评价，其重建方式尽量保持与术前一致，以利于了解肿瘤变化情况；肺癌手术切除术后可采用MPR显示肿瘤术后支气管残端情况。

【实例】 周围型肺癌MPR、MinIP及MIP重建（图4-2）。

【图4-2】

1	MPR冠状位显示右上肺结节及局部支气管阻塞	MPR斜横断位显示右上肺结节及局部支气管阻塞	MPR矢状位显示右上肺结节及局部支气管阻塞
2	MIP矢状位显示右上肺结节与周围血管间的关系	MIP冠状位显示右上肺结节与周围血管间的关系	MIP冠状位显示肺门及纵隔大血管与纵隔淋巴结间的关系
3	MPR矢状位显示主动脉与纵隔淋巴结间的关系	MPR矢状位显示胸部主动脉	MinIP显示气道及肺组织情况

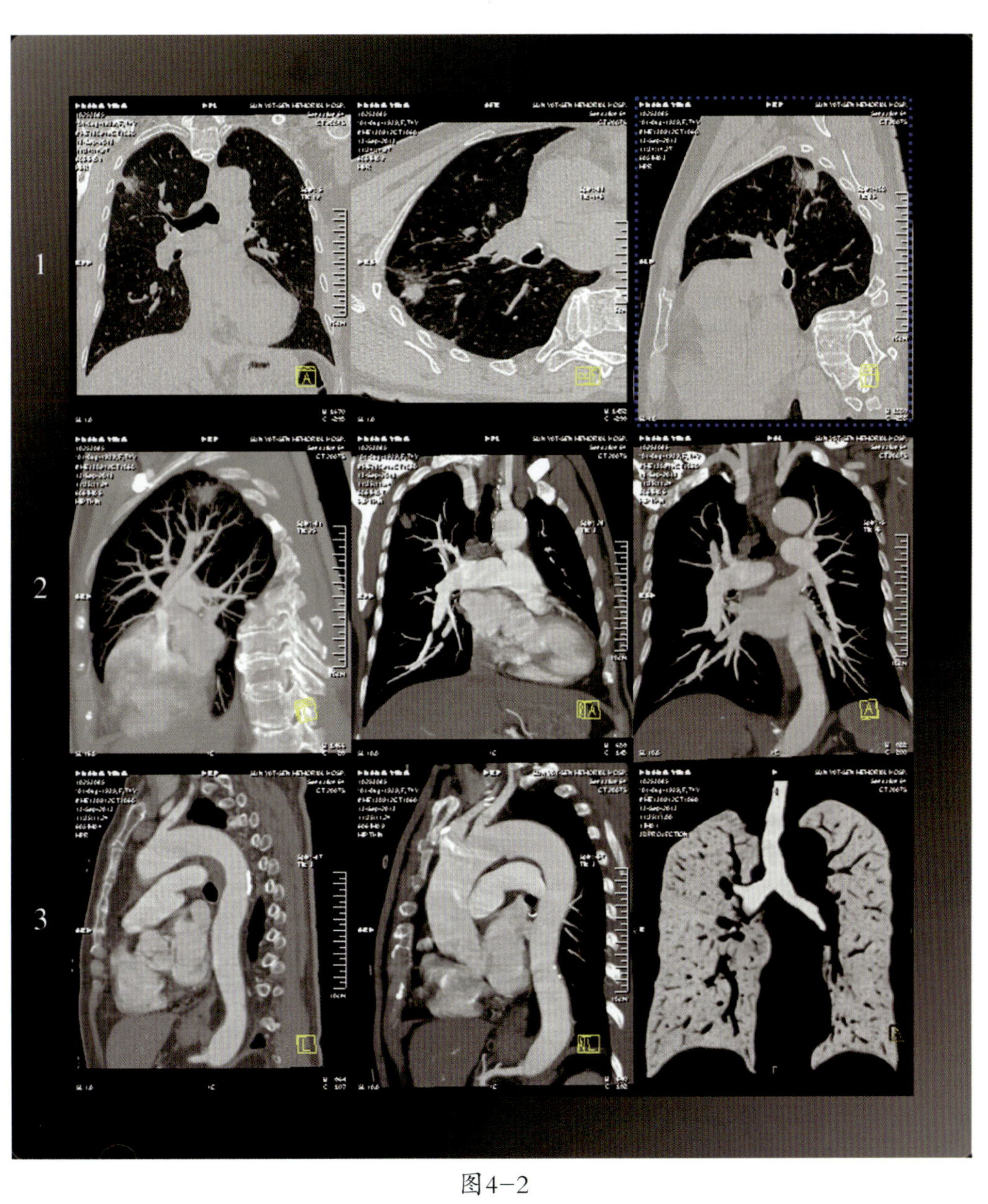

图4-2

支气管扩张

【目的】了解支气管扩张的位置、性质及范围；支气管扩张所致咯血时，CT支气管动脉成像能够了解扩张的支气管的供血动脉的位置、数目、大小及走行，同时能发现参与供血的异位动脉，在确定出血位置、选择最佳治疗方案、提高介入手术成功率等方面具有重要价值。

【要点】

1. 使用MPR及MinIP显示支气管扩张的位置、性质、程度及范围。

2. 使用VR虚拟成像整体显示气道情况（密实或透明化），直观、整体显示支气管扩张的情况。

3. 可辅助采用薄层MIP及VR显示支气管动脉的起始位置、数目、大小及走行情况，显示支气管动脉与支气管扩张的关系，显示病灶周围血管走行及纠集的程度，病灶内血管的走行、形态及有无动、静脉交通形成等，从而发现支气管扩张并咯血的责任血管；显示有无异位的支气管动脉及其他参与供血的体动脉。

【实例】支气管扩张MPR、MinIP及VR重建（图4-3）。

【图4-3】

1	MPR矢状位显示右中下肺支气管柱状扩张	MPR冠状位显示右下肺支气管柱状扩张	MinIP冠状位显示右中下肺支气管柱状扩张
2	MinIP冠状位显示右中下肺支气管柱状扩张	VR重建显示右中下肺支气管扩张	VR透明化成像冠状位显示右中下肺支气管扩张
3	MinIP横断位显示右中肺支气管柱状扩张	VR重建显示右中下肺支气管扩张	VR透明化成像冠状位显示右中下肺支气管扩张

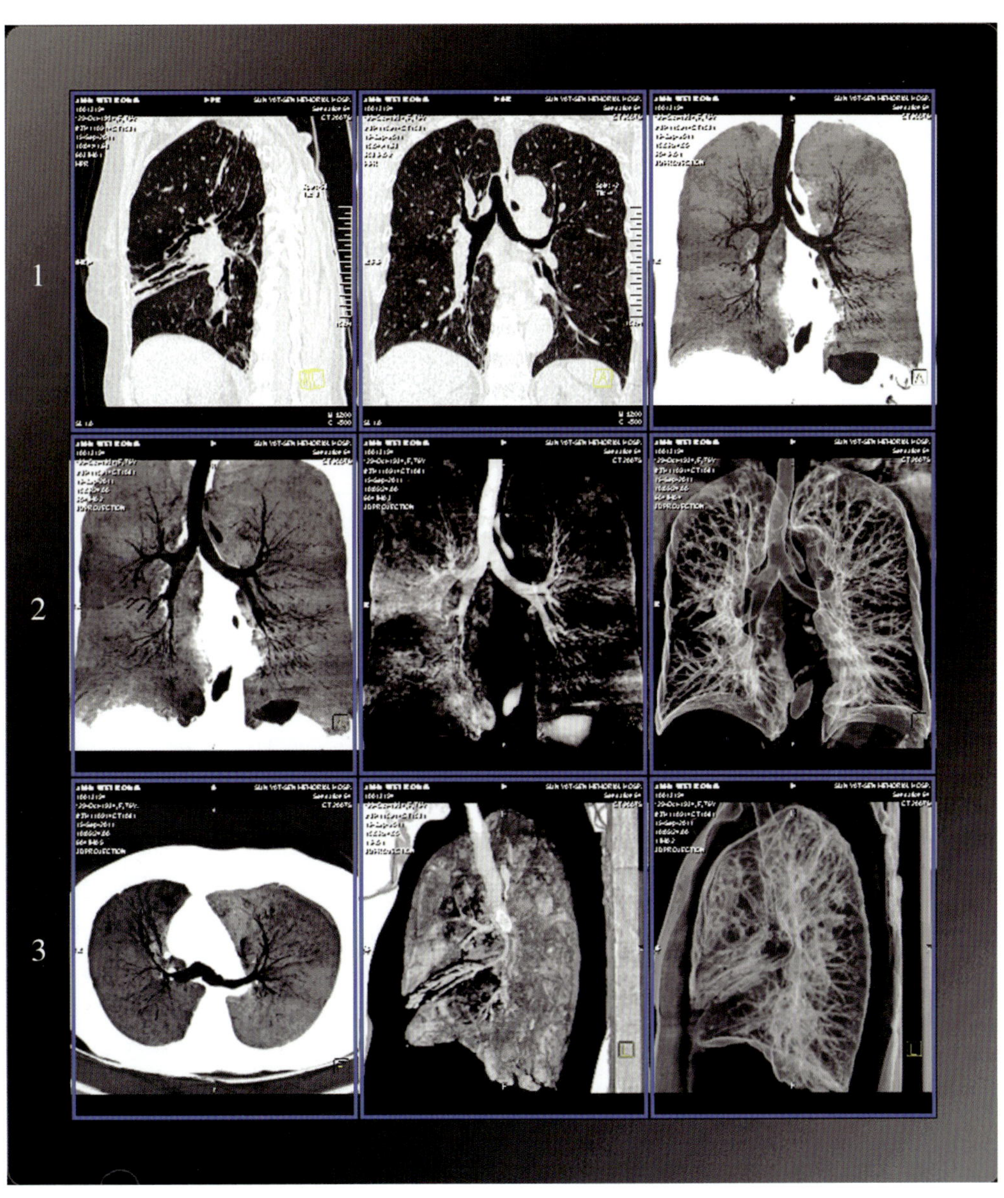

图4-3

气 道 狭 窄

【目的】了解气道有无狭窄以及狭窄的位置、程度、范围、原因等，能无创性评价气道的狭窄，尤其适用于支气管纤维镜不能通过者；了解气道的顺应性等功能情况及气道狭窄周围肺组织的情况；气道狭窄支架置入术后，了解支架的通畅情况。

【要点】

1. 使用MPR及MinIP显示气道的狭窄情况，冠状位、矢状位及多方位MPR图像显示气道狭窄的位置、长度、范围，同时可定量测量支气管管壁厚度及管周情况，显示气道狭窄的原因。

2. 使用VR虚拟成像整体显示气道情况（密实或透明化），直观显示气道狭窄。

3. 可辅助采用CT仿真内镜成像显示气道内情况，评价气管及支气管狭窄，尤其是纤维支气管内镜无法到达的细小支气管。

4. 可辅助采用呼气相和吸气相两种状态下扫描图像进行重建，观察气道的顺应性。

5. 气道狭窄支架置入术后，气道图像重建方法尽量保持与术前一致，显示气管、支气管支架的位置、形态，显示有无错位、变形等异常征象，显示支架的通畅情况。

【实例1】气道狭窄MPR及MinIP重建（图4-4）。

【实例2】吸气相与呼气相MinIP及VR重建评价气道的顺应性（图4-5）。

【图4-4】

1	MPR冠状位显示气管、左下肺支气管狭窄及气管内插管	MPR矢状位显示气管狭窄及气管内插管
2	MPR冠状位显示气管、双上肺及左下肺支气管狭窄及气管内插管	MPR矢状位显示气管狭窄及气管内插管
3	MinIP冠状位显示双上肺及左下肺支气管狭窄	MinIP冠状位显示双上肺及左下肺支气管狭窄
4	MinIP冠状位显示双上肺及左下肺支气管狭窄	MinIP冠状位显示双上肺及左下肺支气管狭窄

【图4-5】

1	MinIP冠状位吸气相显示气道	MinIP冠状位呼气相显示气道
2	MinIP斜冠状位吸气相显示左侧支气管	MinIP横断位呼气相显示双侧支气管
3	VR冠状位吸气相显示气道及肺组织	VR透明化冠状位呼气相显示气道及肺组织

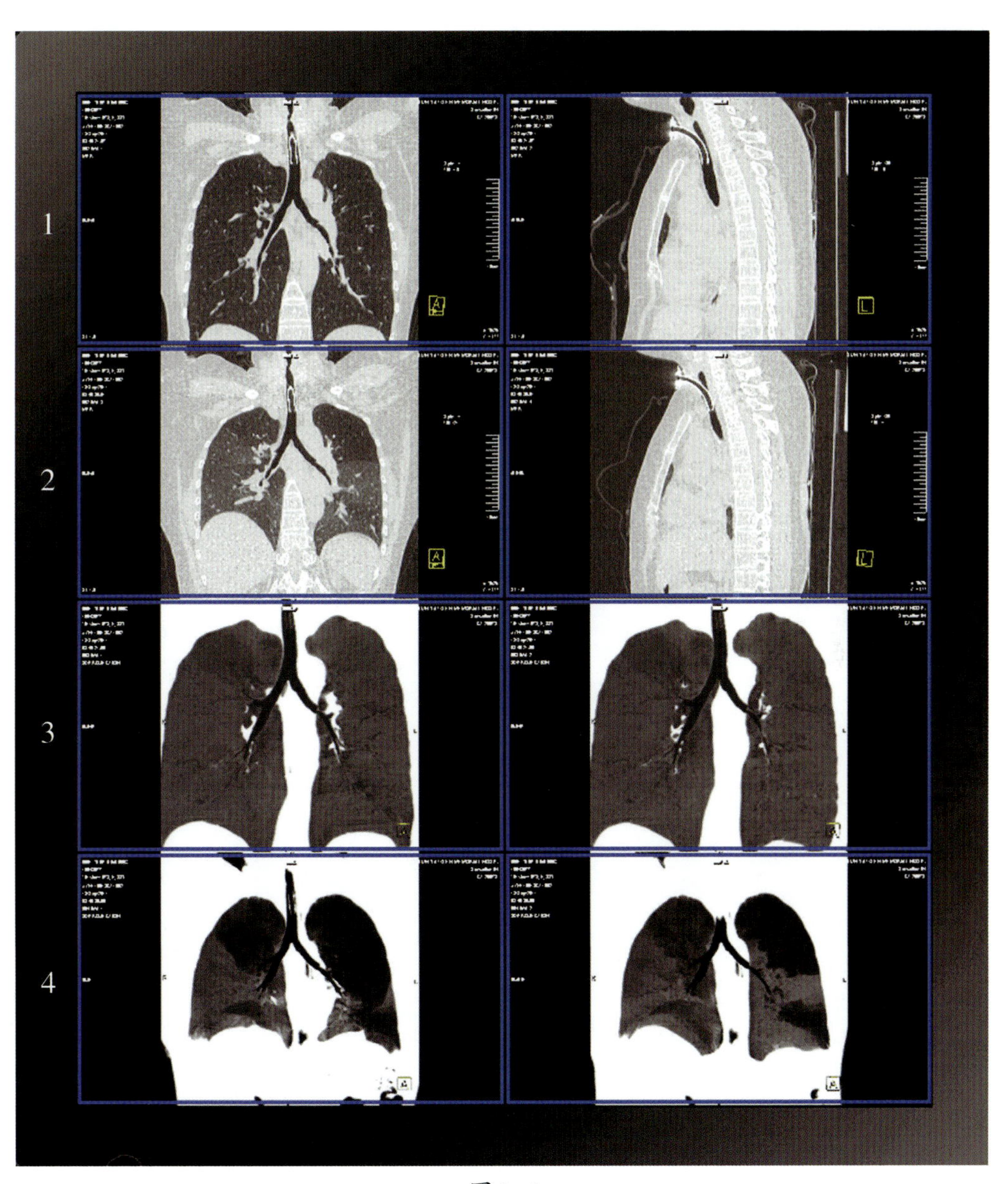

图4-4

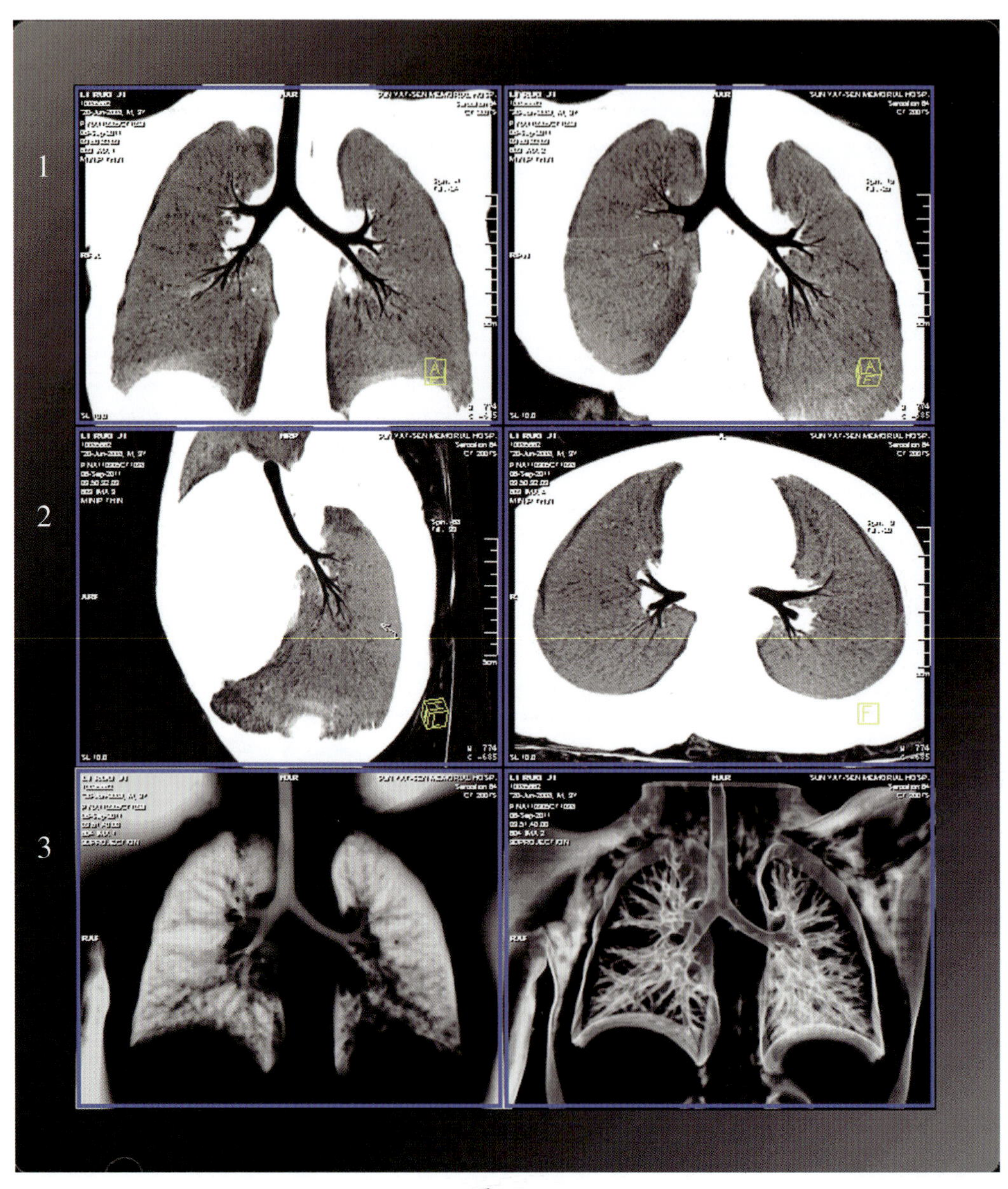

图4-5

肺隔离症

【目的】了解肺隔离症的位置、大小、形态及内部密度情况；了解其供血动脉及引流静脉的情况，为定性诊断肺隔离症提供信息。

【要点】

1. 使用MPR显示肿块的位置、形态，测量肿块的最大径，显示肿块内部密度，了解有无囊变、含气空腔、液平面等，显示肿块内有无明显增粗血管影。

2. 薄层MIP或VR图像显示肿块与主动脉、肺部动脉、肺部静脉的关系。

3. 薄层MIP或VR重点显示病变供血动脉的来源（如胸主动脉、腹主动脉、腹腔干、锁骨下动脉等）、走行等情况，提供鉴别诊断的重要信息。

【实例】左下肺肺隔离症MPR、MIP及VR重建（图4–6）。

【图4–6】

1	MPR冠状位显示左下肺实变	MPR横断位显示左下肺实变	MPR矢状位显示左下肺实变
2	MPR矢状位显示左下肺病灶由主动脉分支供血	MPR横断位显示左下肺病灶内多发增粗血管	MPR矢状位显示左下肺病灶内增粗的供血血管
3	MIP斜冠状位直接显示左下肺病灶由主动脉分支供血	MIP斜横断位直接显示左下肺病灶由主动脉分支供血	VR冠状位显示左下肺病灶由主动脉分支供血
4	VR斜冠状位显示左下肺病灶由主动脉分支供血	VR斜冠状位显示左下肺病灶由主动脉分支供血	VR斜矢状位显示左下肺病灶由主动脉分支供血

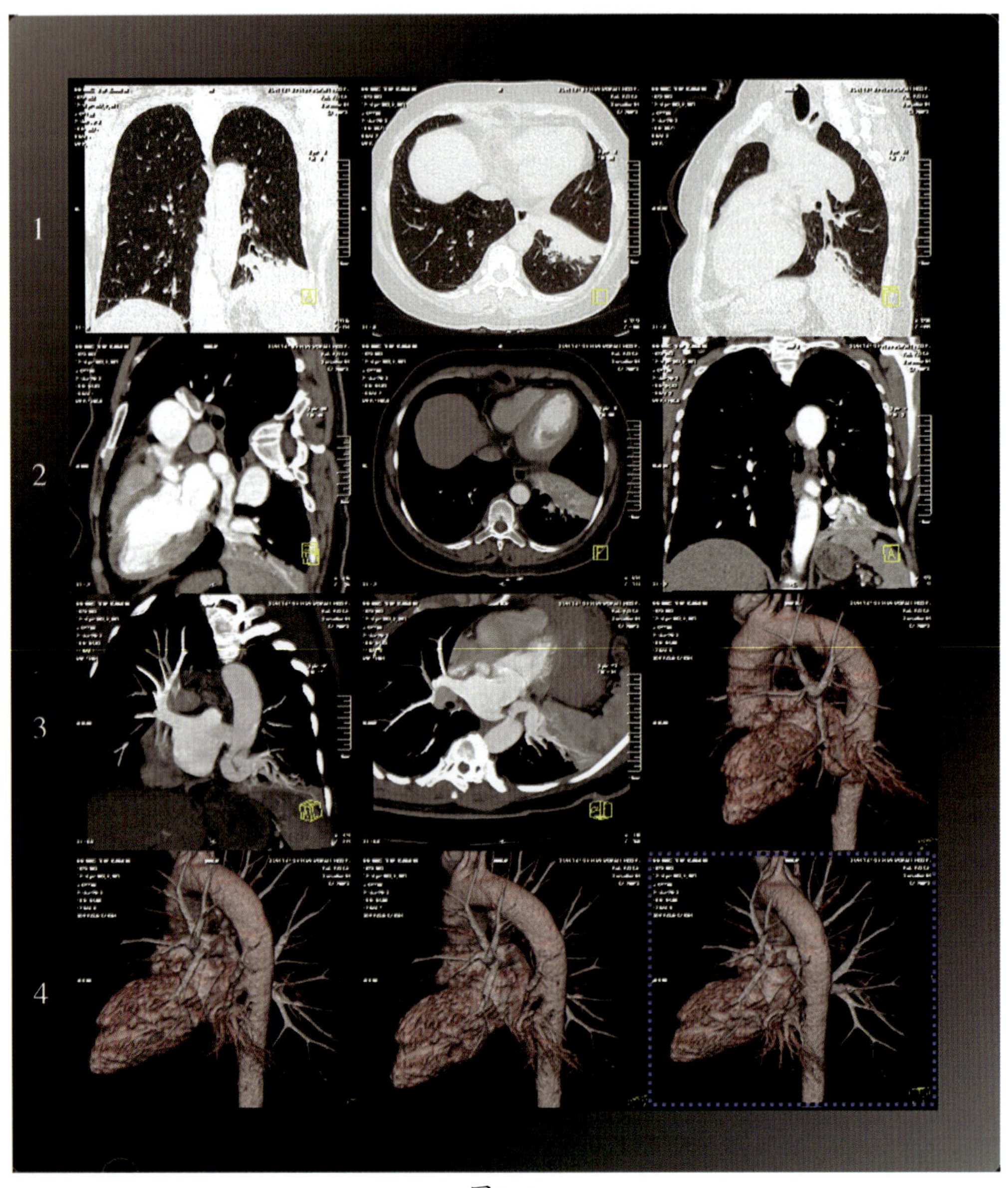

图4-6

（段小慧　许晓矛　沈　君）

第5章

心脏及肺血管

HEART AND PULMONARY VASCULAR

心脏检查及常规位置

【目的】 了解心脏各类疾病导致的心腔、心肌、心包、瓣膜及大血管的生理性与病理性改变。

检查前准备：

1. 先天性心脏病多伴有血流动力学改变，如分流现象，心率快是代偿分流造成血氧交换率及心功能储备下降的结果，因而先天性心脏病患者检查前尽量不用倍他乐克降低心率，以免心排血量下降。

2. 后天性心脏病晚期出现心功能下降者如中度以上二尖瓣狭窄、晚期高血压等，如确需使用药物降低心率，应咨询临床主管医生。

【要点】

1. 心脏重建的主要方法有MPR、MIP及VR重建，其中以MPR为主，清楚显示心脏各结构；MIP与VR整体显示心脏及大血管的情况。

2. 心脏重建的常规位置包括MPR横断面、短轴位及长轴位，常重建成3～5mm层厚的MPR连续层面显示全心解剖结构。

3. 采用主动脉弓矢状位MPR与MIP显示主动脉弓3大分支开口及近端行程。

4. 薄层MPR显示病变局部病理解剖结构，如间隔缺损、瓣膜异常、血栓的位置与大小。

【实例】 心脏MPR常规的3个方位（图5-1）。

【图5-1】

1	定位图	MPR横断位	MPR横断位	MPR横断位	MPR横断位
2	MPR横断位	MPR横断位	MPR横断位	定位图	MPR短轴位
3	MPR短轴位	MPR短轴位	MPR短轴位	MPR短轴位	MPR短轴位
4	MPR短轴位	MPR短轴位	MPR短轴位	定位图	MPR长轴位
5	MPR长轴位	MPR长轴位	MPR长轴位	MPR长轴位	MPR长轴位

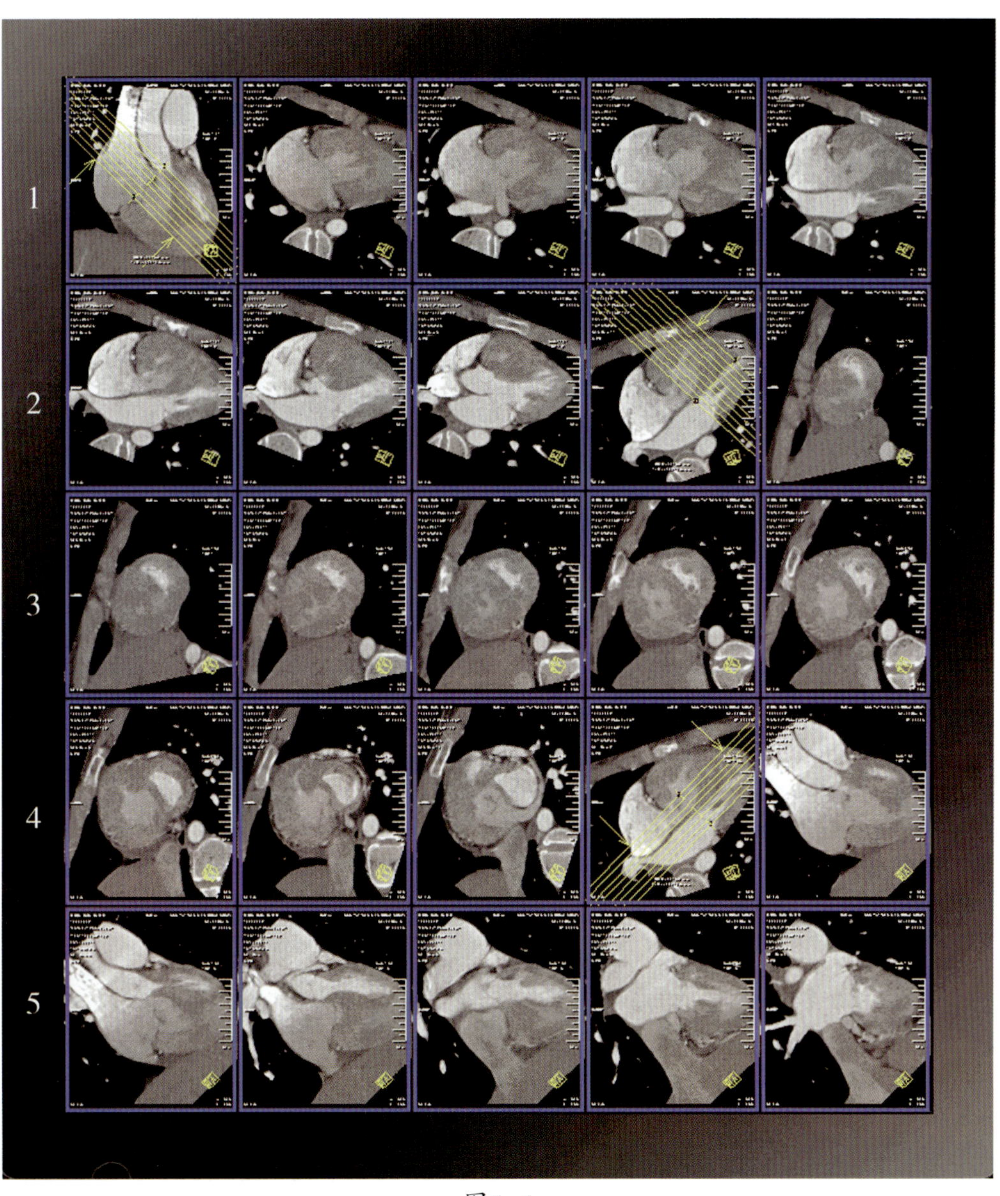

图5-1

心房黏液瘤

【目的】了解黏液瘤的位置、大小、形态等特征，了解黏液瘤随瓣膜运动及功能的情况。

【要点】

1. MPR显示心脏的横断位、短轴位、长轴位的系列薄层图像，显示黏液瘤的位置、大小、形态及与周围瓣膜之间的关系等情况；除常规显示肿瘤外，需加双腔位显示左房与二尖瓣的解剖关系。

2. 使用MPR或薄层MIP分别选择舒张期与收缩期观察黏液瘤和房室瓣膜的位置及不同期相的变化情况，观察黏液瘤的运动轨迹和活动度，观察瓣膜的功能。

3. 使用VR显示整体心脏及连接的大血管情况。

【实例】左心房黏液瘤MPR重建（图5–2）。

【图5–2】

1	定位图	MPR横断位显示左房黏液瘤	MPR横断位显示左房黏液瘤	MPR横断位显示左房黏液瘤	MPR横断位显示左房黏液瘤
2	MPR横断位显示左房黏液瘤	MPR横断位显示左房黏液瘤	MPR横断位显示左房黏液瘤	MPR横断位显示左房黏液瘤	定位图
3	MPR短轴位显示左房黏液瘤	MPR短轴位显示左房黏液瘤	MPR短轴位显示左房黏液瘤	MPR短轴位显示左房黏液瘤	MPR短轴位显示左房黏液瘤
4	MPR短轴位显示左房黏液瘤	MPR短轴位显示左房黏液瘤	MPR短轴位显示左房黏液瘤	MPR短轴位显示左房黏液瘤	MPR短轴位显示左房黏液瘤
5	MPR短轴位显示左房黏液瘤	MPR短轴位显示左房黏液瘤	MPR短轴位显示左房黏液瘤	MPR短轴位显示左房黏液瘤	MPR短轴位显示左房黏液瘤
6	MPR短轴位显示左房黏液瘤	定位图	MPR长轴位显示左房黏液瘤	MPR长轴位显示左房黏液瘤	MPR长轴位显示左房黏液瘤
7	MPR长轴位显示左房黏液瘤	MPR长轴位显示左房黏液瘤	MPR长轴位显示左房黏液瘤	MPR长轴位显示左房黏液瘤	MPR长轴位显示左房黏液瘤

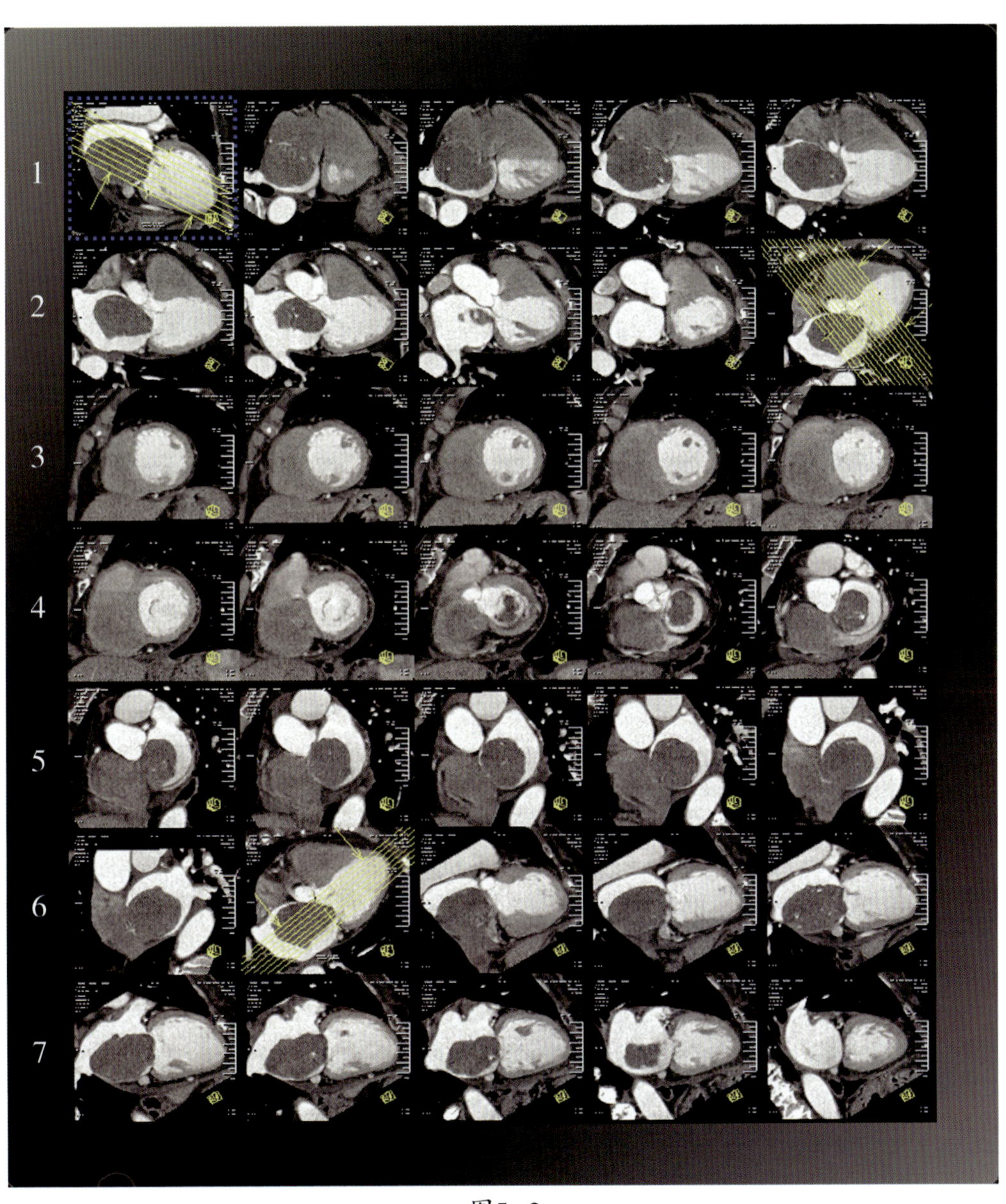

图5-2

先天性心脏病

【目的】了解心脏间隔、各房室的形态与大小、瓣膜、心脏大血管连接、肺动脉与主动脉及其主要分支情况，分析先天性心脏病的性质，了解有无合并其他畸形或变异。

【要点】

1. 年龄较小及不合作者，扫描前口服镇静药，不需要口服倍他乐克降低心率。对比剂经头皮静脉、上肢静脉或足背静脉以2～3mL/s流速注入（根据年龄、体重适当调整），再注射30mL的生理盐水。经头皮静脉或上肢静脉注射增强者，扫描可选择足头方向，经足背静脉注射增强者，扫描选择头足方向。感兴趣区设在主动脉，触发阈值为80HU，使用人工智能触发扫描，30～40s后再行延迟扫描。

2. MPR显示心脏的长轴位、短轴位、四腔位的系列薄层图像，清楚显示心脏的结构，心肌、瓣膜、心脏大血管连接、肺动脉及主动脉的主要分支情况，显示有无肺动脉狭窄、房间隔缺损、室间隔缺损及其他复杂性先天性心脏病。

3. MPR或薄层MIP分别对畸形进行测量（如房间隔缺损、室间隔缺损缺口的大小），分别显示肺动脉（主干，左右分支及心室流出道）、主动脉、主–肺动脉窗。

4. VR整体显示心脏及连接的大血管情况，并显示有无合并迷走血管及肺静脉畸形引流等畸形。

【实例1】先天性肺动脉狭窄MPR及VR重建（图5–3）。

【实例2】房间隔缺损MPR、MIP及VR重建（图5–4，图5–5）。

【实例3】复杂性先天性心脏病MPR、MIP及VR重建（图5–6，图5–7）。

【图5-3】

1	MPR横断位显示肺动脉主干近端狭窄	MPR横断位显示肺动脉主干近端狭窄	MP短轴位显示肺动脉主干近端狭窄
2	MPR长轴位显示肺动脉主干近端狭窄及远端扩张	MPR横断位显示肺动脉主干及左肺动脉扩张	MPR长轴位显示肺动脉主干近端狭窄
3	MPR长轴位显示肺动脉主干近端狭窄	VR显示肺动脉主干近端狭窄及远端扩张	VR显示肺动脉主干近端狭窄及远端扩张
4	VR显示肺动脉主干近端狭窄	VR显示左肺动脉扩张	VR显示肺动脉主干近端狭窄及远端扩张

【图5-4】

1	定位图	MPR横断位显示房间隔缺损	MPR横断位显示房间隔缺损	MPR横断位显示房间隔缺损	MPR横断位显示房间隔缺损
2	MPR横断位显示房间隔缺损	MPR横断位显示房间隔缺损	定位图	MPR短轴位显示房间隔缺损	MPR短轴位显示房间隔缺损
3	MPR短轴位显示房间隔缺损	MPR短轴位显示房间隔缺损	MPR短轴位显示房间隔缺损	MPR短轴位显示房间隔缺损	MPR短轴位显示房间隔缺损
4	MPR短轴位显示房间隔缺损	定位图	MPR长轴位显示房间隔缺损	MPR长轴位显示房间隔缺损	MPR长轴位显示房间隔缺损
5	MPR长轴位显示房间隔缺损	MPR长轴位显示房间隔缺损	MPR长轴位显示房间隔缺损	MPR长轴位显示房间隔缺损	MPR长轴位显示房间隔缺损

【图5-5】

1	MPR显示及测量房间隔缺损大小	MPR显示及测量房间隔缺损大小	MPR显示及测量房间隔缺损大小
2	MPR短轴位显示房间隔缺损	MPR短轴位显示房间隔缺损	MPR横断位显示肺动脉主干
3	MPR显示升主动脉及肺动脉起始部	MIP显示主动脉弓及降主动脉	MIP显示双侧肺静脉
4	VR显示房间隔缺损	VR显示房间隔缺损	VR显示房间隔缺损

【图5-6】

1	定位图	MPR横断位显示复杂性先天性心脏病	MPR横断位显示复杂性先天性心脏病	MPR横断位显示复杂性先天性心脏病	MPR横断位显示复杂性先天性心脏病
2	MPR横断位显示复杂性先天性心脏病	MPR横断位显示复杂性先天性心脏病	MPR横断位显示复杂性先天性心脏病	定位图	MPR短轴位显示复杂性先天性心脏病
3	MPR短轴位显示复杂性先天性心脏病	MPR短轴位显示复杂性先天性心脏病	MPR短轴位显示复杂性先天性心脏病	MPR短轴位显示复杂性先天性心脏病	MPR短轴位显示复杂性先天性心脏病
4	MPR短轴位显示复杂性先天性心脏病	定位图	MPR长轴位显示复杂性先天性心脏病	MPR长轴位显示复杂性先天性心脏病	MPR长轴位显示复杂性先天性心脏病
5	MPR长轴位显示复杂性先天性心脏病	MPR长轴位显示复杂性先天性心脏病	MPR长轴位显示复杂性先天性心脏病	MPR长轴位显示复杂性先天性心脏病	MPR长轴位显示复杂性先天性心脏病

【图5-7】

1	MPR横断位显示房间隔缺损	MPR横断位测量房间隔缺损大小	MPR矢状位显示房间隔缺损
2	MPR矢状位显示主动脉缩窄	MPR冠状位显示主动脉缩窄	MPR矢状位显示肺动脉增粗
3	MPR矢状位显示主动脉缩窄	MPR矢状位测量主动脉缩窄大小	MIP矢状位显示房间隔缺损
4	MIP冠状位显示房间隔缺损及主动脉缩窄	VR冠状位显示主动脉缩窄及房间隔缺损	VR冠状位显示双侧肺静脉

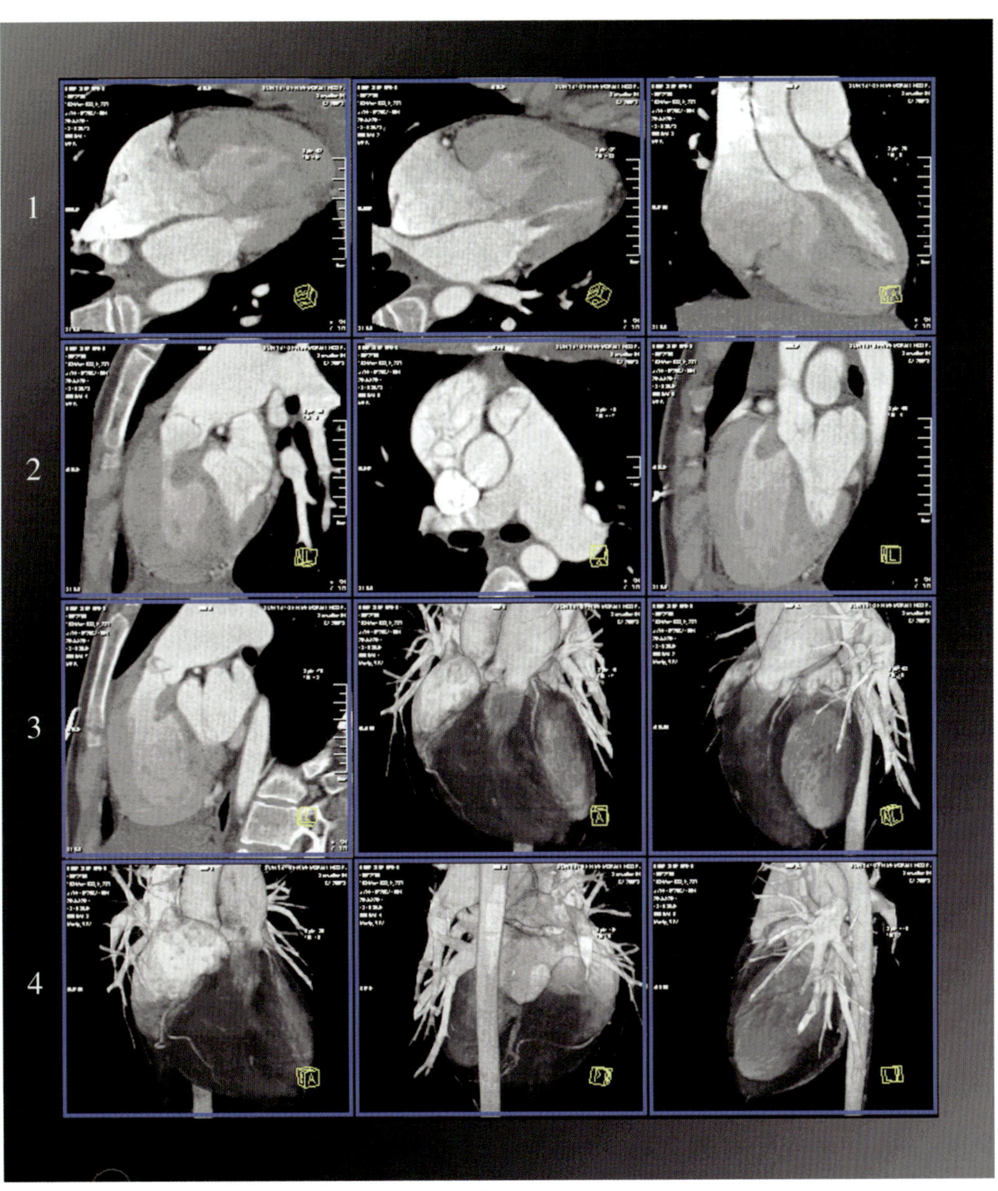

图5-3

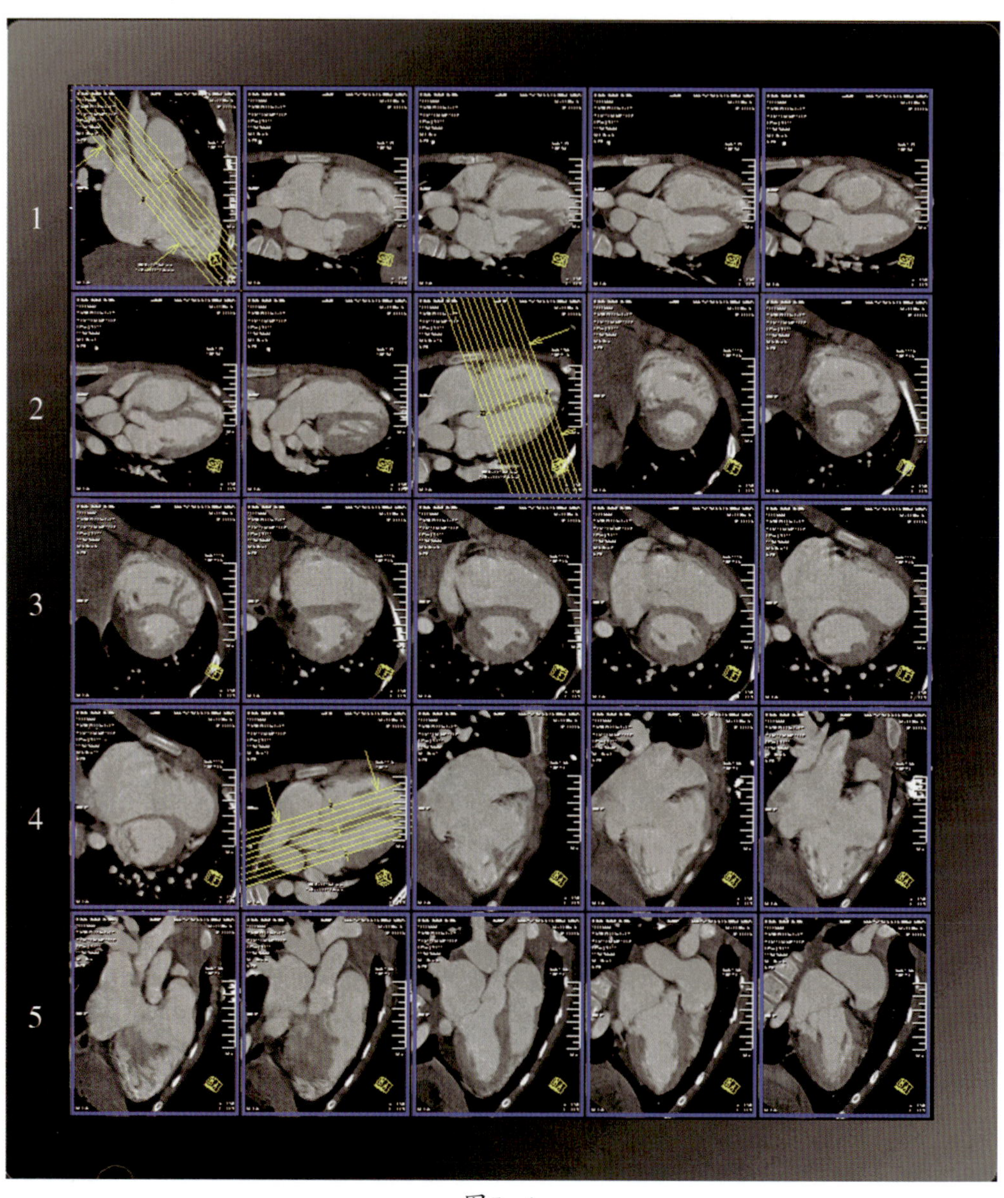

图5-4

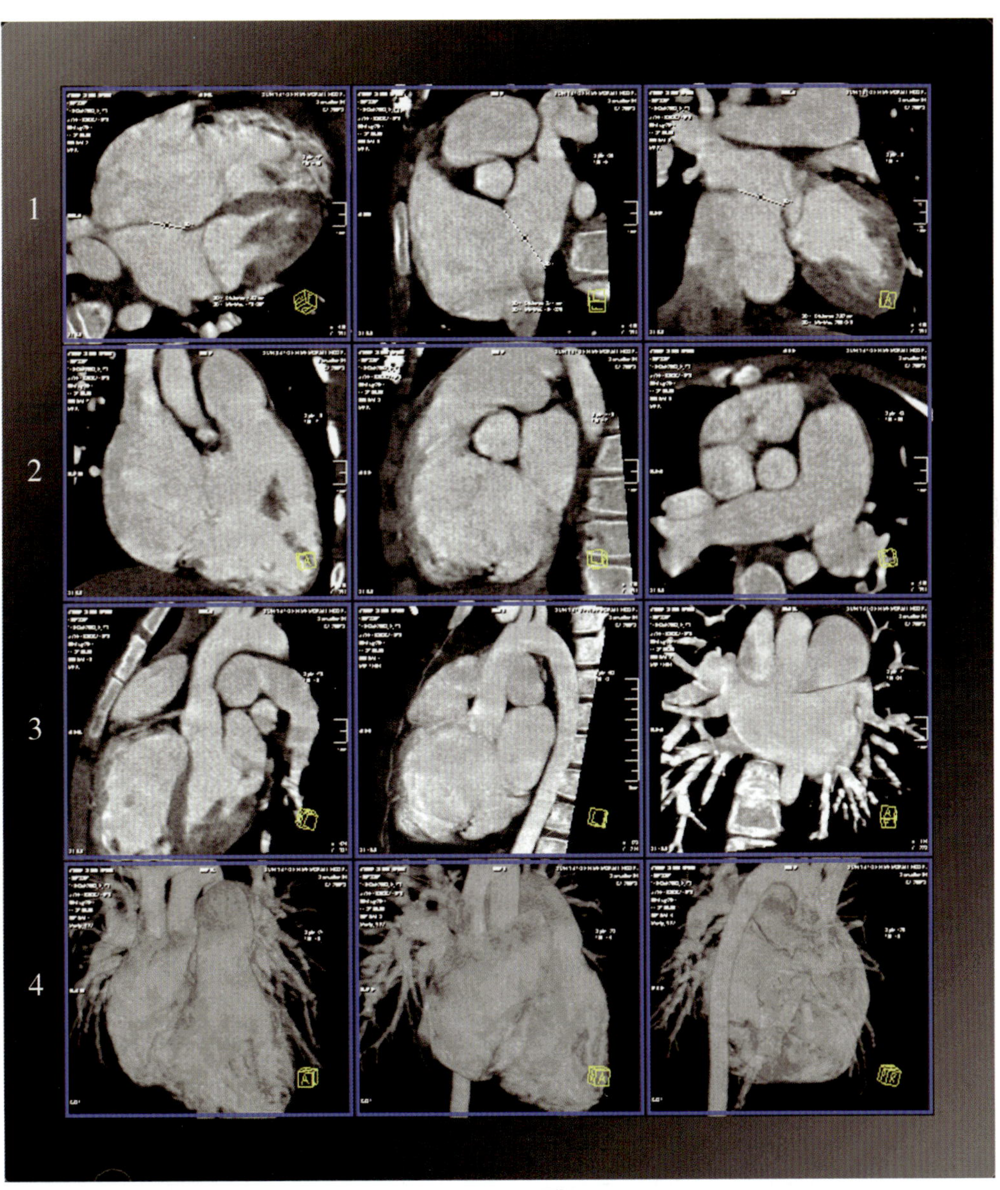

图5-5

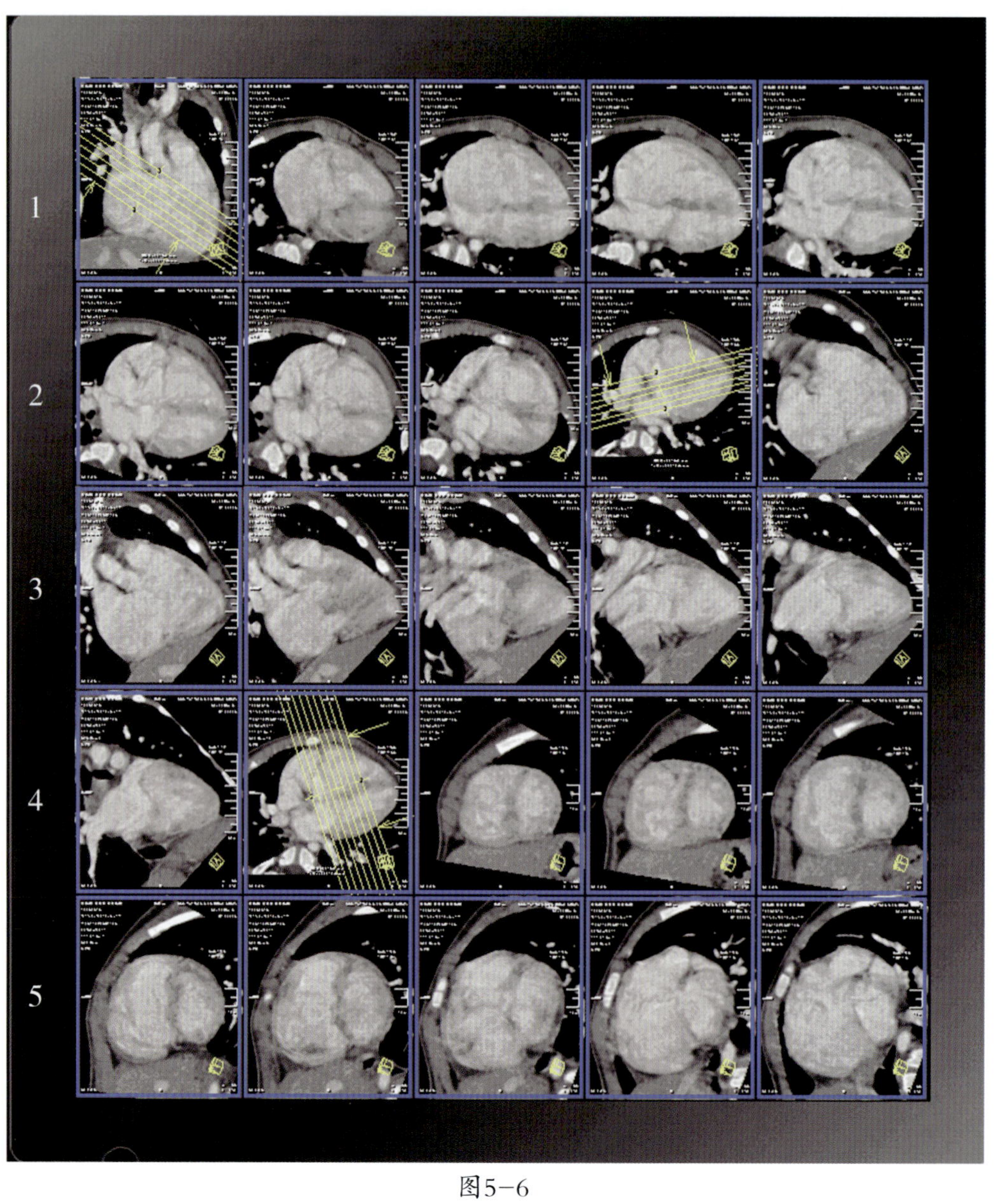

图5-6

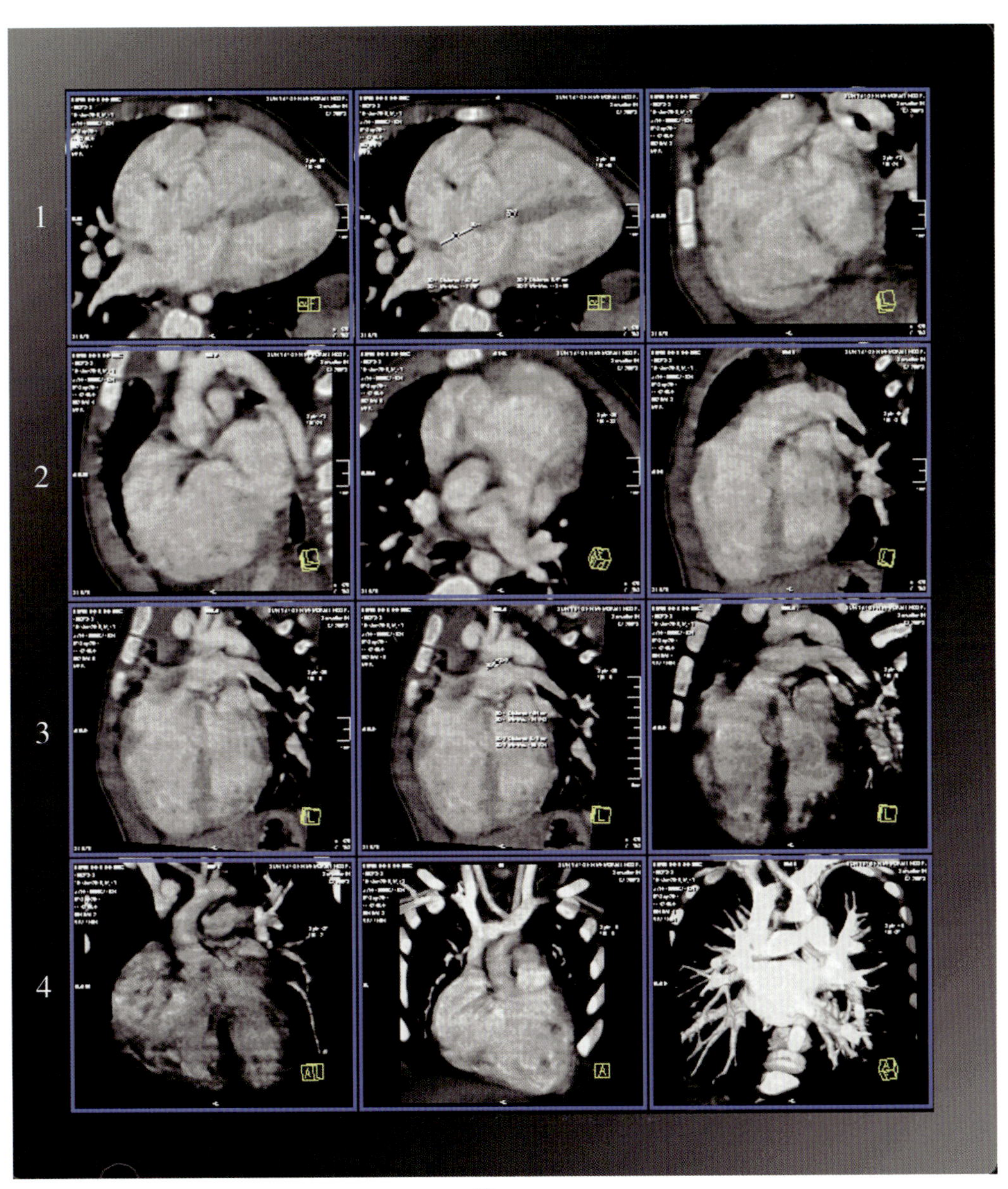

图5-7

肺动脉栓塞

【目的】了解肺动脉栓塞的位置、范围及严重程度，有助于判断急、慢性肺动脉栓塞；必要时同时行双下肢静脉扫描，了解肺动脉栓塞的来源，为临床明确诊断肺动脉栓塞及选择治疗方案提供依据。

【要点】

1. 对比剂注射速率为4～5mL/s，注射剂量为40～50mL，再注入生理盐水30mL。使用人工智能触发扫描，感兴趣区设在右心房，触发阈值为50HU，延迟4s启动扫描。

2. MPR显示左、右肺动脉主干及其分支的充盈情况，肺动脉栓塞伴发的继发征象，显示肺动脉栓塞的位置，测量血管阻塞程度，初步判断肺动脉栓塞的严重程度。

3. 使用薄层MIP显示肺动脉内充盈缺损的位置、范围，直接显示血管壁有无钙化，从而鉴别急、慢性肺动脉栓塞。

4. 使用VR重建，立体、直观显示整个肺动脉充盈情况及空间结构。

5. 肺动脉动脉期扫描结束后，可行双下肢静脉扫描，了解双下肢静脉内有无血栓形成，观察血栓的位置、形态及范围等，双下肢静脉重建方法参照第10章相关内容。

【实例】肺动脉栓塞MPR、MIP及VR重建（图5-8）。

【图5-8】

1	MPR短轴位显示右心室内充盈缺损	MPR横断位显示右心室内充盈缺损	MPR长轴位显示右心室内充盈缺损
2	MPR横断位显示肺动脉主干及左、右肺动脉内充盈缺损	MPR冠状位显示肺动脉主干及左、右肺动脉内充盈缺损	MPR矢状位显示肺动脉主干及肺动脉内充盈缺损
3	MPR斜冠状位显示右肺动脉内充盈缺损	MIP斜冠状位显示左肺动脉内充盈缺损	MIP横断位显示左肺动脉主干内充盈缺损
4	MIP冠状位显示双肺动脉内充盈缺损	VR显示左、右肺动脉内充盈缺损	VR显示左、右肺动脉内充盈缺损

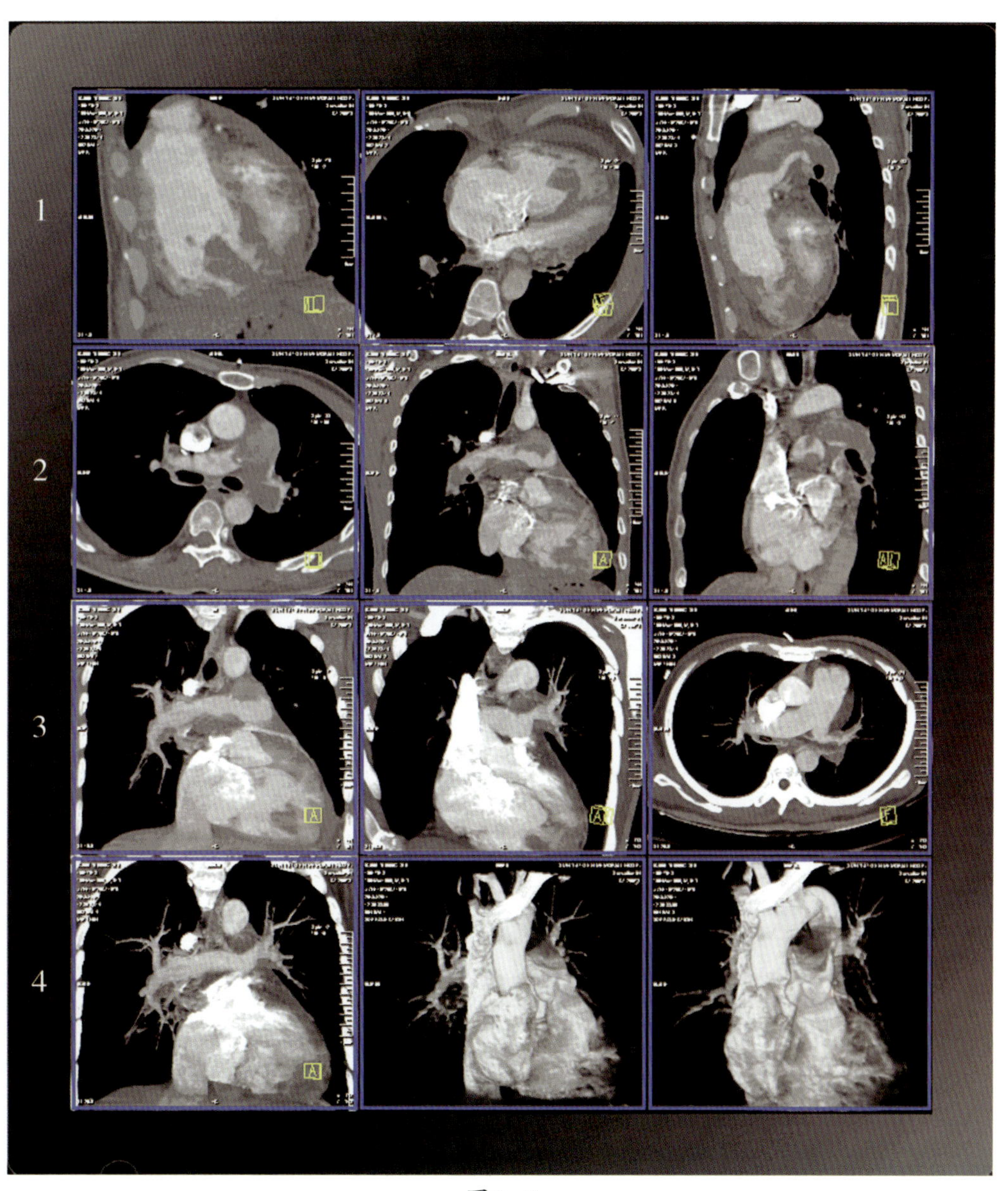

图5-8

肺静脉测量

【目的】了解肺静脉有无解剖变异及变异的类型，肺静脉与左心耳的关系，左、右肺静脉主干的径线，分析其形态学特征，为心律失常射频消融术的顺利进行及术后随访提供全面、精确的解剖学信息。

【要点】

1. 扫描范围为主动脉弓上缘至膈面下2cm处，对比剂以4～5mL/s流速注入，使用人工智能触发扫描，感兴趣区设在主动脉弓层面，触发阈值为120HU，延迟7～8s启动扫描，扫描时使用心电门控技术。

2. MPR测量左、右肺静脉主干开口的径线，分析其形态学特征，在左、右肺静脉主干分叉的根部，在与血管三维正交横切面上测量肺静脉的最短径线，力求测量结果准确可靠。

3. MPR显示左心耳与肺静脉有无相贴，观察左心耳的位置、形态及有无血栓等；在VR图像上测量舒张末期时相左心房的体积。

4. 使用去骨功能的VR重建技术，提取肺静脉及心房影像，获得肺静脉及心房的立体图像，通过冠状位旋转，全面显示肺静脉及左心房的结构，观察有无变异及其类型。

【实例1】正常肺静脉MPR、VR重建及测量（图5-9）。

【实例2】正常肺静脉MPR、VR重建及测量（图5-10）。

【图5-9】

1	MPR矢状位测量右上肺静脉大小	MPR矢状位测量右下肺静脉大小	MPR矢状位测量左上肺静脉大小
2	MPR矢状位测量左下肺静脉大小	MPR横断位显示双侧肺静脉	MPR矢状位显示肺静脉
3	VR立体三维显示双肺静脉	VR立体三维显示双肺静脉	VR立体三维显示双肺静脉
4	VR立体三维显示双肺静脉	VR立体三维显示双肺静脉	VR立体三维显示双肺静脉

【图5-10】

1	VR立体三维显示双肺静脉	VR立体三维显示双肺静脉	VR立体三维显示双肺静脉
2	VR立体三维显示双肺静脉	VR立体三维显示双肺静脉	MPR矢状位测量左上肺静脉大小
3	MPR矢状位测量左下肺静脉大小	MPR矢状位测量右上肺静脉大小	MPR矢状位测量右下肺静脉大小

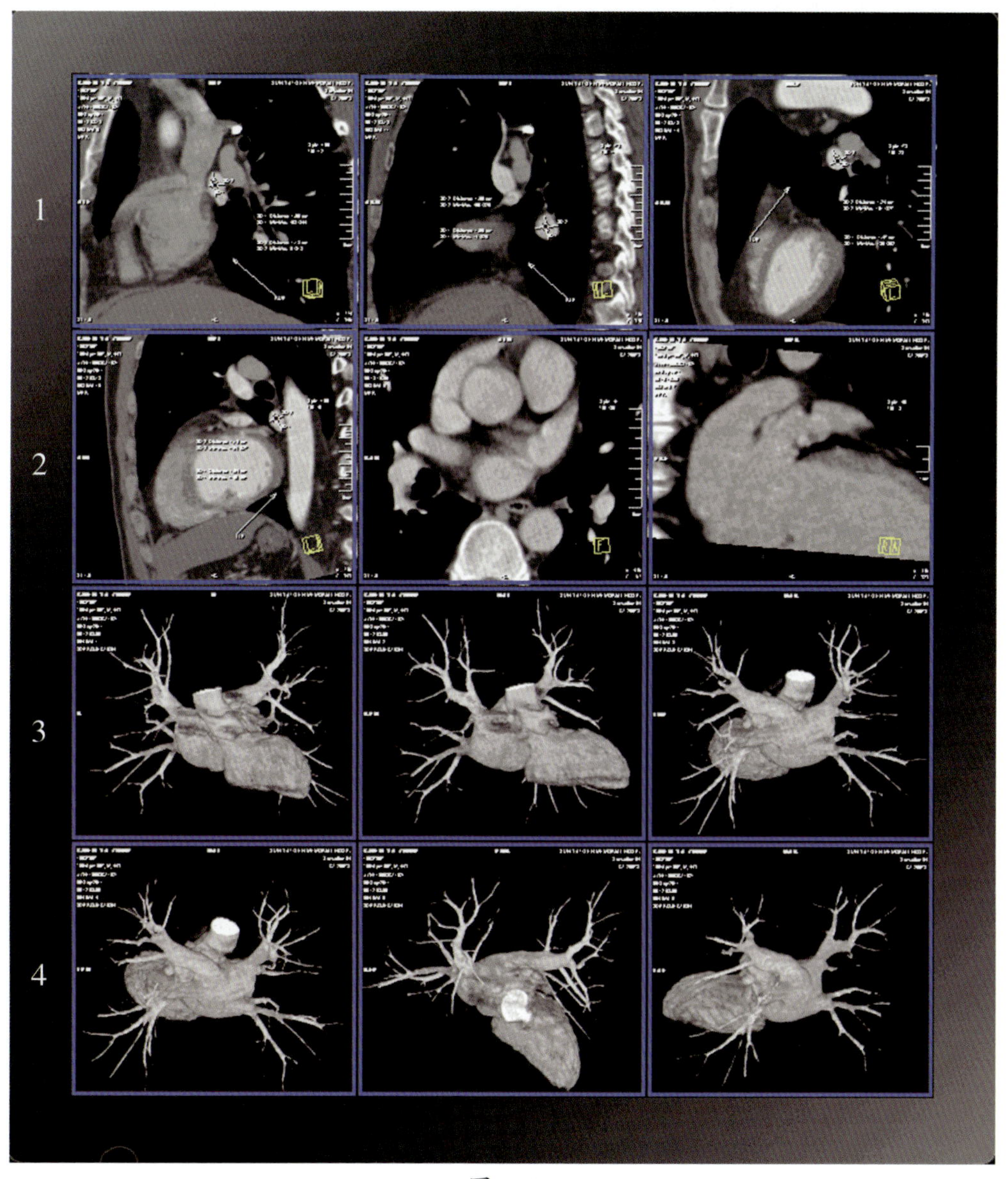

图5-9

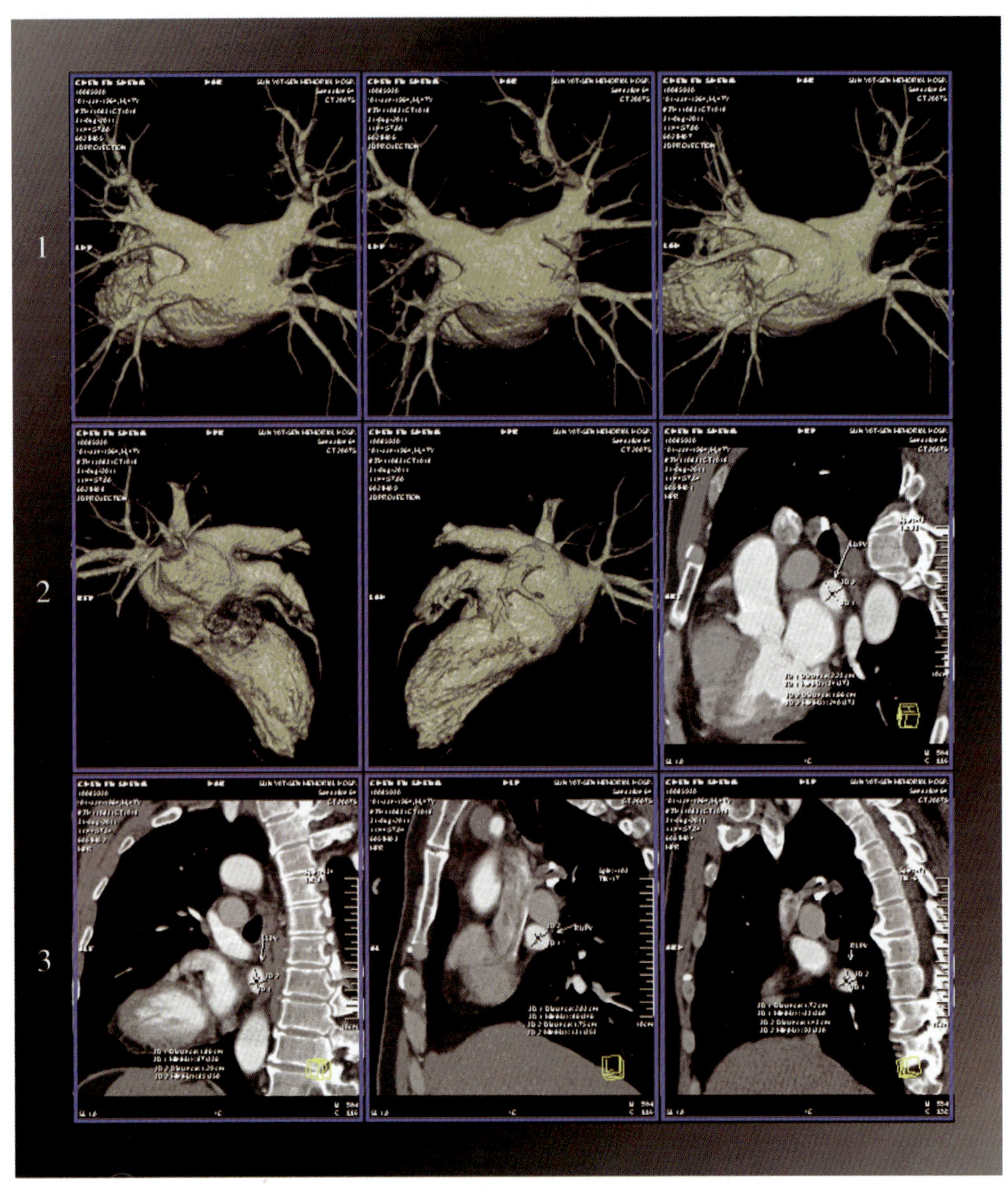

图5-10

（胡辉军　曾伟科　李国照）

第6章

冠状动脉

CORONARY ARTERY

冠状动脉狭窄及钙化评分

【目的】了解冠状动脉及其主要分支的行程、整体形态与解剖变异；评价冠状动脉主干及其主要分支病变，了解管腔的狭窄位置、范围、程度和管壁的形态特征；评价冠状动脉管壁钙化的位置、形态、范围及程度，分析斑块的性质及稳定性。

【要点】

1. 选择左、右冠状动脉均清晰显示的时相进行图像重建。一般而言，患者心率在70次/min左右，最佳相位在R-R间期的60%～70%；患者心率在70次/min以上，最佳相位多在R-R间期的30%～40%。

2. 对于心率控制不佳，单一时相的冠状动脉图像质量不够高，造成诊断不确定时，需要仔细寻找其他时相再行图像重建，以明确诊断。

3. 单纯房颤，房间早搏<3次/min者仍可以重建出符合诊断要求的图像。

4. 如有冠状动脉钙化，需进行钙化积分，用于评价斑块负荷及斑块进展情况，评估稳定斑块的治疗疗效；对于冠状动脉支架放置术者，不需做钙化积分。

5. 冠状动脉常规MIP重建方位：一般每个冠状动脉主要节段给予两个不同的方位，以利于显示偏心性管腔狭窄。

6. 冠状动脉全容积VR重建，通过不同方位旋转，直观显示冠状动脉的整体解剖结构及变异，显示狭窄段的位置、数目、大小、范围及程度，显示冠状动脉有无其他异常征象，VR图像的方位选取尽量与本单位心内科冠状动脉造影的体位保持一致。

7. MPR及CPR观察冠状动脉狭窄段的位置、形态、范围，测量狭窄段管径的直径、长度，判断狭窄程度；分析狭窄处有无斑块，如有斑块时，进行狭窄段三维正交切面MPR重建，测量斑块大小、斑块的CT值，判断斑块性质及稳定性情况。

8. 对于冠状动脉显著钙化，MIP图像可造成对狭窄程度的过高判断，此时可采用重建算法中等高的薄层图像，观察管腔狭窄情况。

9. 对于冠状动脉闭塞者，采用MPR多方位显示相应区域心肌灌注状况。

【实例1】正常冠状动脉MIP（图6-1）及VR重建（图6-2）。

【实例2】冠状动脉狭窄MIP（图6-3）及VR重建（图6-4）。

【实例3】冠状动脉钙化斑块MIP、MPR（图6-5）及VR重建（图6-6）。

【实例4】冠状动脉软斑块破裂MIP、CPR、MPR（图6-7）及VR重建（图6-8）。

【图6-1】

1	MIP显示右冠状动脉近段、中段、远段	MIP显示右冠状动脉开口	MIP显示右冠状动脉远段、后降支及左室后支
2	MIP显示左、右冠状动脉开口	MIP显示左冠状动脉主干及左前降支	MIP显示左前降支近段、中段及对角支
3	MIP显示左前降支近段、中段、远段	MIP显示回旋支近段、中段	MIP显示回旋支中段、远段

【图6-2】

1	VR显示右冠状动脉近段	VR显示右冠状动脉中段	VR显示右冠状动脉远段、后降支及左室后支
2	VR显示左冠状动脉主干	VR显示左冠状动脉主干、前降支及回旋支	VR显示左冠状动脉前降支及回旋支
3	VR显示左冠状动脉回旋支	VR显示左冠状动脉回旋支	VR显示左冠状动脉前降支
4	VR“蜘蛛位”显示左冠状动脉主干、前降支及回旋支	VR“蜘蛛位”显示左冠状动脉前降支	VR“蜘蛛位”显示左冠状动脉回旋支

【图6-3】

1	MIP显示右冠状动脉近段、中段、远段	MIP显示右冠状动脉远段、后降支及左室后支	MIP显示左冠状动脉主干与左前降支近段、中段多发狭窄及钙化斑块
2	MIP显示左前降支近段、中段多发狭窄及钙化斑块	MIP显示左冠状动脉主干与左前降支近段、中段多发狭窄及钙化斑块	MIP显示左回旋支近段
3	MIP显示左回旋支近段、中段	MIP显示回旋支中段、远段	钙化积分

【图6-4】

1	VR显示右冠状动脉近段	VR显示右冠状动脉中段	VR显示右冠状动脉远段及后降支
2	VR显示左冠状动脉主干、左前降支近段及回旋支近段	VR显示左冠状动脉主干与左前降支近段、中段多发狭窄及钙化斑块	VR显示左冠状动脉前降支多发狭窄及钙化斑块
3	VR显示左冠状动脉前降支及回旋支	VR显示左冠状动脉回旋支	VR显示左冠状动脉前降支钙化斑块及回旋支
4	VR“蜘蛛位”显示左冠状动脉主干、前降支多发钙化斑块及回旋支	VR显示左冠状动脉前降支多发钙化斑块	VR显示左冠状动脉回旋支

【图6-5】

1	MIP显示右冠状动脉近段、中段、远段及近段钙化斑块	MIP显示右冠状动脉开口及近段钙化斑块	MIP显示右冠状动脉远段及左室后支
2	MIP显示左、右冠状动脉开口及钙化斑块	MIP显示左、右冠状动脉开口及左前降支近段、中段多发钙化斑块	MIP显示左前降支近段、中段多发钙化斑块
3	MIP显示左前降支近段、中段多发钙化斑块	MIP显示左前降支近段多发钙化斑块及回旋支	MIP显示左前降支近段多发钙化斑块及回旋支
4	MIP显示左前降支近段多发钙化斑块	MPR横断位显示钙化斑块及管腔狭窄程度	钙化积分

【图6-6】

1	VR显示右冠状动脉近段	VR显示右冠状动脉中段	VR显示右冠状动脉远段
2	VR显示左冠状动脉主干、前降支近段多发钙化斑块	VR显示左前降支近段多发钙化斑块	VR显示左前降支近段多发钙化斑块
3	VR显示左前降支近段多发钙化斑块	VR显示左前降支近段多发钙化斑块及回旋支	VR显示左前降支近段多发钙化斑块及回旋支
4	VR“蜘蛛位”显示左冠状动脉主干、前降支多发钙化斑块及回旋支	VR显示左冠状动脉前降支多发钙化斑块	VR显示左冠状动脉回旋支

【图6-7】

1	MIP显示右冠状动脉近段、中段、远段	MIP显示右冠状动脉开口	MIP显示右冠状动脉远段、左室后支及后降支
2	MIP显示左、右冠状动脉开口	MIP显示左前降支及左前降支中段软斑块破裂	MIP显示左前降支及左前降支中段软斑块破裂
3	MIP显示左前降支中段软斑块破裂	MIP显示左前降支中段软斑块破裂	MIP显示左前降支中段软斑块破裂
4	CPR定位图	CPR显示左前降支中段软斑块破裂	MPR横断位显示软斑块破裂

【图6-8】

1	VR显示右冠状动脉近段	VR显示右冠状动脉中段	VR显示右冠状动脉远段
2	VR显示左冠状动脉主干、前降支中段软斑块破裂	VR显示左冠状动脉主干、前降支中段软斑块破裂	VR显示左前降支中段软斑块破裂及回旋支
3	VR显示左冠状动脉回旋支	VR显示左前降支中段软斑块破裂及回旋支	VR显示左前降支中段软斑块破裂及回旋支
4	VR“蜘蛛位”显示左前降支中段软斑块破裂及回旋支	VR显示左前降支中段软斑块破裂	VR显示左冠状动脉回旋支

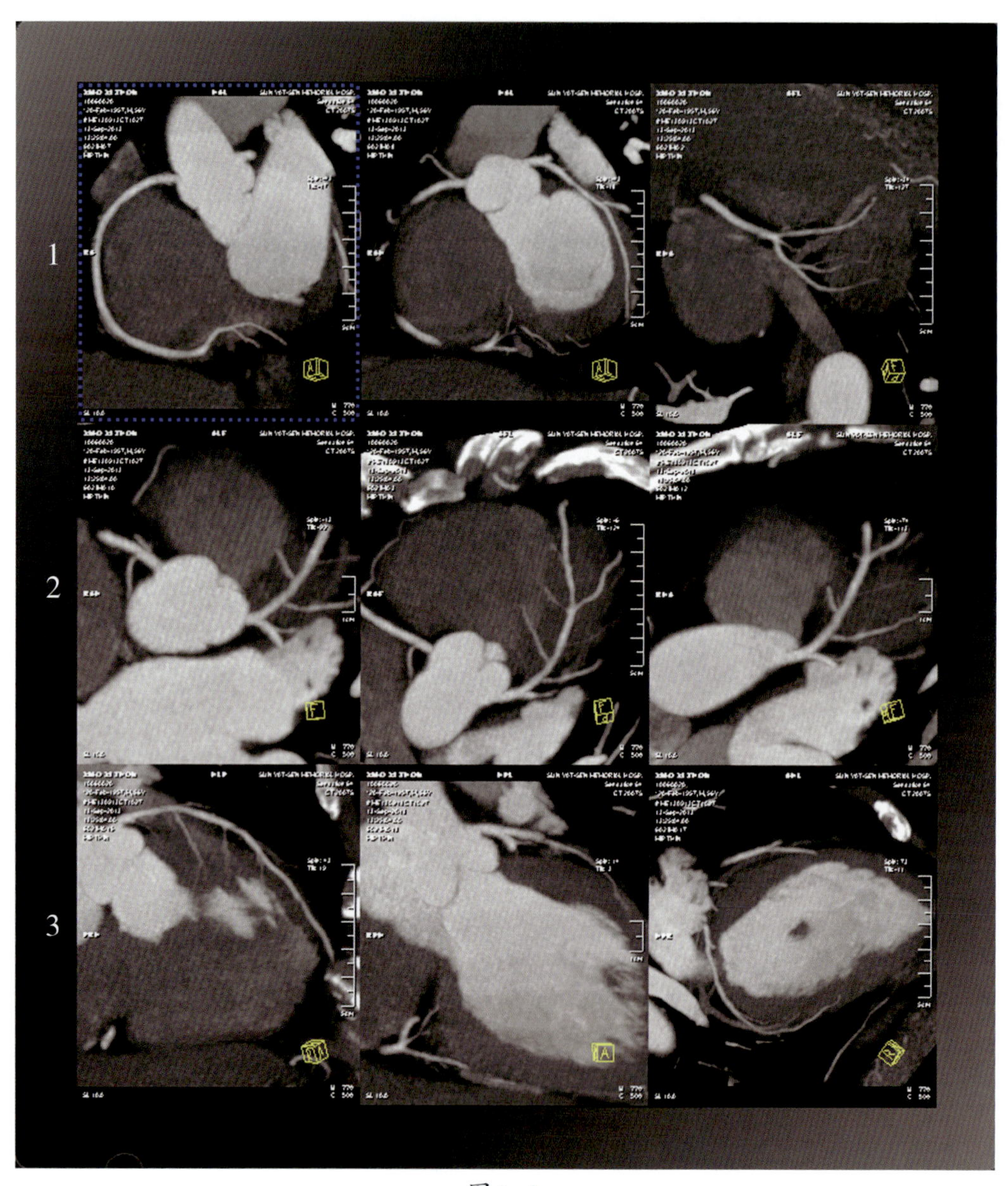

图6-1

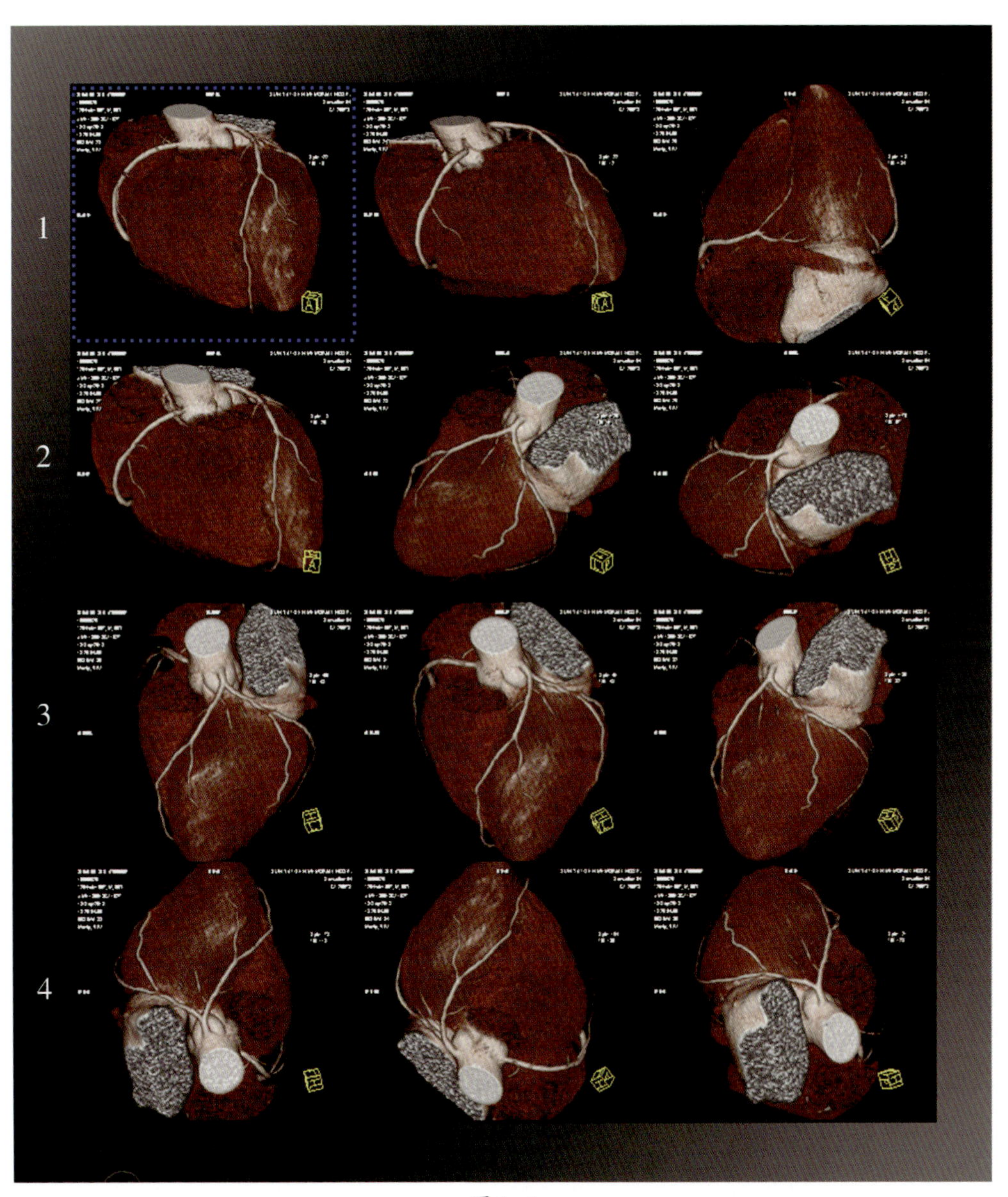

图6-2

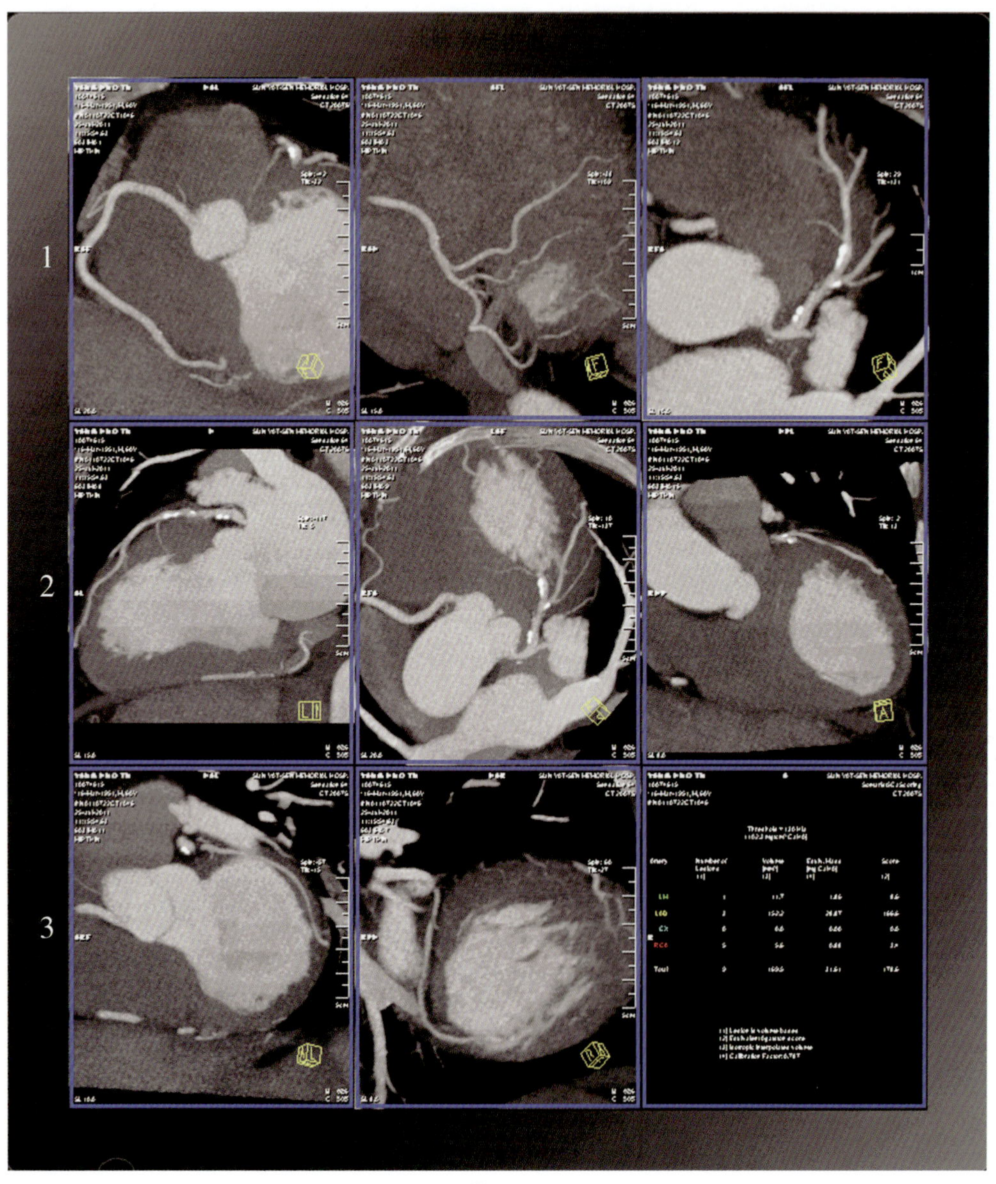

图6-3

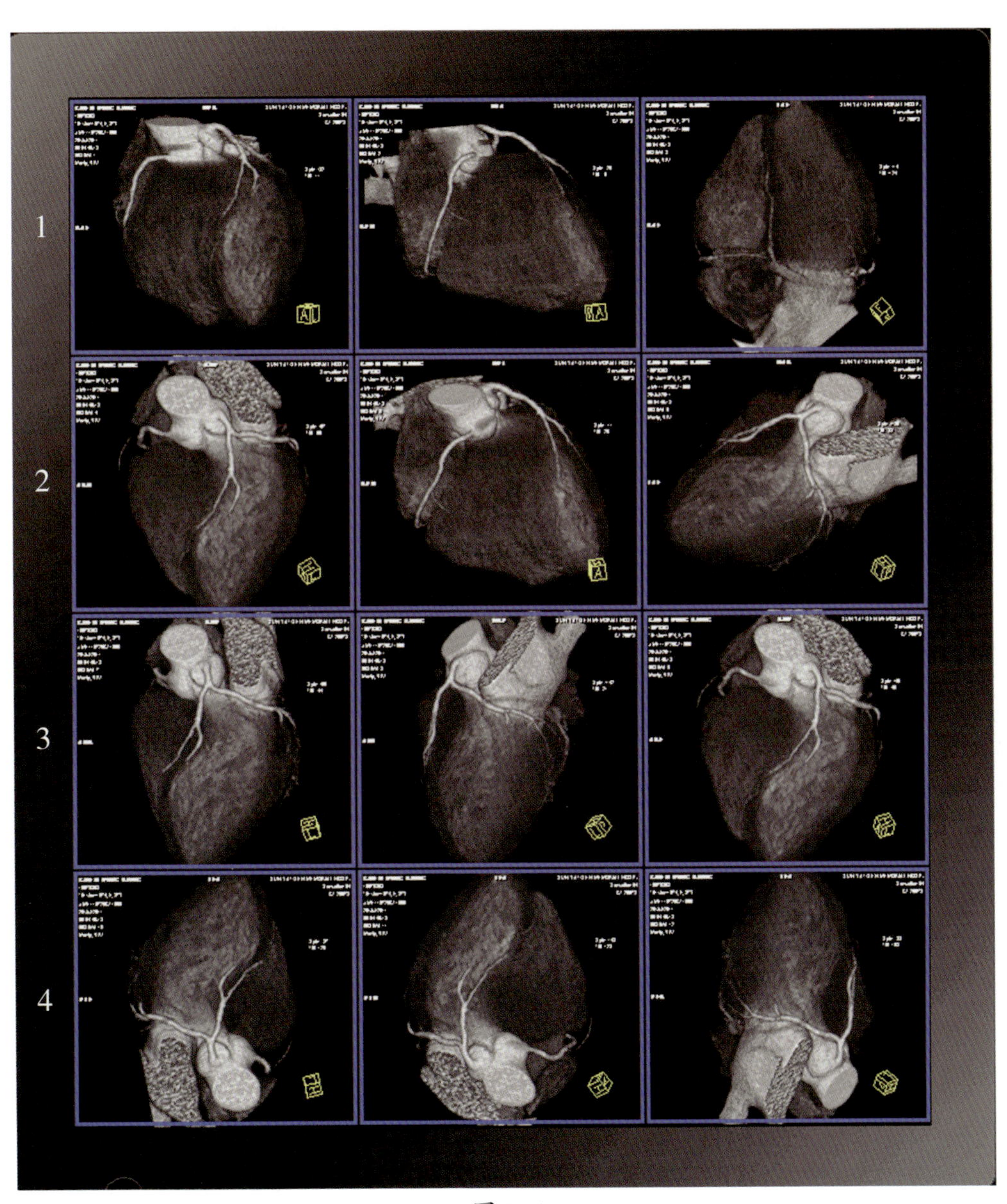

图6-4

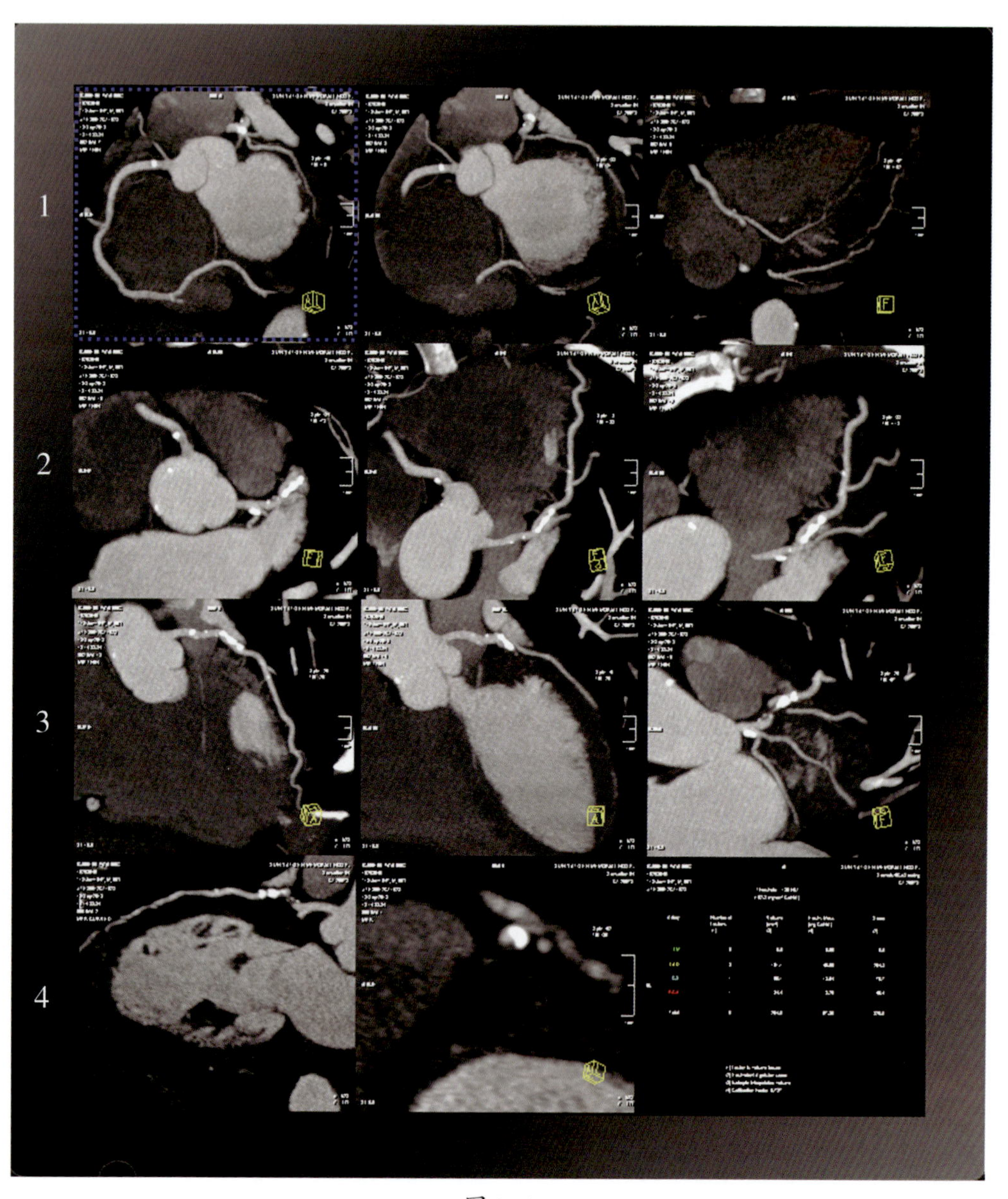

图6-5

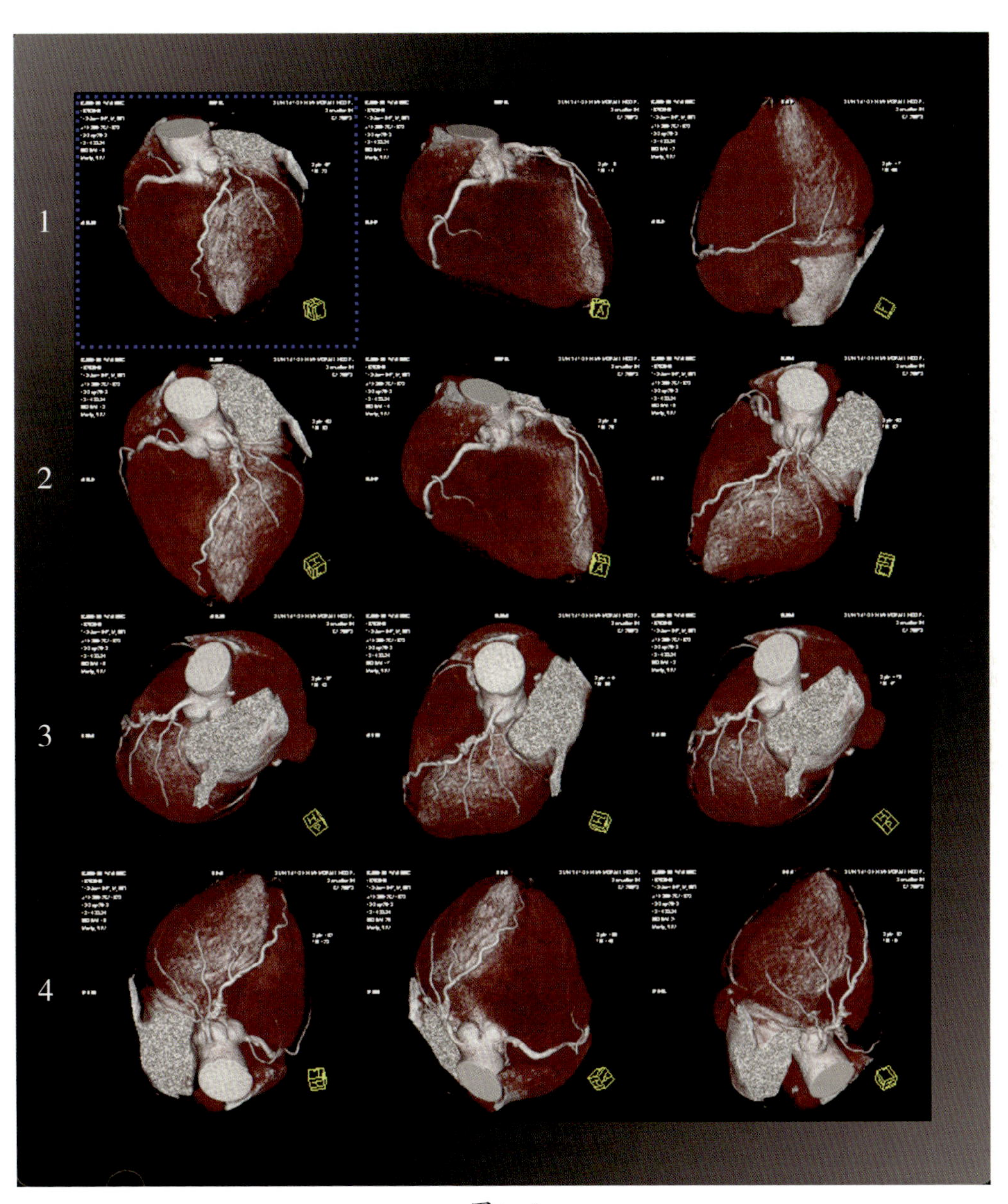

图6-6

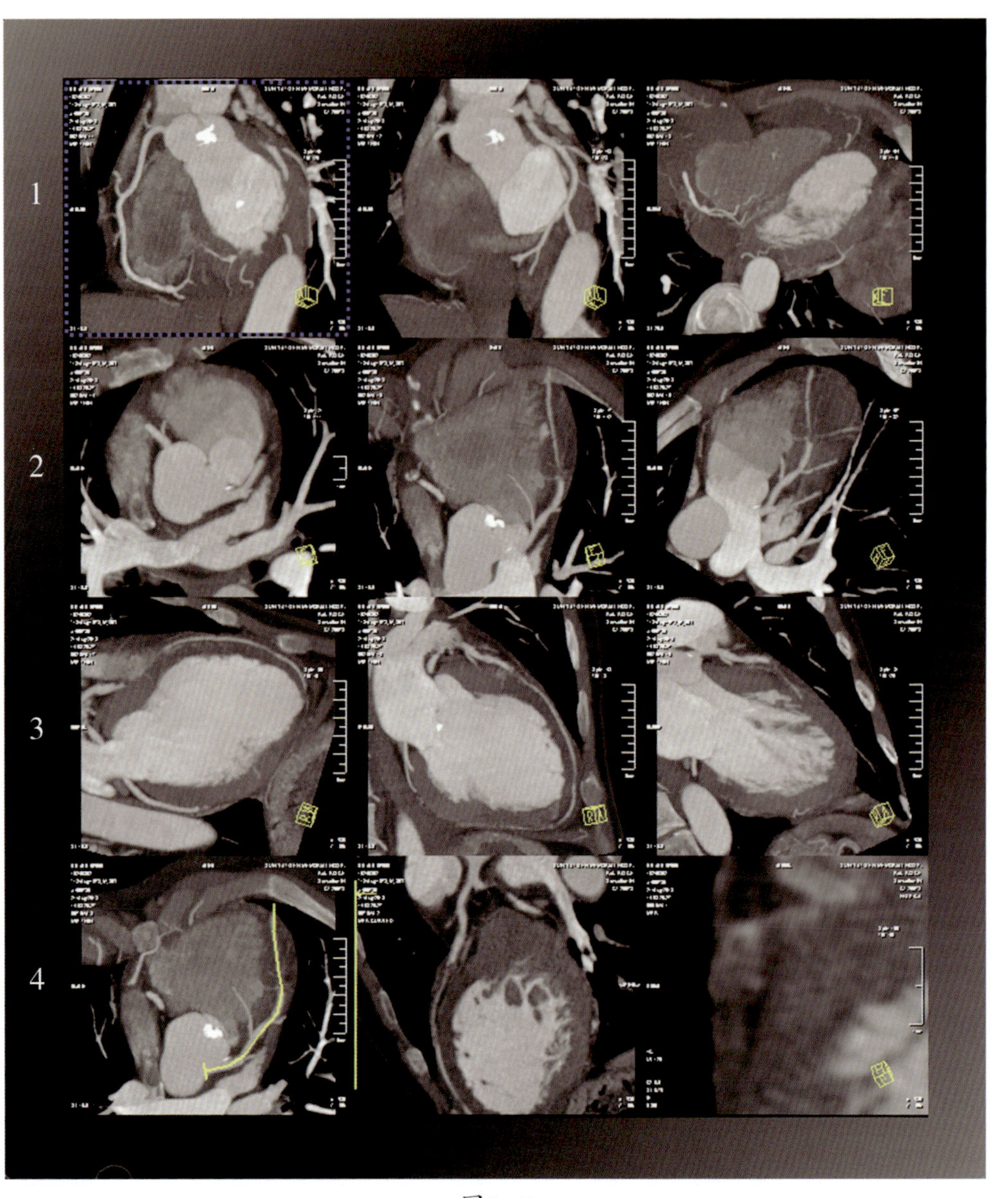

图6-7

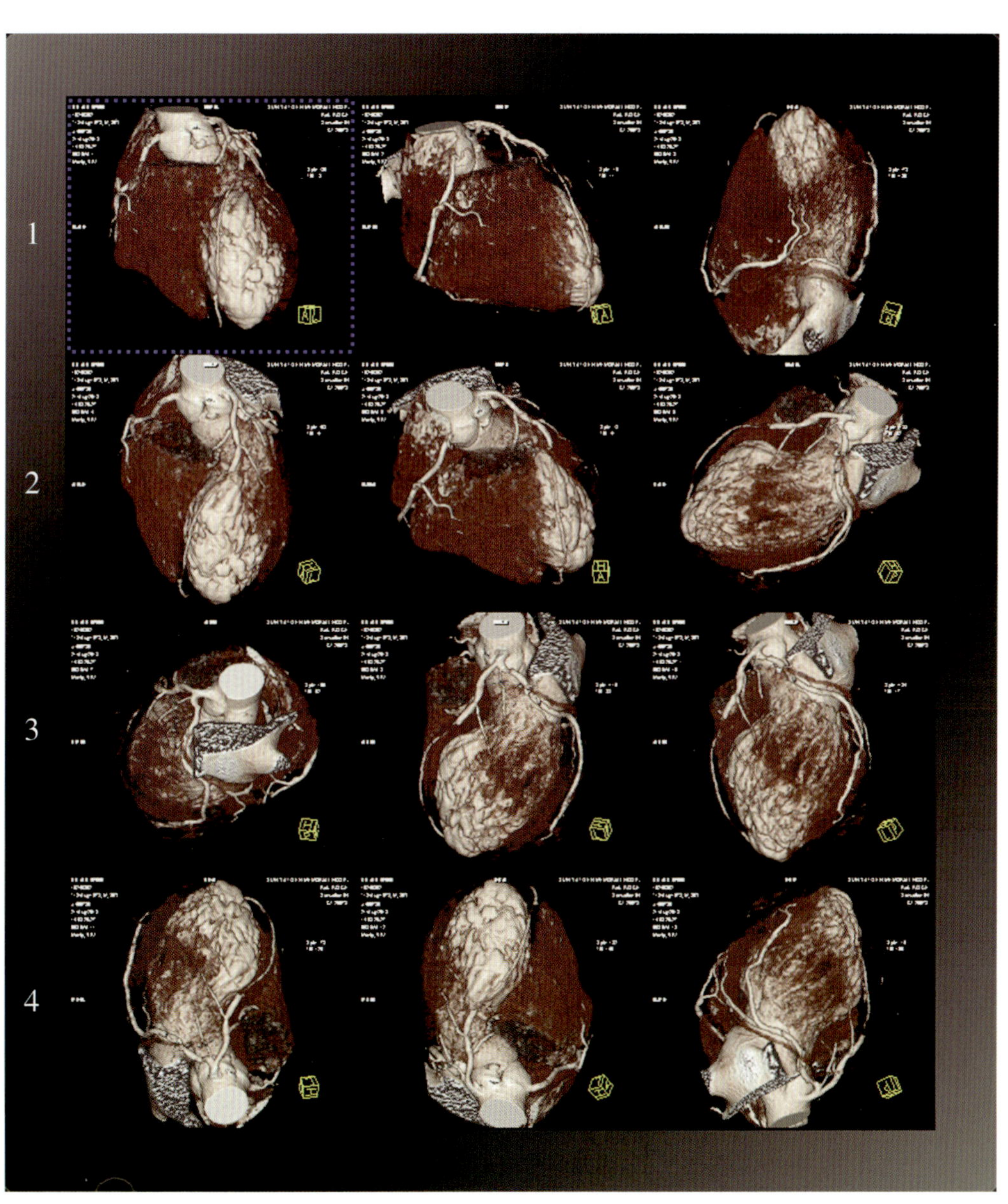

图6-8

冠状动脉支架术

【目的】显示冠状动脉支架形态，有无变形；支架是否通畅，支架内有无再狭窄，支架两端的血管管壁有无增厚，其他冠状动脉有无病变。

【要点】

1. 冠状动脉支架放置后不需做冠状动脉钙化积分。

2. 冠状动脉MIP常规显示冠状动脉各主要分支，显示支架的形态、部位、长度，支架有无变形、移位及断裂。

3. 冠状动脉VR图像立体、直观地显示冠状动脉的各分支、支架的形态。

4. 在常规图像重建的基础上，需要注意增加重建算法中等高的薄层图像进行MPR或CPR重建，显示支架腔内的情况，根据支架内的充盈程度和支架远端的开放程度来判断支架有无再狭窄及狭窄的程度。

【实例】冠状动脉支架置入术后MIP、CPR（图6–9）及VR重建（图6–10）。

【图6–9】

1	MIP显示右冠状动脉近段、中段、远段及中段支架	MIP显示右冠状动脉远段及后降支	MIP显示左、右冠状动脉开口及左前降支近段狭窄
2	MIP显示左前降支近段、中段、远段	MIP显示左前降支近段狭窄及回旋支内支架	MIP显示右冠状动脉中段及回旋支内支架
3	MIP显示左前降支近段狭窄及回旋支内支架	MIP显示左前降支近段狭窄及软斑块	CPR右冠状动脉定位图
4	CPR显示右冠状动脉及中段支架	CPR回旋支定位图	CPR显示回旋支及支架

【图6–10】

1	VR显示右冠状动脉近段及中段支架	VR显示右冠状动脉中段及其内支架	VR显示右冠状动脉远段
2	VR显示左冠状动脉主干及左前降支	VR显示左冠状动脉主干及左前降支	VR显示左冠状动脉前降支、回旋支及其内支架
3	VR显示左冠状动脉前降支、回旋支及其内支架	VR显示左前降支、回旋支及其内支架	VR显示回旋支及其内支架

4	VR“蜘蛛位”显示左冠状动脉主干、前降支及回旋支	VR“蜘蛛位”显示左冠状动脉前降支	VR“蜘蛛位”显示回旋支及其内支架

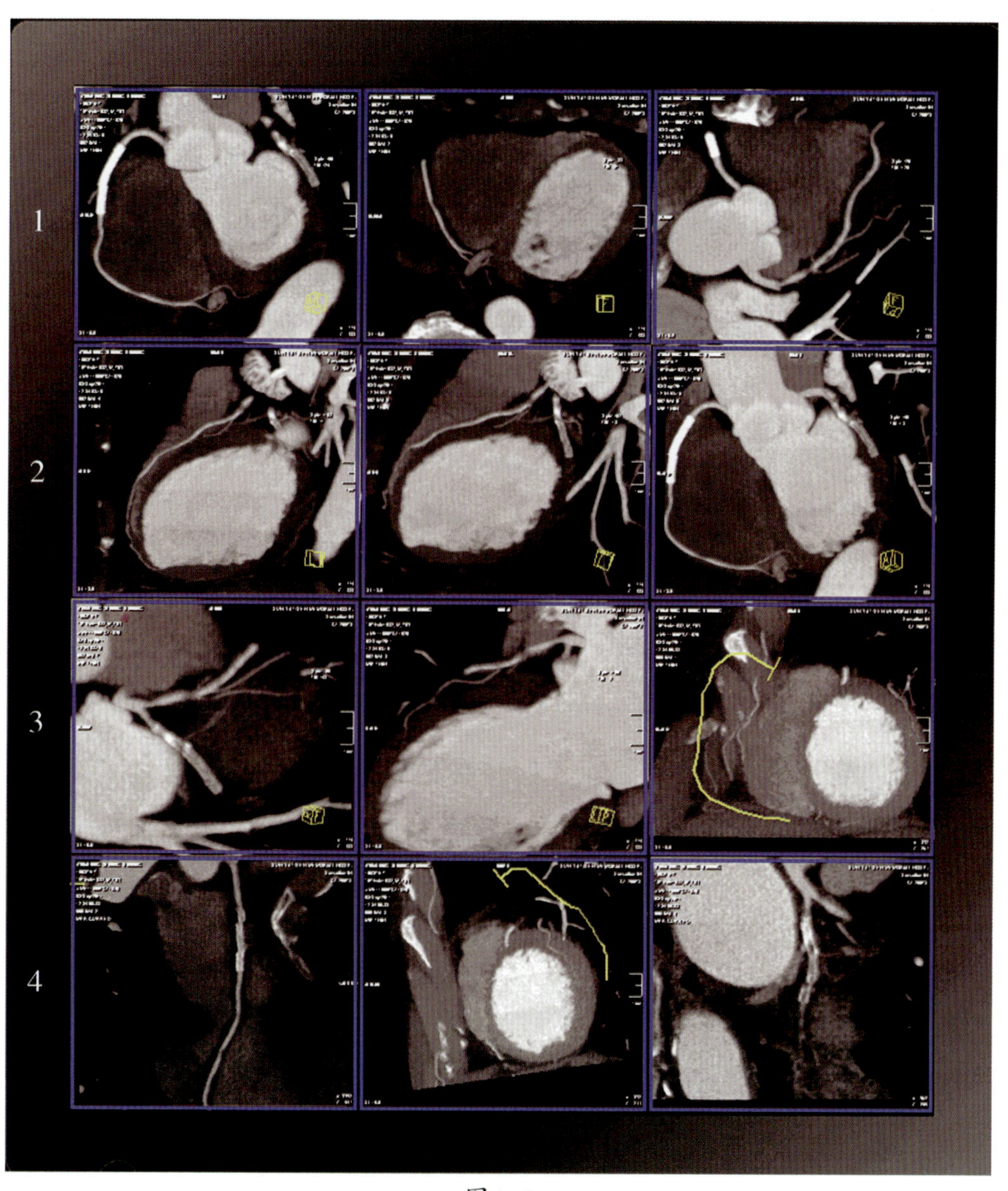

图6-9

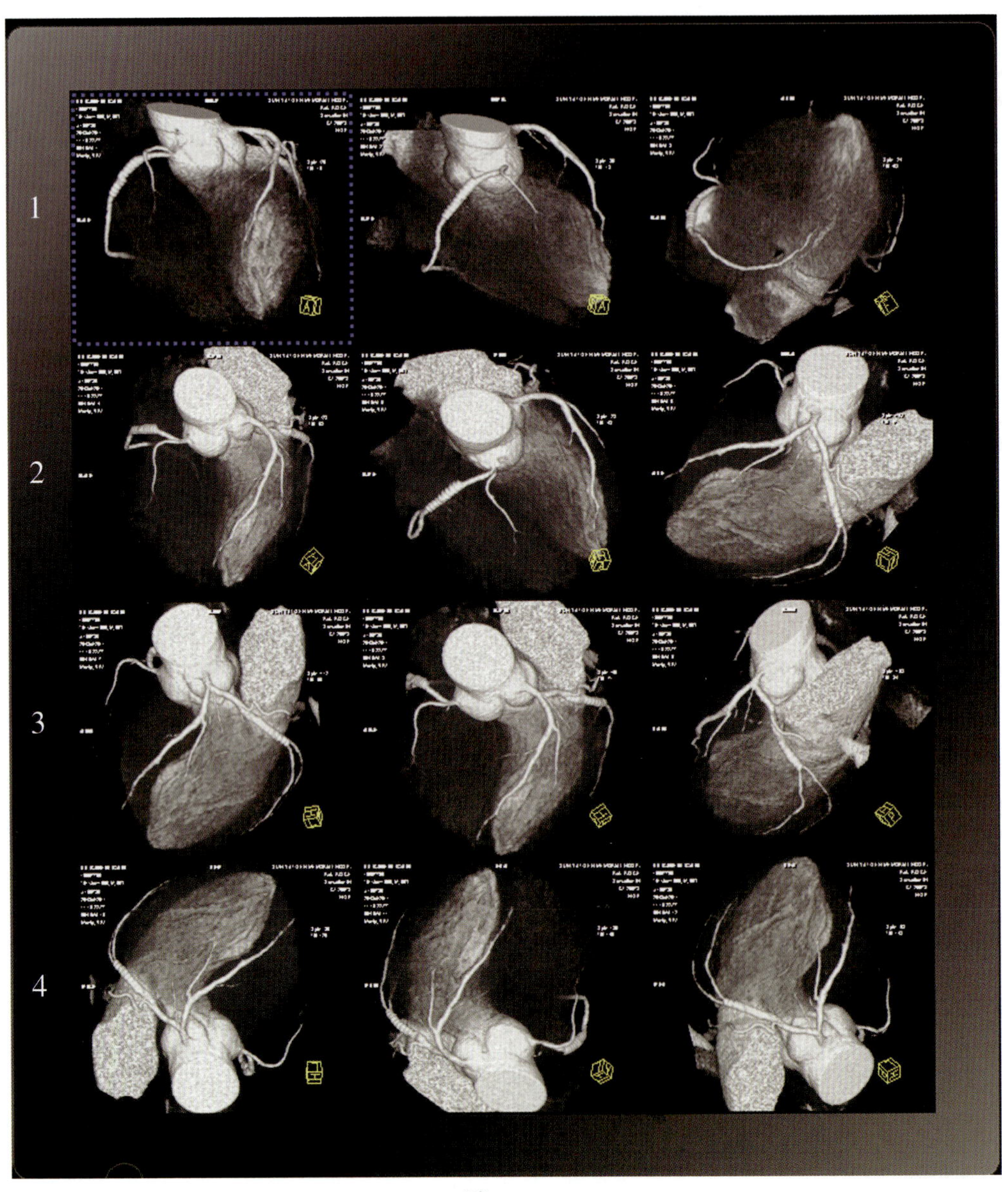

图6-10

冠状动脉搭桥术

【目的】了解冠状动脉搭桥术后桥血管的行程，桥血管通畅情况，有无狭窄及狭窄程度，桥血管与邻近血管吻合口的状态；了解桥血管和冠状动脉的整体形态，获得冠状动脉血流的恢复信息。

【要点】

1. CTA扫描范围要大，覆盖主动脉弓直到心底，一般自胸廓入口至心脏膈面下2cm处。

2. 采用薄层MIP分段显示冠状动脉桥血管，显示桥血管有无狭窄，以及狭窄的程度、范围与吻合口情况，分别测量桥血管近段、远段、桥血管管腔直径，连续观察桥血管通畅情况。

3. 采用VR图像整体显示冠状动脉桥血管与心脏及主动脉的三维立体关系，显示桥血管有无狭窄、钙化及血管夹与吻合口等的位置关系。

4. 可辅助采用CPR显示桥血管全程，直观显示桥血管有无狭窄，以及狭窄的位置、程度、长度和吻合口的通畅情况等。

【实例】冠状动脉搭桥术后MIP（图6-11）及VR重建（图6-12）。

【图6-11】

1	MIP显示右冠状动脉及桥血管	MIP显示右冠状动脉远段、后降支与左室后支及桥血管	MIP显示右冠状动脉各段、后降支及左室后支多发狭窄钙化
2	MIP显示左前降支桥血管	MIP显示左前降支桥血管	MIP显示右冠状动脉及左前降支桥血管
3	MIP显示回旋支及桥血管	MIP显示回旋支及桥血管	MIP显示左前降支及回旋支多发狭窄钙化

【图6-12】

1	VR显示右冠状动脉及桥血管	VR显示右冠状动脉远段及桥血管	VR显示左前降支及桥血管
2	VR显示左前降支、回旋支多发狭窄钙化及桥血管	VR显示左前降支、回旋支多发狭窄钙化及桥血管	VR显示左前降支、回旋支多发狭窄钙化及桥血管
3	VR“蜘蛛位”显示左前降支、回旋支及桥血管	VR“蜘蛛位”显示左前降支多发狭窄钙化及桥血管	VR“蜘蛛位”显示右冠状动脉多发狭窄钙化及桥血管

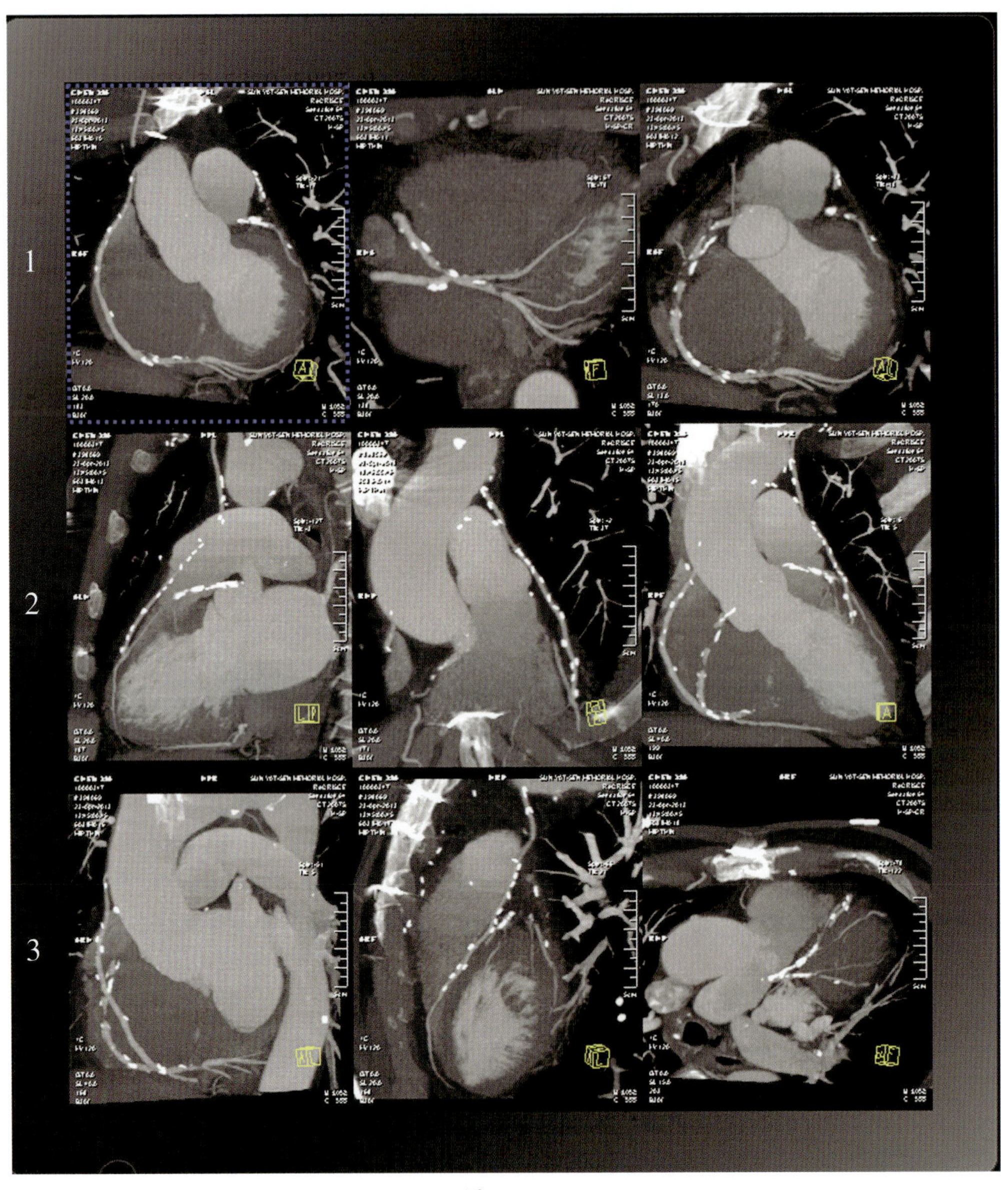

图6-11

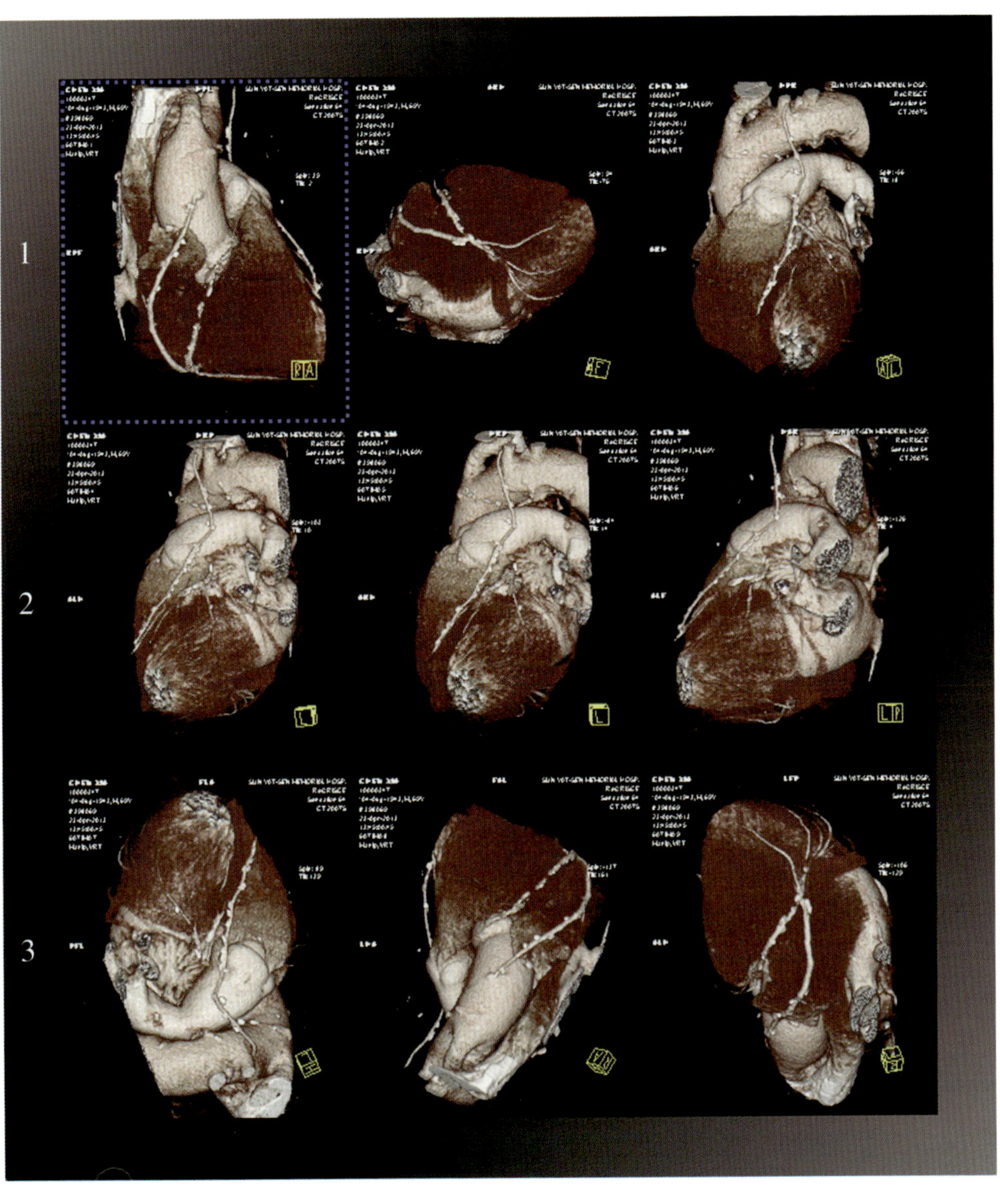

图6-12

（段小慧　许晓矛　李国照）

第7章

主 动 脉

AORTA

主 动 脉 瘤

【目的】显示主动脉瘤的位置、大小、范围、类型，以及有无血栓形成与瘤壁钙化，有无对比剂渗漏，判断动脉瘤有无破裂，了解动脉瘤各主要动脉分支开口状况；评价主动脉瘤血管内支架置入术或人工血管置换术后通畅情况。

【要点】

1. 采用MPR或MIP显示主动脉瘤的位置、范围，显示瘤体的大小并进行测量，显示动脉瘤两端主动脉的直径；采用MPR显示是否有附壁血栓、有无瘤壁钙化及对比剂渗漏。

2. 薄层MIP或VR显示主动脉瘤的形态及管腔，显示主动脉各大分支，如腹腔干、肠系膜上动脉、肠系膜下动脉、双肾动脉的开口，清楚显示主动脉瘤的三维空间关系。

3. 全容积VR去骨图像，整体显示主动脉及主动脉瘤的整体形态。

4. 可辅助采用CPR显示动脉瘤的范围、瘤体的大小、附壁血栓及有无对比剂渗漏等征象。

5. 主动脉瘤血管内支架置入术或人工血管置换术后，重建方法、方位尽量保持与术前一致，以显示主动脉瘤内支架或人工血管的位置、形态，了解有无变形、移位，了解支架内有无血栓、再狭窄、破裂等。

【实例】主动脉瘤MPR、MIP及VR重建（图7-1）。

【图7-1】

1	MPR冠状位显示主动脉弓动脉瘤及瘤内附壁血栓	MPR矢状位显示主动脉弓动脉瘤及降主动脉	MPR横断位显示主动脉弓动脉瘤
2	MPR矢状位显示主动脉弓动脉瘤及其与主动脉弓3大分支间关系	MPR横断位显示主动脉弓动脉瘤及瘤内附壁血栓	MIP矢状位显示升主动脉、主动脉弓动脉瘤及其与3大分支间关系
3	MIP矢状位整体显示升主动脉、主动脉弓动脉瘤及降主动脉	VR显示升主动脉、主动脉弓动脉瘤及其与3大分支间关系	VR显示主动脉弓动脉瘤、降主动脉
4	VR显示主动脉弓动脉瘤、降主动脉	VR显示主动脉弓动脉瘤、降主动脉	VR显示升主动脉、主动脉弓动脉瘤

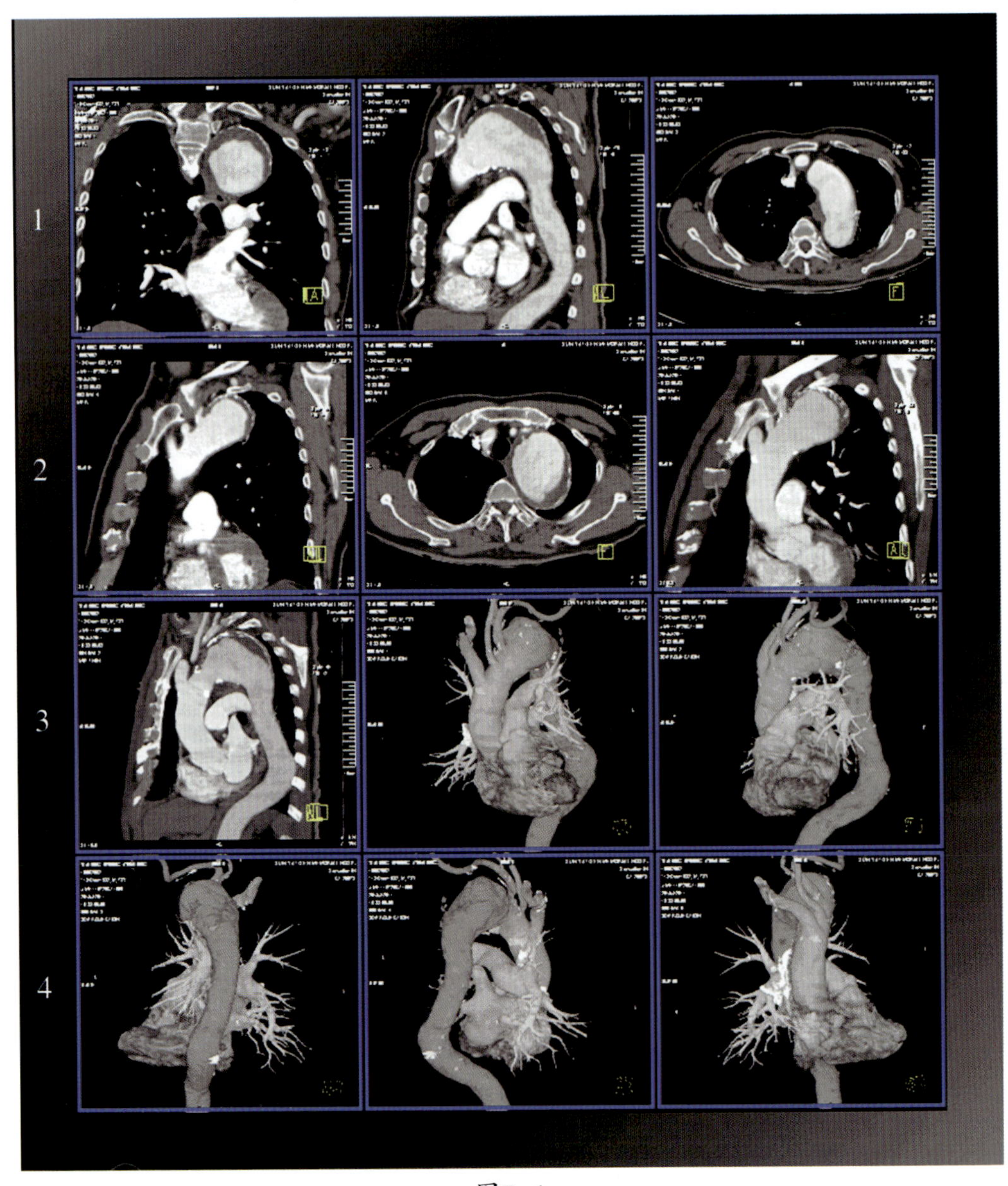

图7-1

主动脉夹层

【目的】显示主动脉夹层的破口、出口的位置及大小，夹层的范围、分型，撕裂的内膜、真腔与假腔的大小、夹层的旋转方向、血栓形成情况；显示夹层的破口与冠状动脉及锁骨下动脉的关系；显示主动脉各主要分支开口状况，为临床选择合适的治疗方案提供依据。

【要点】

1. 以最薄MPR方式为主，MIP及VR图像为辅。

2. 对于主动脉夹层，采用MPR显示夹层的破口及出口，从而判断夹层的类型、夹层的旋转方向、血栓形成等情况；MPR显示最前端的破口位置是关键，且必须同时显示破口与冠状动脉开口、破口与锁骨下动脉距离及主动脉弓各大分支开口的解剖关系。

3. 采用薄层MIP或VR显示腹腔干、肠系膜上动脉及下动脉、双肾动脉及双侧髂总动脉等主要分支的开口，辨别各主要分支开口于真腔或假腔。

4. 可辅助采用动脉期、静脉期或延迟期增强薄层图像在同一平面进行MPR重建，显示主动脉的真腔、假腔血流速度，通过管腔对比剂密度在不同期相的变化规律来判断真、假腔，显示真、假腔的大小，鉴别主动脉夹层与其他动脉病变如主动脉壁内血肿。

【实例1】主动脉夹层MPR、MIP及VR重建与评价真、假腔的血流速度（图7-2）。

【实例2】主动脉壁内血肿MPR、MIP及VR重建（图7-3）。

【图7-2】

1	MPR动脉期矢状位显示主动脉夹层破口位置及真、假腔	MPR静脉期矢状位显示主动脉夹层破口位置及真、假腔	MPR动脉期矢状位显示及测量主动脉夹层破口距离左锁骨下动脉距离	MPR横断位测量破口大小
2	MPR横断位显示腹腔干与真、假腔关系	MPR横断位显示双肾动脉与真、假腔关系	MIP横断位显示腹腔干与真、假腔关系	MIP矢状位显示腹主动脉及左侧髂动脉
3	MIP矢状位显示左侧髂动脉	VR显示升主动脉及主动脉弓3大分支	VR显示主动脉夹层的位置、形态及范围	VR显示主动脉夹层与腹盆腔分支动脉间关系
4	VR显示主动脉夹层与腹盆腔分支动脉间关系	VR显示左、右髂动脉	MPR矢状位整体显示主动脉夹层范围及走行	VR整体显示主动脉夹层范围及走行

【图7-3】

1	MPR平扫横断位显示主动脉弓壁内血肿	MPR平扫横断位显示主动脉弓壁内血肿	MPR平扫矢状位显示主动脉壁内血肿位置及范围	MPR增强横断位显示主动脉壁内充盈缺损
2	MPR增强横断位显示主动脉壁内充盈缺损	MPR增强矢状位显示主动脉壁内充盈缺损范围	MIP冠状位显示升主动脉、主动脉弓3大分支与主动脉壁内血肿关系	MIP斜冠状位显示升主动脉、主动脉弓3大分支与主动脉壁内血肿关系
3	MPR矢状位显示升主动脉、左锁骨下动脉与主动脉壁内血肿关系	MIP横断位显示双肾动脉	MIP横断位显示腹腔干及其主要分支	MIP冠状位显示腹主动脉及其主要分支
4	MIP矢状位显示腹主动脉、腹腔干及肠系膜上动脉	VR整体显示主动脉壁内血管及胸腔、腹腔、盆腔内各动脉	VR整体显示主动脉壁内血管及胸腔、腹腔、盆腔内各动脉	VR整体显示主动脉壁内血管及胸腔、腹腔、盆腔内各动脉

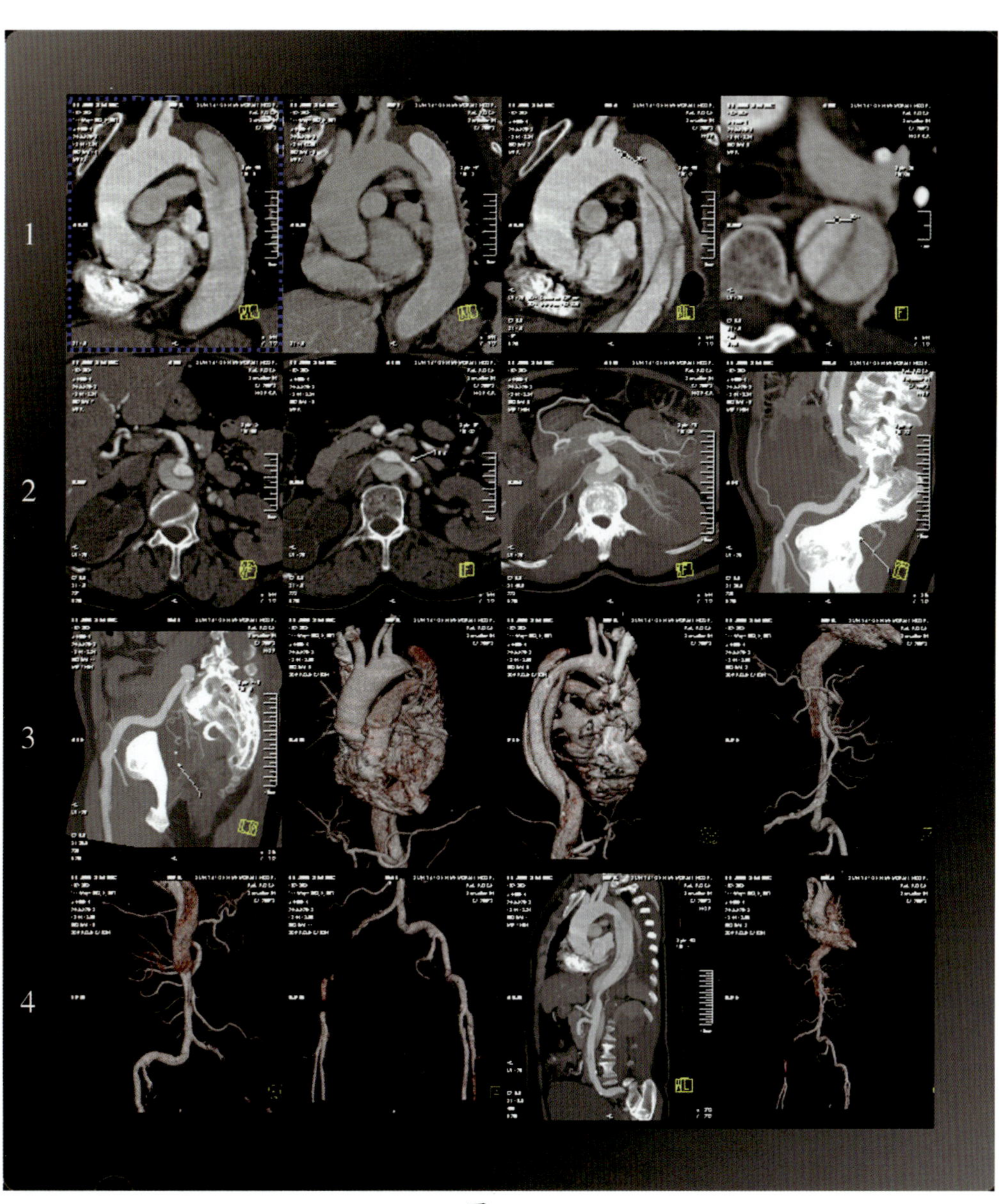

图7-2

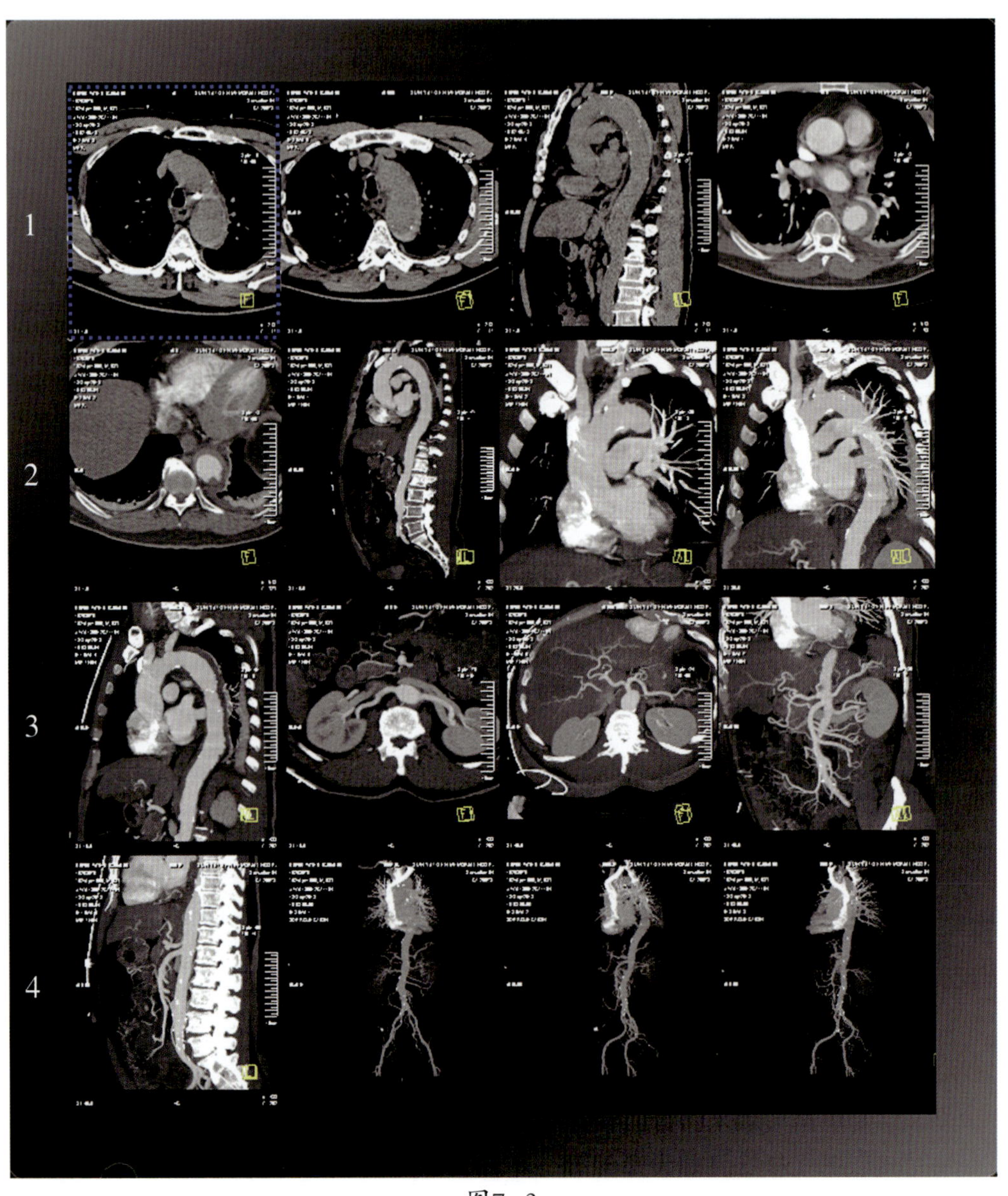

图7-3

（段小慧　许晓矛　李国照）

第8章

消化系统

DIGESTIVE SYSTEM

肝脏肿瘤

【目的】了解肝脏肿瘤的部位、大小、形态及强化特点；了解肿瘤的供血动脉，有无动静脉瘘形成，门静脉及肝静脉有无受累、癌栓；了解肝动脉有无解剖变异，胆管内有无癌栓形成。

【要点】

1. MPR多方位、多平面重建显示肿瘤的部位、大小、形态、强化特点与累及范围，显示肿瘤与周围组织间关系。

2. 使用动脉期图像进行MIP重建，显示肝脏肿瘤的供血动脉特点、供血类型，显示有无动静脉瘘形成。

3. 门静脉期图像MPR或薄层MIP重建显示门静脉与下腔静脉有无癌栓及门脉海绵样变，注意小的癌栓在MIP图像可能被血管血流密度遮盖，此时宜采用薄层MPR显示。

4. 门静脉期或延迟期图像MPR或MIP显示第二肝门的肝静脉及下腔静脉情况，注意第三肝门是否开放，即肝右后下静脉有无显示。

5. 采用去骨的VR图像，显示肝动脉及肠系膜上动脉的整体解剖形态，显示有无解剖变异及其类型。

6. 可辅助采用冠状位或矢状位MPR重建显示胆总管的走形，显示肿瘤有无侵犯胆总管及胆总管内有无癌栓形成。

【实例1】肝右叶肝癌MPR、MIP及VR重建（图8-1）。

【实例2】肝尾状叶肝癌MPR、MIP及VR重建（图8-2）。

【图8-1】

1	MIP动脉期冠状位显示肝右叶肝癌及其供血动脉与周围肝动脉间关系	MIP动脉期横断位显示肝右叶肝癌及其供血动脉与周围肝动脉间关系	MIP门脉期横断位显示肝右叶肝癌与门静脉间关系	MIP门脉期横断位显示肝右叶肝癌与门静脉间关系
2	MIP门脉期矢状位显示肝内门静脉走行及大小	MPR门脉期冠状位显示肝右叶肝癌与门静脉间关系	MPR门脉期横断位显示肝右叶肝癌与门静脉间关系	VR动脉期冠状位显示腹主动脉及其主要分支
3	VR动脉期斜冠状位显示腹主动脉及其主要分支	VR动脉期斜冠状位显示腹主动脉及其主要分支	VR动脉期斜矢状位显示腹主动脉及其主要分支	VR动脉期矢状位显示腹主动脉及其主要分支
4	厚层MIP门脉期冠状位显示门静脉主干及其主要分支	厚层MIP门脉期斜冠状位显示门静脉主干及其主要分支	厚层MIP门脉期斜冠状位显示门静脉主干及其主要分支	厚层MIP门脉期斜矢状位显示门静脉主干及其主要分支

【图8-2】

1	MIP动脉期冠状位显示肝尾状叶肝癌与肝动脉间关系	MIP动脉期横断位显示肝尾状叶肝癌与肝动脉间关系	MIP门脉期冠状位显示肝尾状叶肝癌与门静脉间关系
2	MPR门脉期冠状位显示肝尾状叶肝癌与门静脉间关系	MPR门脉期冠状位显示肝尾状叶肝癌与门静脉间关系	MIP门脉期斜冠状位显示肝尾状叶肝癌与门静脉间关系
3	MIP门脉期冠状位显示肝静脉及第二肝门	MIP门脉期横断位显示肝静脉及第二肝门	VR动脉期冠状位显示腹主动脉及其主要分支
4	VR动脉期斜冠状位显示腹主动脉及其主要分支	VR动脉期矢状位显示腹主动脉及其主要分支	VR动脉期斜矢状位显示腹主动脉及其主要分支

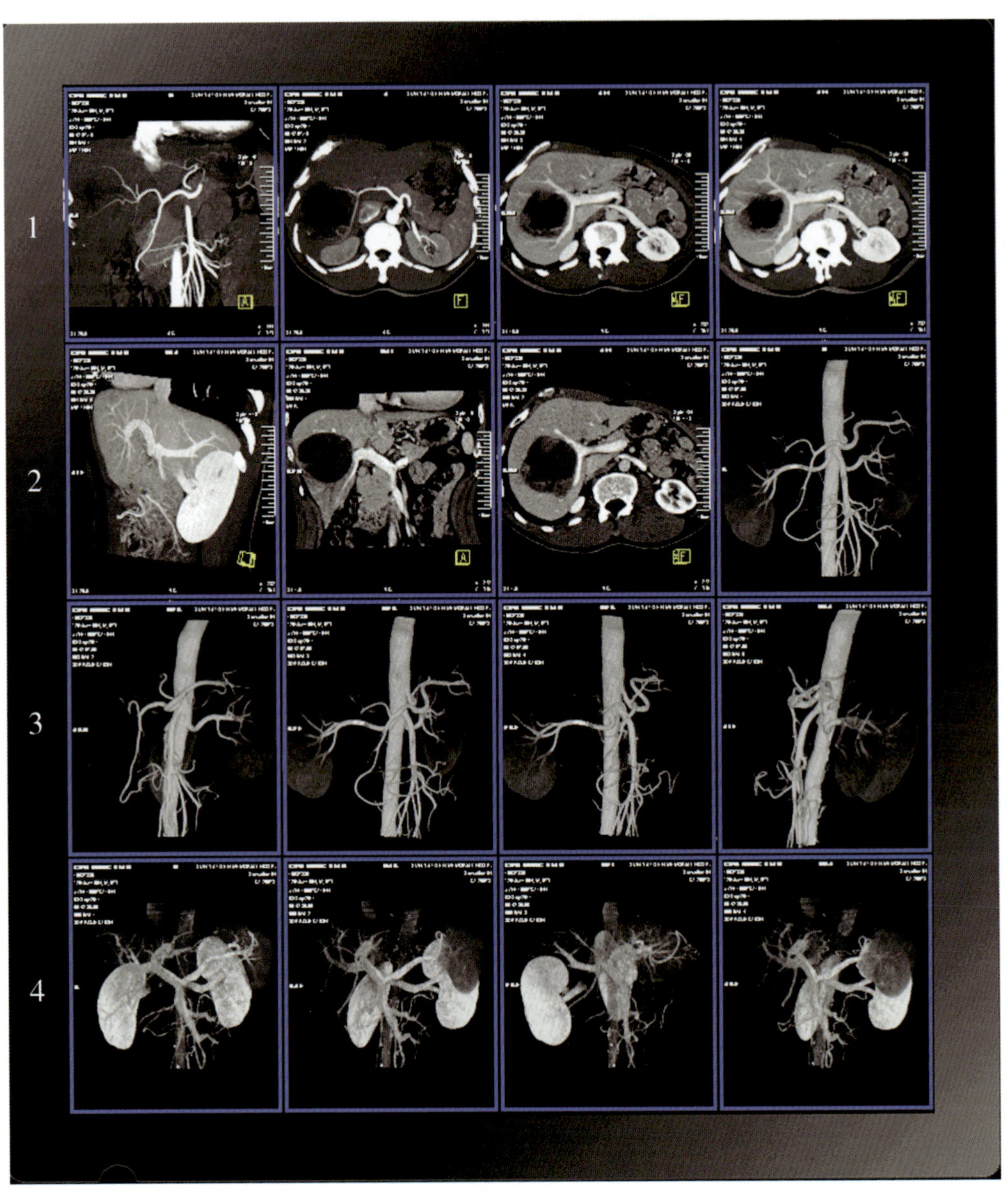

图8-1

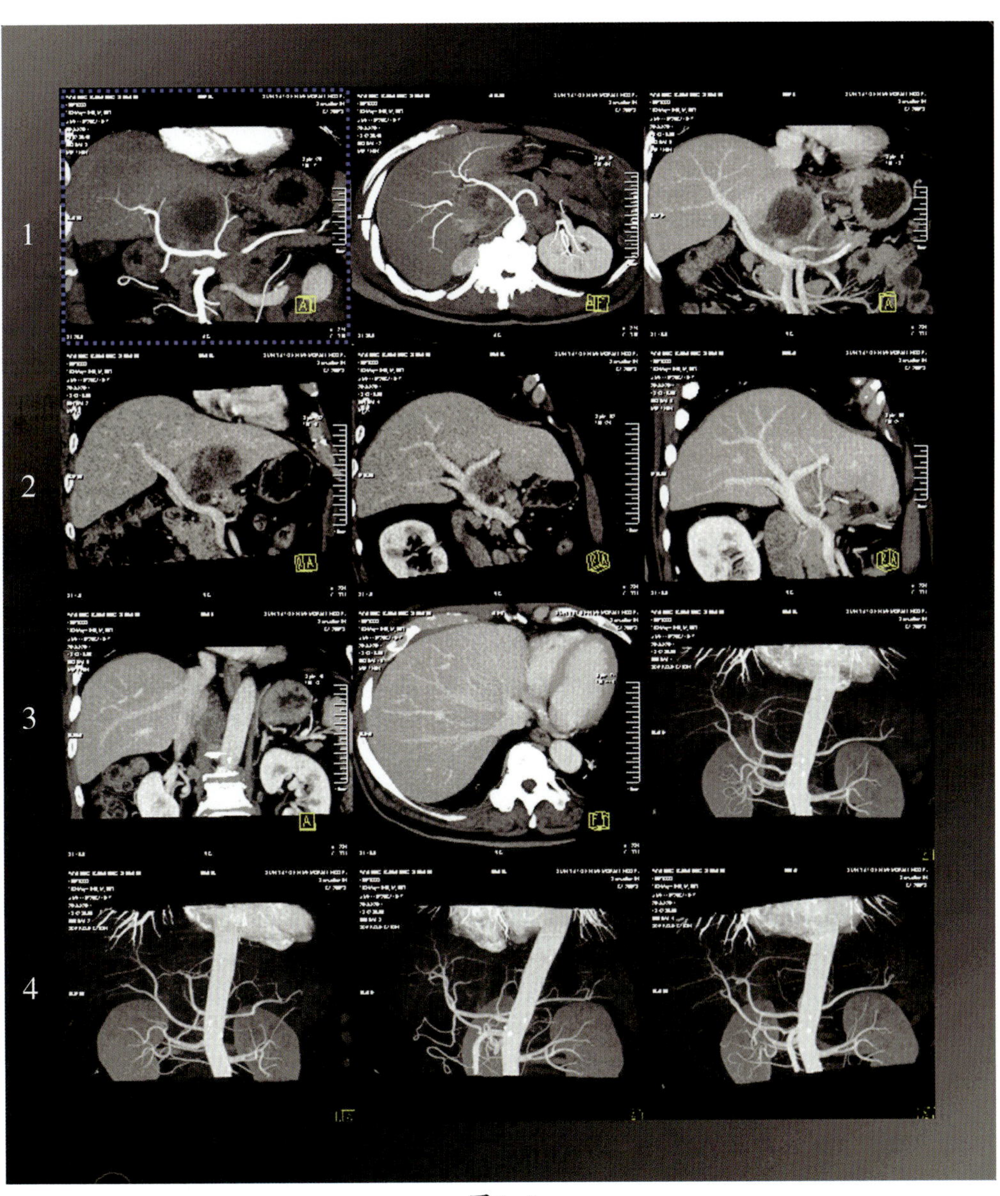

图8-2

肝 硬 化

【目的】了解肝脏血管的异常改变；了解门静脉、脾静脉及肠系膜上静脉有无扩张；了解门静脉高压情况，即肝硬化静脉曲张的范围及程度，侧支循环建立的情况；了解门静脉有无海绵样变性。

【要点】

1. 薄层MIP显示肝脏动脉有无增粗、变细，走行有无异常，有无小的动静脉瘘。

2. MPR或薄层MIP清楚显示门静脉、脾静脉、肠系膜上静脉有无增粗，门静脉有无海绵样变性，门静脉主干周围侧支情况；显示肝静脉有无异常改变。

3. 动脉期去骨VR图像显示腹主动脉、肝脏动脉及肠系膜上动脉等主要动脉的整体解剖形态及变异，显示肝脏动脉有无异常。

4. 门静脉期去骨VR或MIP图像，显示门静脉、肠系膜上静脉、脾静脉粗细及走行情况，显示食管胃底静脉、脐旁及前腹壁静脉、胃-肾静脉、脾-肾静脉、直肠下段静脉、腹膜后静脉等侧支循环有无开放、有无曲张及其曲张程度。

【实例】肝硬化MIP及VR重建（图8-3）。

【图8-3】

1	MIP动脉期横断位显示肝动脉及增粗的脾动脉	MIP动脉期冠状位显示肝动脉及增粗的脾动脉	MIP动脉期矢状位显示腹腔干及肠系膜上动脉	MIP门脉期横断位显示胃底静脉曲张
2	MIP门脉期横断位显示脾静脉及胃底静脉曲张	MIP门脉期冠状位显示门静脉高压及食管胃底静脉、脾静脉明显曲张	MIP门脉期冠状位显示门静脉高压及食管胃底静脉、脾静脉明显曲张	MIP门脉期横断位显示脾静脉及胃底静脉曲张
3	VR动脉期冠状位显示腹主动脉及其主要分支	VR动脉期斜冠状位显示腹主动脉及其主要分支	VR动脉期矢状位显示腹主动脉及其主要分支	VR动脉期斜矢状位显示腹主动脉及其主要分支
4	VR动脉期斜冠状位显示腹主动脉及其主要分支	厚层MIP门脉期斜冠状位显示门静脉及曲张血管	厚层MIP门脉期斜冠状位显示门静脉及曲张血管	厚层MIP门脉期冠状位显示门静脉及曲张血管

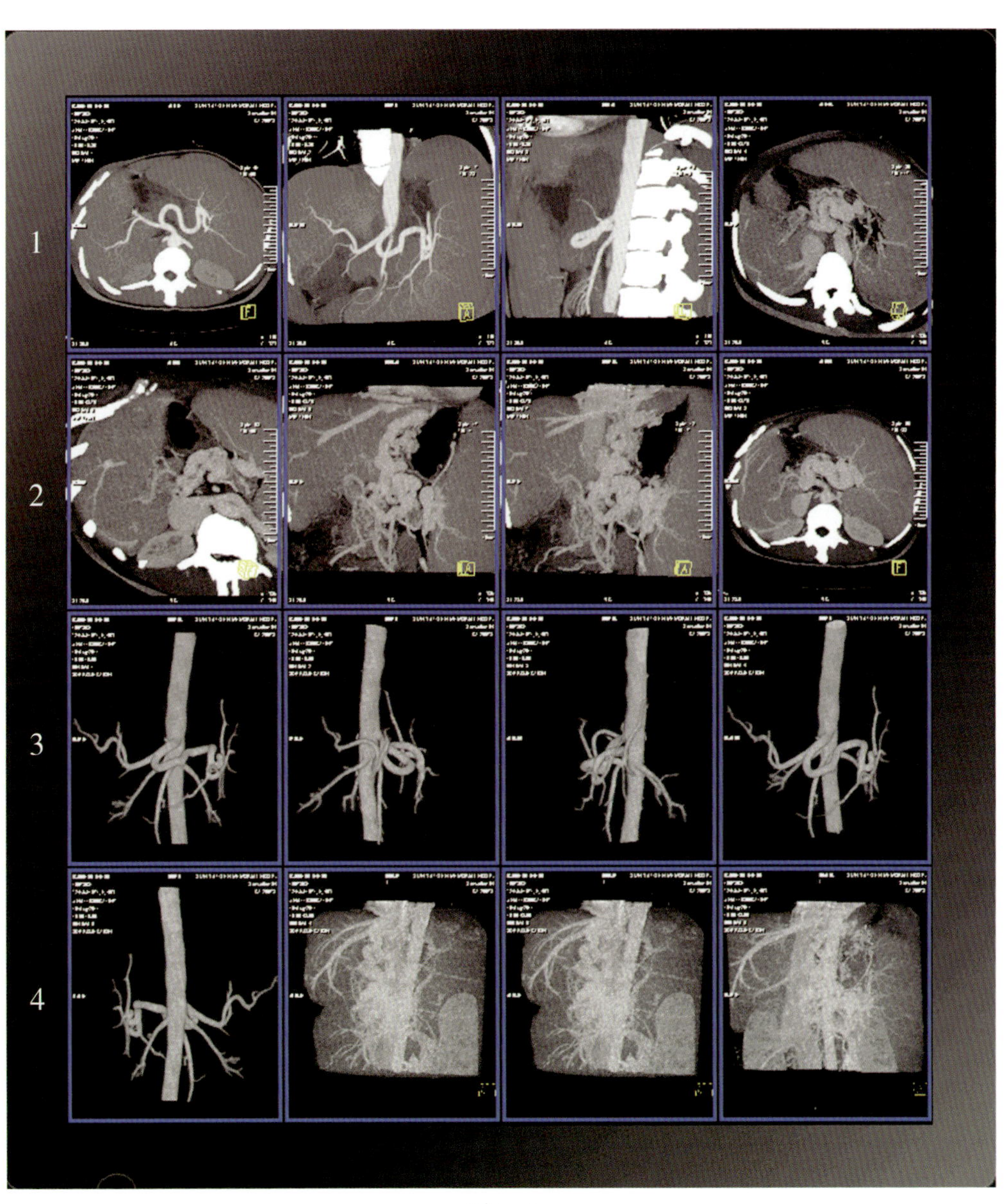

图8-3

小肠水成像

【目的】 了解腹腔全部肠管的管腔、管壁及其系膜、血管有无器质性病变；了解病灶的位置、形态、范围及其有无肿大淋巴结等情况，帮助小肠病变的诊断及鉴别诊断；了解肠梗阻的部位、程度、原因及其并发症。

【要点】

1. 无急性期肠梗阻患者检查之前要口服甘露醇进行肠道准备，检查前注射肌松药（如654-2）；急性梗阻期无需肠道准备，不能注射肌松药（如654-2）。

2. 采用MPR结合CPR显示小肠及病变处的整体形态，显示病变段肠管的管壁、管腔及管壁周围肠系膜、血管情况；显示小肠梗阻的梗阻部位，分析梗阻原因及有无并发症。

3. 采用冠状位薄层MIP显示肠系膜肿大淋巴结。

4. 薄层MIP显示肠梗阻处病变的动脉血供情况，显示门静脉、脾静脉及肠系膜上静脉有无扭转、充盈缺损、狭窄或闭塞等异常征象。

5. 动脉期进行去骨VR图像，显示肝脏动脉、肠系膜动脉及其主要分支的整体解剖形态、位置与有无扭转等征象。

6. 如有瘘管或窦道行程时，采用MPR显示瘘管或窦道的连接情况、范围及深度。

【实例1】 回肠末端、升结肠淋巴瘤的MPR及MIP重建（图8-4）。

【实例2】 小肠、回盲部Crohn病的MPR及MIP重建（图8-5）。

【图8-4】

1	MPR斜冠状位显示回肠末端及升结肠肠壁环形增厚	MPR横断位显示回肠末端及升结肠肠壁环形增厚	MPR斜冠状位显示回肠末端及升结肠肠壁环形增厚
2	MPR斜矢状位显示回肠末端及升结肠肠壁环形增厚	MPR斜矢状位显示回肠末端及升结肠肠壁环形增厚	MPR斜横断位显示回肠末端及升结肠肠壁环形增厚
3	MIP冠状位显示肠系膜上动脉、肿块由右结肠动脉供血	MIP冠状位显示肠系膜上静脉、肿块与右结肠静脉间关系	MIP冠状位显示肠系膜上静脉、肿块与右结肠静脉间关系

【图8-5】

1	MPR斜冠状位显示空肠肠壁环形增厚	MPR矢状位显示回肠及回盲部肠壁环形增厚，周围脂肪模糊	MPR横断位显示回肠及回盲部肠壁多发节段性环形增厚	MPR横断位显示回肠及回盲部肠壁节段性环形增厚
2	MPR横断位显示回盲部肠壁环形增厚	MPR冠状位显示小肠及回盲部肠壁多发节段性环形增厚	MIP斜冠状位显示肠系膜静脉位置、走行及腹部肠管整体情况	MIP斜冠状位显示门静脉、肠系膜静脉分支血管及腹部肠管整体情况
3	MIP斜冠状位显示病灶供血动脉	MIP斜冠状位显示病灶供血动脉	MIP冠状位显示病灶供血动脉及肠系膜上动脉	MIP冠状位显示病灶供血动脉、腹主动脉及其主要分支
4	MIP冠状位显示病灶供血动脉、腹主动脉及其主要分支	MIP冠状位显示病灶供血动脉	厚层MIP冠状位整体显示腹腔、盆腔各动脉血管	厚层MIP冠状位整体显示腹腔、盆腔各动脉血管

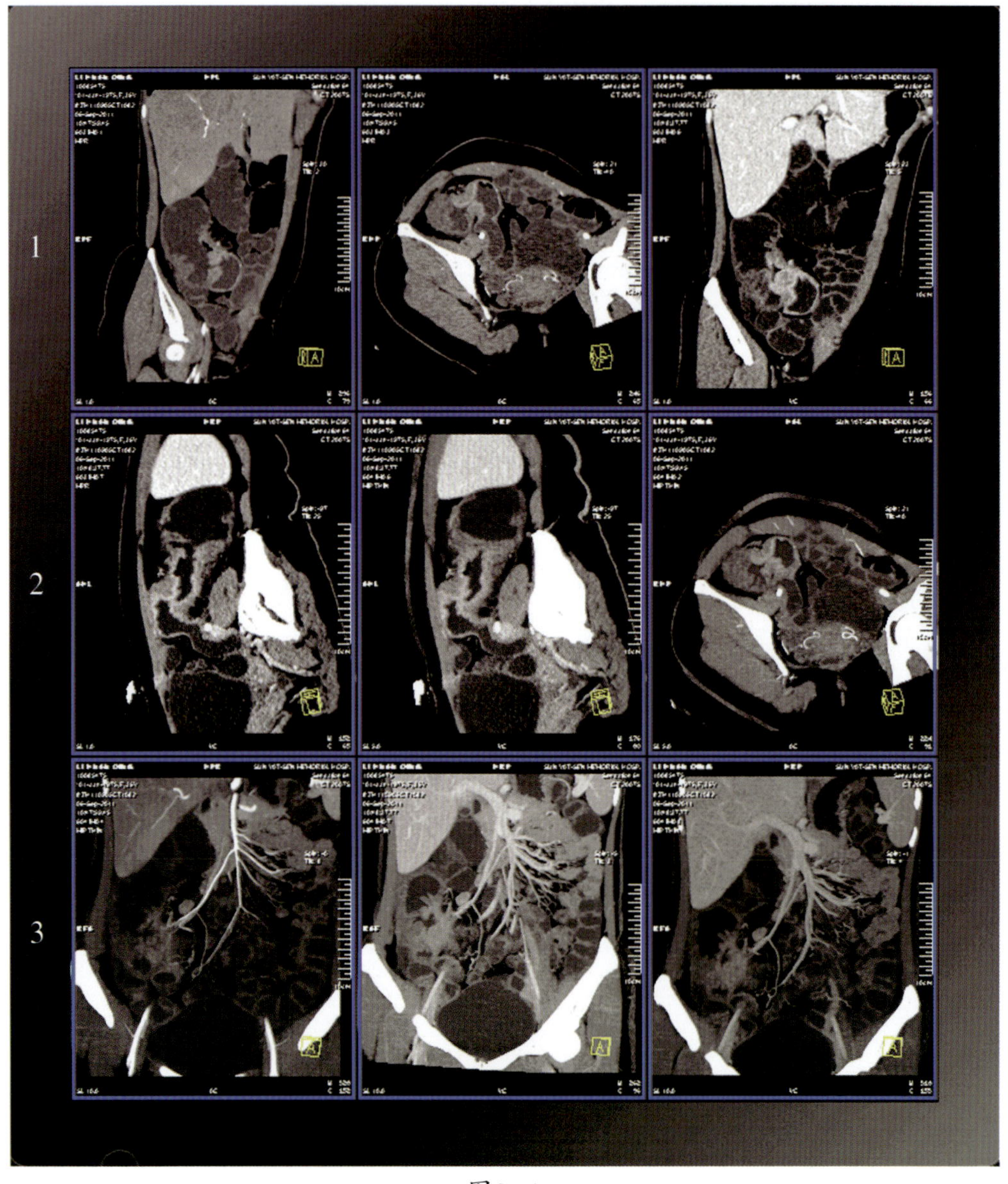

图8-4

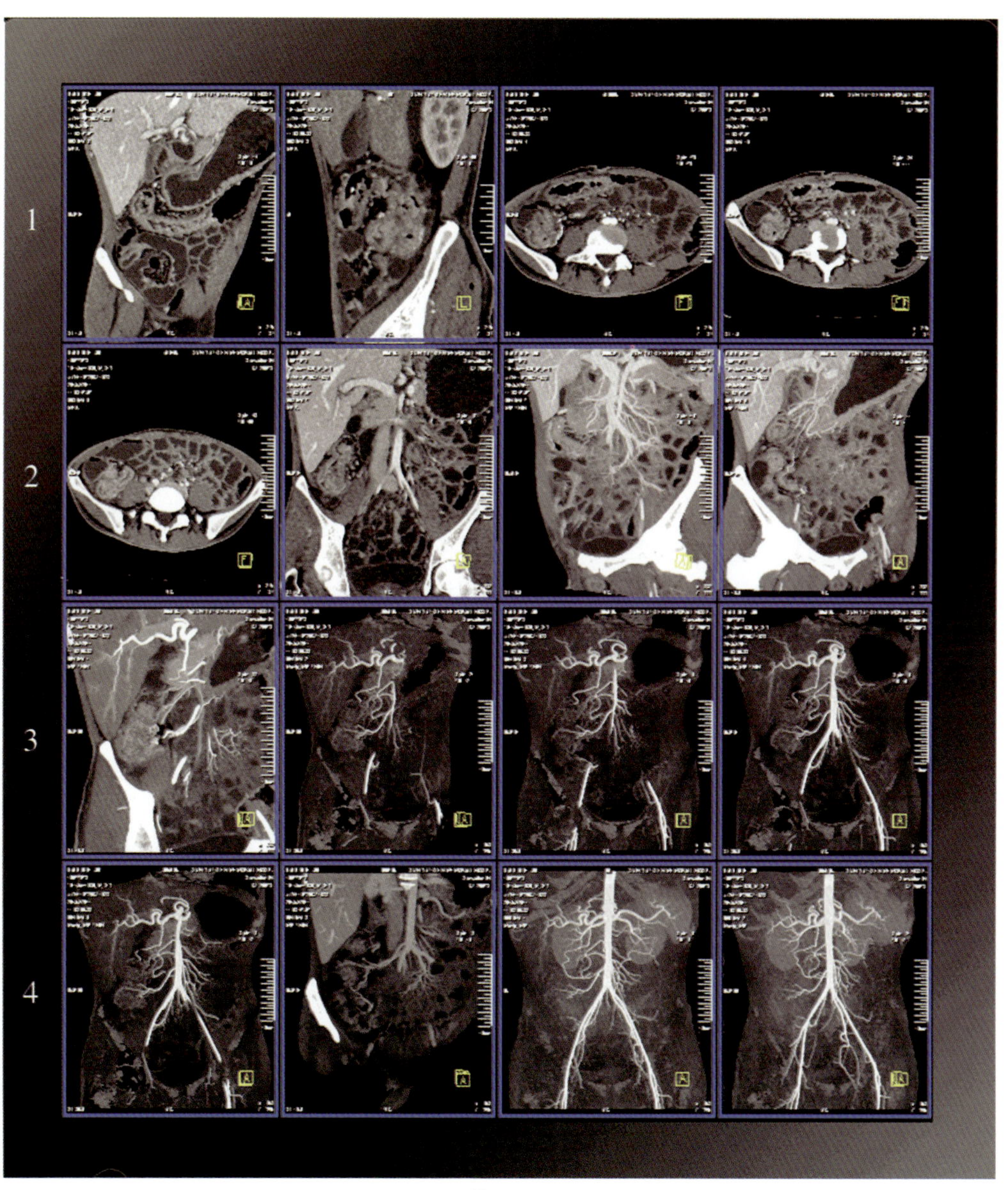

图8-5

胆道梗阻

【目的】 了解胆管扩张程度，胆道梗阻位置及性质；了解肿瘤性胆道梗阻其供血动脉、门静脉及肝静脉有无受累、癌栓形成；了解腹主动脉及其主要分支有无侵犯，动脉有无解剖变异。

【要点】

1. 使用MPR显示胆道扩张程度及梗阻位置，显示梗阻处胆管壁、胆管腔内及胆管周围结构的异常改变，分析梗阻的性质及病因，如为汇管区肿瘤导致胆管梗阻，需采用MPR多角度显示其侵犯胆总管及左、右肝管的情况。

2. 使用MinIP直观显示胆管扩张情况，显示梗阻的位置及形态。

3. 薄层MIP显示胆道肿瘤的供血动脉，MPR或薄层MIP显示门静脉及下腔静脉有无癌栓，薄层MIP显示肝静脉有无侵犯及癌栓形成。

4. 采用去骨的VR或MIP图像，显示腹主动脉及其主要分支的整体解剖形态，了解病灶的供血动脉及周围血管的侵犯情况，了解动脉有无解剖变异。

【实例1】 肝门部胆管细胞癌MPR、MinIP、MIP及VR重建（图8-6）。

【实例2】 胆总管囊肿MPR、MIP重建（图8-7）。

【图8-6】

1	MPR冠状位显示肝门区肿块及肝内胆管扩张	MinIP横断位显示肝内胆管明显扩张	MPR冠状位显示肝门区肿块及肝内胆管明显扩张	MIP横断位显示肝内动脉与肿块关系
2	MIP冠状位显示肿块供血动脉及其与肝内动脉关系	MIP斜冠状位显示肿块供血动脉及其与肝内动脉关系	MIP冠状位显示肿块与门静脉间关系	MIP斜冠状位显示肿块与门静脉间关系
3	MIP横断位显示肿块与门静脉间关系	MIP斜冠状位显示肝门区肿块与门静脉间关系	MIP横断位显示第二肝门情况	MIP冠状位显示第二肝门情况
4	MIP冠状位显示肝门区肿块与肝静脉间关系	MIP斜冠状位显示肝门区肿块与肝静脉间关系	VR显示腹主动脉及其主要分支及病灶供血动脉	VR显示腹主动脉及其主要分支及病灶供血动脉
5	VR显示腹主动脉及其主要分支与病灶供血动脉	VR显示腹主动脉及其主要分支与病灶供血动脉	VR整体显示门静脉、肝静脉与肿块间关系	VR整体显示门静脉、肝静脉与肿块间关系

【图8-7】

1	MPR矢状位显示胆总管巨大囊肿并肝内胆管扩张	MPR冠状位显示胆总管巨大囊肿并肝内胆管扩张	MPR横断位显示胆总管巨大囊肿并肝内胆管扩张	MPR冠状位显示胆总管巨大囊肿并肝内胆管扩张
2	MPR横断位显示胆总管巨大囊肿并肝内胆管扩张	MIP冠状位显示肝内各动脉	MIP横断位显示肝内动脉与胆总管囊肿间关系	MIP矢状位显示肝内动脉与胆总管囊肿间关系
3	MIP冠状位显示肝内动脉与胆总管囊肿间关系	MIP横断位显示肝内动脉与胆总管囊肿间关系	MIP冠状位显示门静脉及其主要分支	MIP横断位显示肝内门静脉与胆总管囊肿间关系
4	MIP矢状位肝内门静脉与胆总管囊肿间关系	厚层MIP显示腹主动脉及其主要分支	厚层MIP显示腹主动脉及其主要分支	厚层MIP显示腹主动脉及其主要分支
5	厚层MIP显示腹主动脉及其主要分支	厚层MIP显示腹主动脉及其主要分支	厚层MIP显示腹主动脉及其主要分支	厚层MIP显示腹主动脉及其主要分支

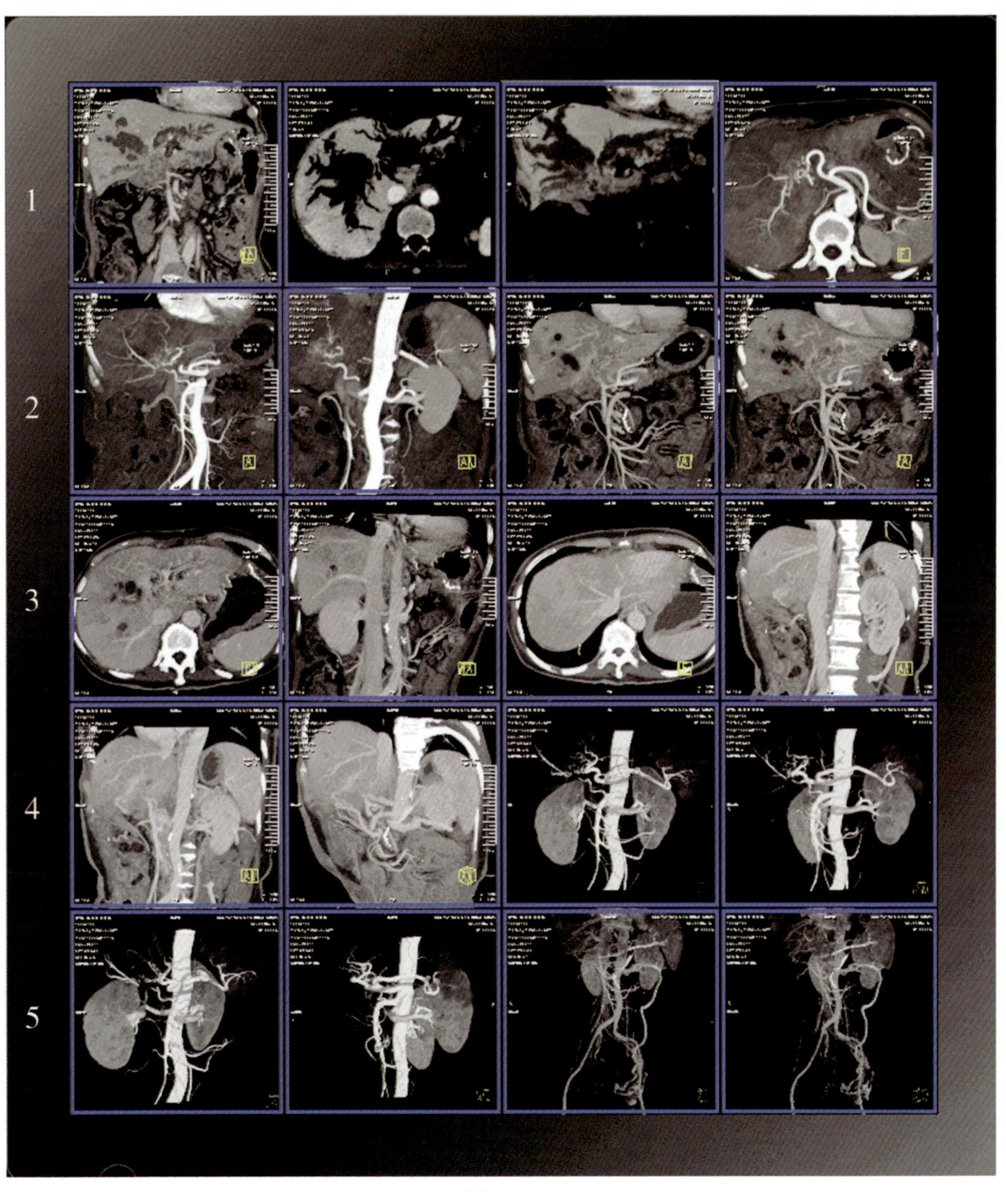

图8-6

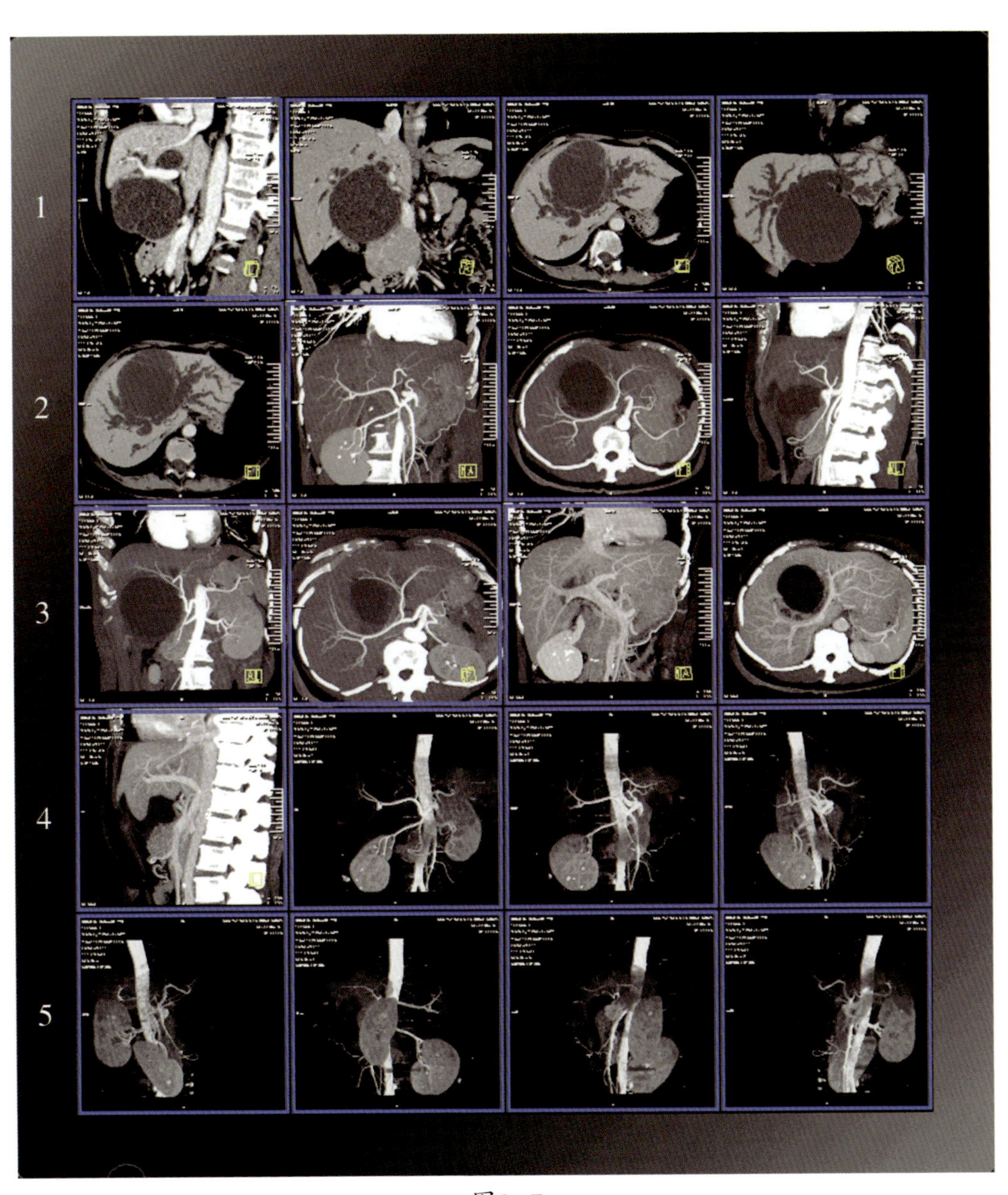

图8-7

肠管肿瘤

【目的】了解肠管肿瘤累及肠道的范围、肠壁浸润深度与周围组织的关系；了解肠管肿瘤的供血动脉、静脉癌栓、肠系膜淋巴结等，以便术前正确分期；了解腹腔动脉有无解剖变异。

【要点】

1. 良好的肠道准备是清晰显示肠管的重要保证，患者检查前一晚禁食，使用轻泻药，扫描前注射肌松药（如654-2），采用气体或液体充分扩张肠管。

2. 门静脉期图像行MPR或CPR重建以显示肠管肿瘤局部情况，显示肿瘤累及肠管的节段、范围、长度与肠壁的浸润深度、肠管周围肠系膜改变、周围组织侵犯情况、有无肿大淋巴结等。

3. 薄层MIP血管成像显示肿瘤的供血血管，肠系膜动脉及静脉，肝静脉、门静脉及下腔静脉内有无癌栓形成，有无直接侵犯征象。

4. 采用去骨的VR图像，显示肠管动脉的整体解剖形态及有无解剖变异。

5. 可辅助采用CT仿真内镜（CTVE）显示病变段肠管的内壁情况，尤其适用于肠镜不能通过的患者，同时能够显示阻塞肠管的远段情况。

6. VR虚拟成像（实性或透明法）显示结肠的位置、走行情况，显示肠腔内和肠壁情况，显示肿瘤的位置、形态及范围。

【实例】直肠癌MPR、MIP及CPR重建（图8-8）。

【图8-8】

1	MPR横断位显示直肠上段管壁明显环形增厚	MPR横断位显示直肠上段管壁明显环形增厚	MPR矢状位显示直肠上段管壁明显环形增厚	MPR冠状位显示胆总管结石并胆总管扩张
2	MPR矢状位显示胆囊结石	CPR定位图	CPR直观显示直肠上段肠壁增厚	MIP冠状位显示肠系膜上动脉
3	MIP横断位显示腹腔干、脾动脉及肝总动脉	MIP矢状位显示腹主动脉、腹腔干及肠系膜上动脉	MIP斜冠状位显示肠系膜下动脉	MIP冠状位显示肠系膜上静脉及门静脉
4	MIP横断位显示脾静脉及双肾静脉	MIP矢状位显示左侧髂内静脉	MIP横断位显示双侧髂内静脉	厚层MIP整体显示腹腔、盆腔各动脉

5	厚层MIP整体显示腹腔、盆腔各动脉	厚层MIP整体显示腹腔、盆腔各动脉	厚层MIP整体显示腹腔、盆腔各动脉	MPR冠状位显示胆总管及肝内胆管扩张、积气

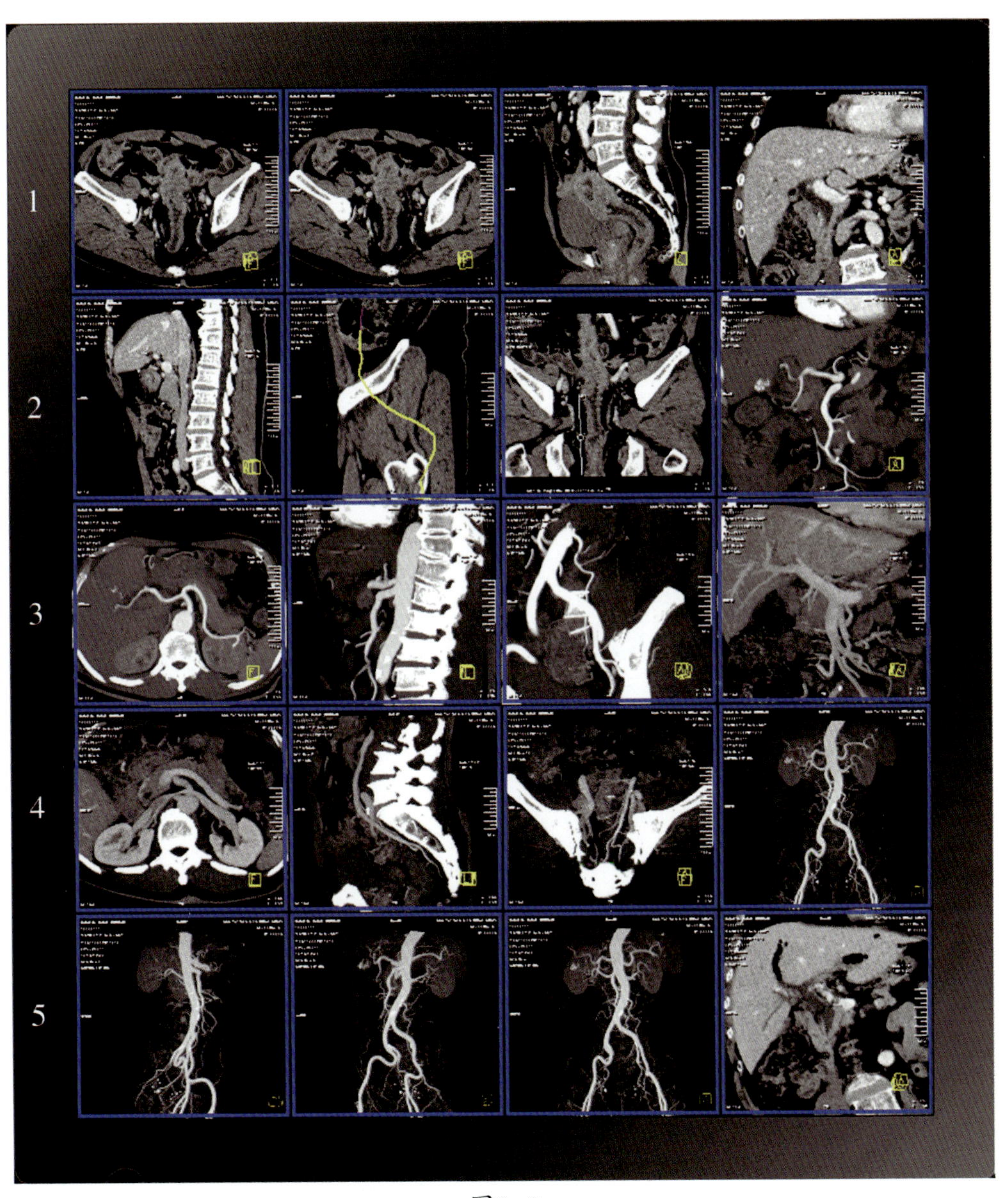

图8-8

（段小慧　陈玥瑶　沈　君）

第9章

泌尿系统

URINARY SYSTEM

泌尿系结石

【目的】了解泌尿系结石的位置、大小、数目及梗阻程度，初步反映肾脏功能情况，为临床碎石或手术治疗提供重要依据。

【要点】

1. 采用MPR分别在平扫与增强延迟期图像上显示结石的位置、大小、数目及泌尿系梗阻程度、梗阻端形态，显示尿路的解剖结构及尿路周围改变，必要时辅以CPR重建，整体、全程显示输尿管结石及梗阻情况。

2. 将增强延迟期图像进行去骨或非去骨厚层VR重建，整体、直观显示整个泌尿系的轮廓、大体形态及梗阻情况，初步判断肾脏功能情况，同时整体显示腹部动脉的走行、形态及有无异常。

3. 可辅助性采用增强延迟期图像进行虚拟VR图像（与气道的虚拟重建类似），显示整个泌尿系的结石及梗阻情况，通过任意旋转，从不同方向显示泌尿系整体情况。

【实例1】双肾结石MPR、MIP及VR重建（图9-1）。

【实例2】左侧输尿管结石MPR、MIP及VR重建（图9-2）。

【图9-1】

1	MPR冠状位显示双肾铸型结石	MPR矢状位显示右肾铸型结石	MPR矢状位显示左肾铸型结石
2	MPR冠状位显示双肾多发结石	MPR冠状位显示双肾多发结石	MIP冠状位显示双肾铸型结石
3	VR虚拟重建冠状位显示双肾铸型结石	VR冠状位显示双肾铸型结石	VR虚拟重建冠状位显示双肾铸型结石

【图9-2】

1	MPR横断位显示左肾盂、肾盏扩张积液	MPR冠状位显示左肾盂、肾盏及左侧输尿管扩张积液	MPR矢状位显示左侧输尿管下段结石及上方尿路扩张积液
2	MIP横断位显示双肾动脉	MPR斜冠状位显示左肾动脉	MIP冠状位显示左侧输尿管及左侧肾盂、肾盏明显扩张积液，以及右侧正常尿路
3	MIP矢状位显示右侧输尿管及右侧肾盂、肾盏	VR矢状位显示左侧输尿管下段结石及上方尿路扩张积液	VR冠状位显示左侧输尿管及左侧肾盂、肾盏明显扩张积液
4	VR冠状位显示左侧输尿管及左侧肾盂、肾盏明显扩张积液	VR斜冠状位显示左侧输尿管下段结石及上方尿路扩张积液	VR斜冠状位显示左侧输尿管下段结石及上方泌尿系扩张积液

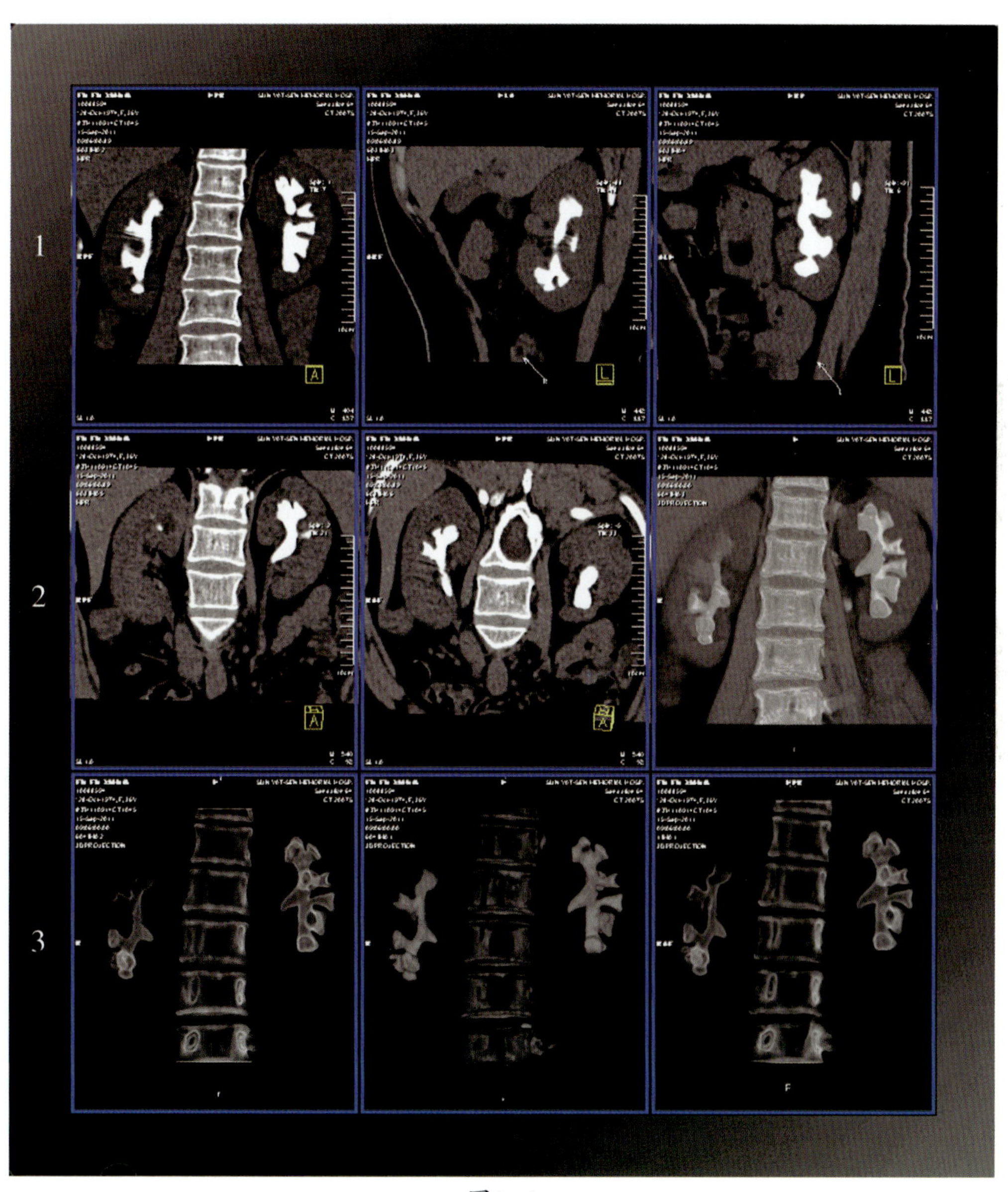

图9-1

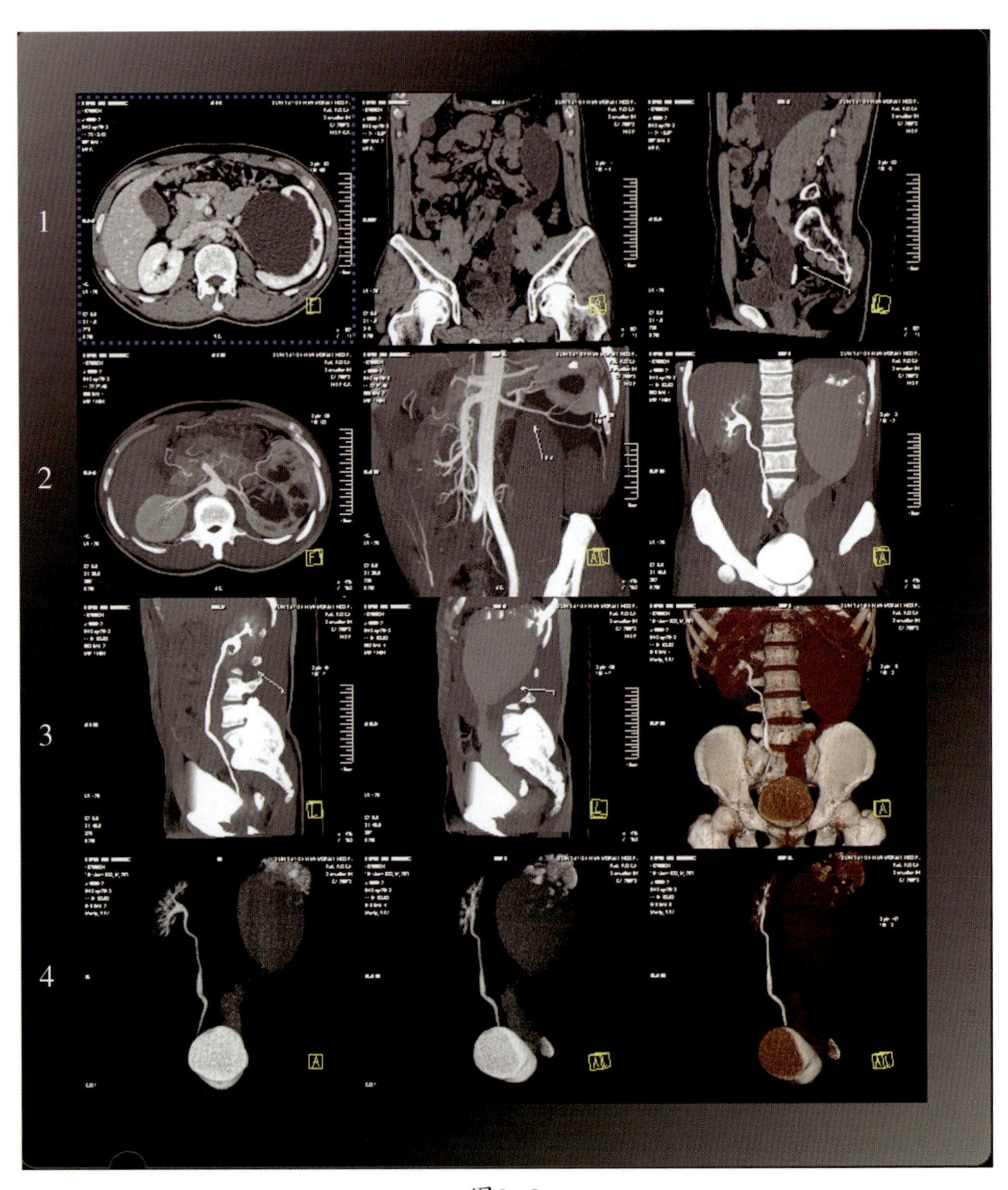

图9-2

泌尿系畸形

【目的】了解泌尿系畸形的解剖形态及性质，例如重复肾、双肾盂、双输尿管畸形、输尿管开口异位、输尿管囊肿等；了解泌尿系畸形部位、重复输尿管的走行、开口及汇合处有无梗阻情况；了解泌尿系周围血管等结构，有无输尿管压迫。

【要点】

1. 动脉期及延迟期增强图像采用冠状位MPR重建，显示双肾及双肾动脉、输尿管的解剖特点，显示肾脏的数目、位置、大小、形态及旋转等情况，肾盂、肾盏的大小、数目、形态及有无扩张积液，显示输尿管的数目、位置、形态、走行、有无梗阻以及输尿管重复畸形的汇合处与膀胱入口情况，必要时辅以CPR重建整体、全程显示泌尿系情况。

2. MPR或薄层MIP显示双肾动脉、输尿管与周围血管间的关系，了解输尿管有无血管压迫征象。

3. 增强延迟期图像进行厚层MIP或VR重建，整体显示泌尿系情况，观察泌尿系畸形的类型。

4. 可辅助性增强延迟期图像进行虚拟VR图像（与气道的虚拟重建类似），通过任意旋转，从不同方向显示泌尿系整体情况，显示泌尿系畸形的位置及类型。

【实例1】先天性右肾缺如MPR、MIP及VR重建（图9-3）。

【实例2】马蹄肾MPR、VR重建（图9-4）。

【图9-3】

1	MIP斜冠状位显示右肾及右肾动脉缺如	MPR斜冠状位显示右肾缺如	VR冠状位显示右肾及右肾动脉缺如
2	MIP冠状位显示双侧输尿管及膀胱	MIP冠状位显示膀胱	MIP冠状位显示右肾缺如，左侧输尿管及膀胱显示正常
3	MIP冠状位显示右肾缺如，左侧输尿管及膀胱显示正常	MIP矢状位显示左侧输尿管及膀胱	MIP矢状位显示右肾缺如

【图9-4】

1	MPR肾实质期冠状位显示双肾下极相互融合，双肾形态失常	MPR肾实质期斜横断位显示双肾下极相互融合	MPR肾盂期斜横断位显示双肾下极相互融合
2	MPR肾盂期斜冠状位显示双肾下极相互融合	去骨VR显示双肾动脉、双肾下极相互融合	去骨VR显示双肾动脉、双肾下极相互融合
3	去骨VR显示双肾动脉、双肾下极相互融合	去骨VR显示双肾动脉、双肾下极相互融合	去骨VR显示双肾动脉、双肾下极相互融合
4	带骨VR延迟期冠状位显示双肾及双肾盂相互融合	带骨VR延迟期斜冠状位显示双肾及双肾盂相互融合	带骨VR延迟期斜矢状位显示双肾及双肾盂相互融合

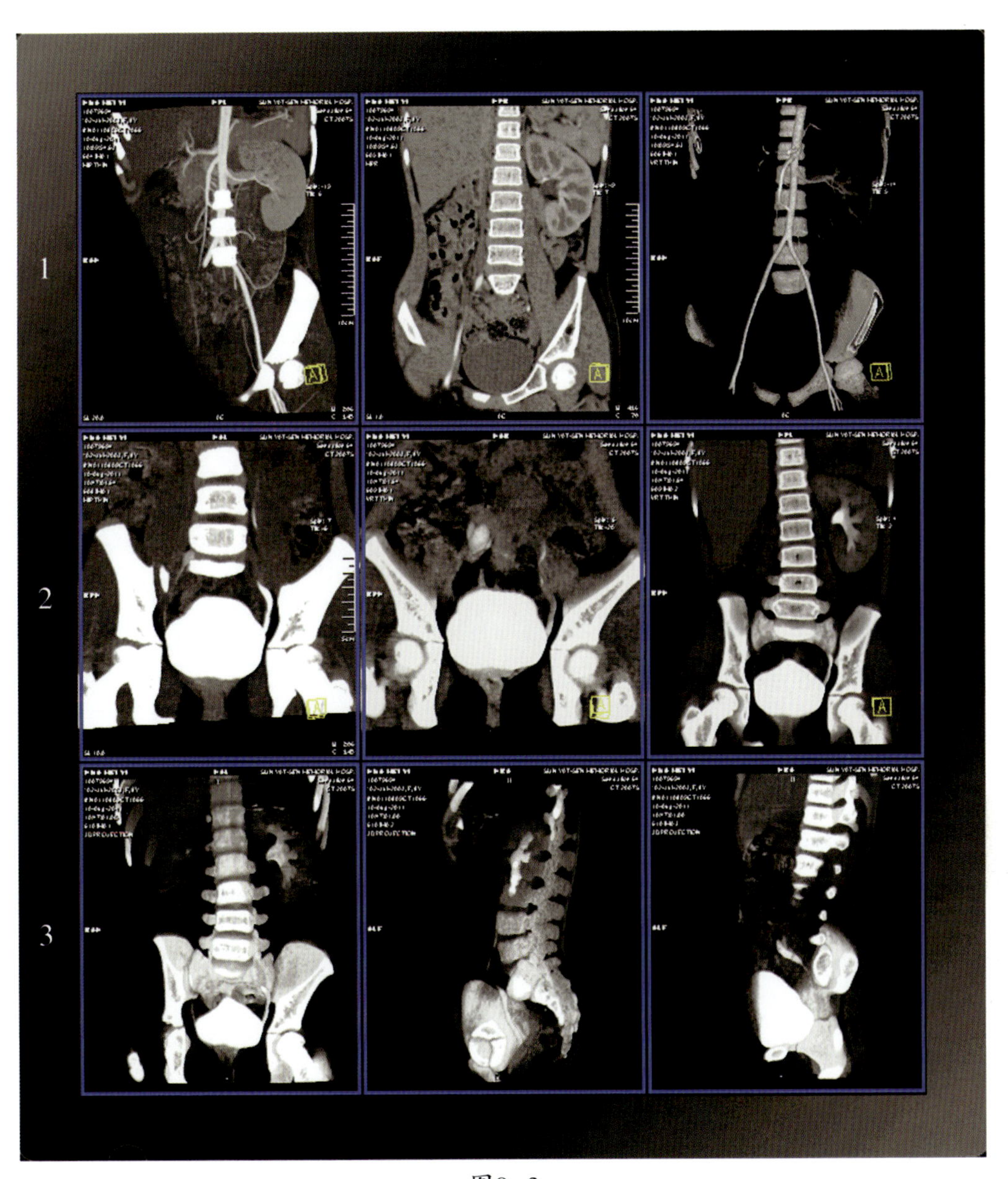

图9-3

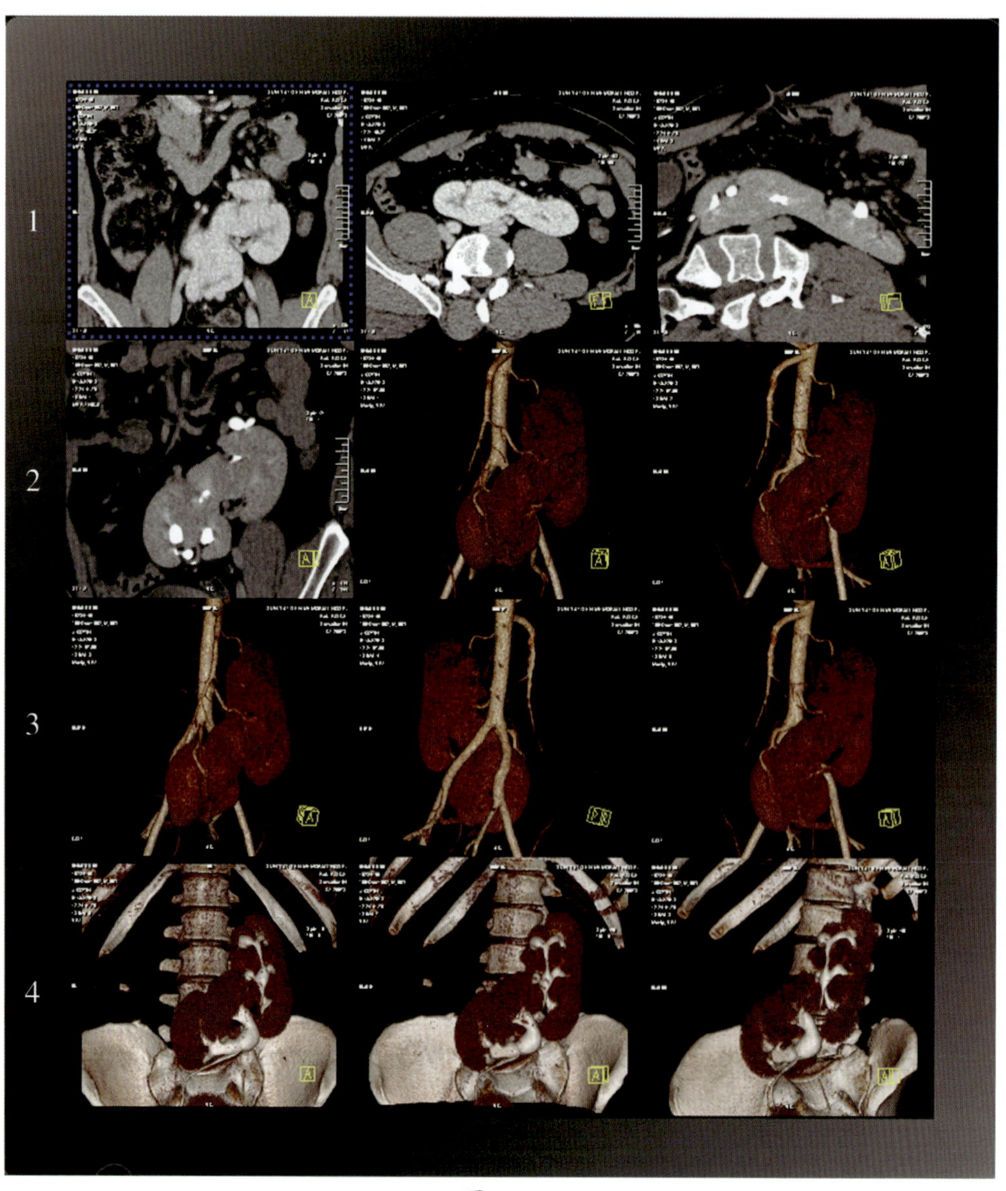

图9-4

输尿管或膀胱肿瘤

【目的】 了解输尿管、膀胱肿瘤的位置、大小、形态、数目、浸润深度、腔内及腔外情况，了解淋巴结有无肿大，了解肿瘤的供血血管及周围血管有无侵犯，了解泌尿系梗阻情况，有助于肿瘤的临床分期和手术治疗方案的选择。

【要点】

1. MPR分别在平扫及增强的肾实质期、肾盂期显示肿瘤的位置、大小、形态、数目、浸润深度、腔内及腔外情况，显示周围有无肿大淋巴结，有无梗阻及其程度。CPR全程显示输尿管梗阻情况。

2. MIP及VR重建，整体显示腹部血管的走行情况，显示肿瘤的供血血管与大血管间关系，显示大血管有无侵犯，周围血管有无癌栓形成。

3. 增强延迟期图像进行厚层MIP或VR重建，显示整个泌尿系情况，显示肿瘤的位置、形态及泌尿系梗阻情况。

4. 可辅助性采用增强延迟期图像（肾盂期图像）进行虚拟VR图像（与气道的虚拟重建类似），通过任意旋转，从不同方向显示泌尿系整体情况，显示肿瘤的部位及梗阻情况。

【实例1】 膀胱癌MPR、VR重建（图9-5）。

【实例2】 左侧输尿管癌MPR、CPR及VR重建（图9-6）。

【图9-5】

1	MPR横断位显示膀胱后壁结节	MPR矢状位显示膀胱后壁结节	MPR冠状位显示膀胱后壁结节	MPR延迟期横断位显示膀胱内充盈缺损
2	MPR延迟期冠状位显示膀胱内充盈缺损	MPR延迟期矢状位显示膀胱内充盈缺损	VR整体显示腹腔、盆腔各动脉血管	VR整体显示腹腔、盆腔各动脉血管
3	VR整体显示腹盆腔各动脉血管	VR显示双侧肾盂、肾盏、输尿管及膀胱	VR显示双侧肾盂、肾盏、输尿管及膀胱	VR显示双侧肾盂、肾盏、输尿管及膀胱
4	VR显示双侧肾盂、肾盏、输尿管及膀胱	VR显示双侧肾盂、肾盏、输尿管及膀胱	VR显示双侧肾盂、肾盏、输尿管及膀胱	VR显示双侧肾盂、肾盏、输尿管及膀胱

【图9-6】

1	MPR矢状位显示左侧输尿管中段结节及上方尿路扩张	MPR冠状位显示左侧输尿管中段结节及上方尿路扩张	MPR矢状位显示左侧输尿管中段结节
2	CPR冠状位显示左侧输尿管结节及上方尿路扩张	CPR斜冠状位显示左侧输尿管结节及上方尿路扩张	VR整体显示腹腔、盆腔各动脉血管
3	VR整体显示腹腔、盆腔各动脉血管	VR显示左侧输尿管上段及左侧肾盂扩张积液	VR显示左侧输尿管上段及左侧肾盂扩张积液

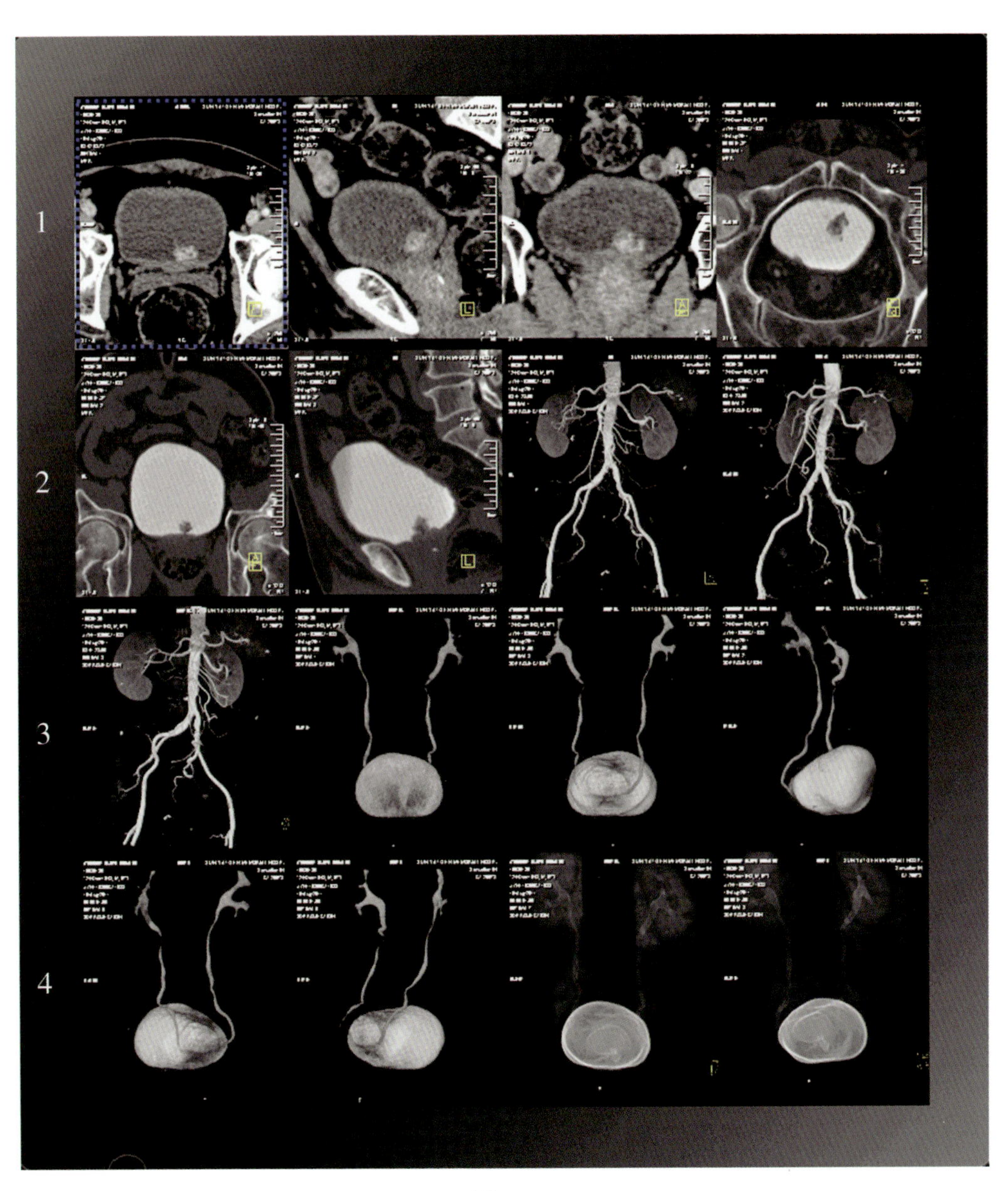

图9-5

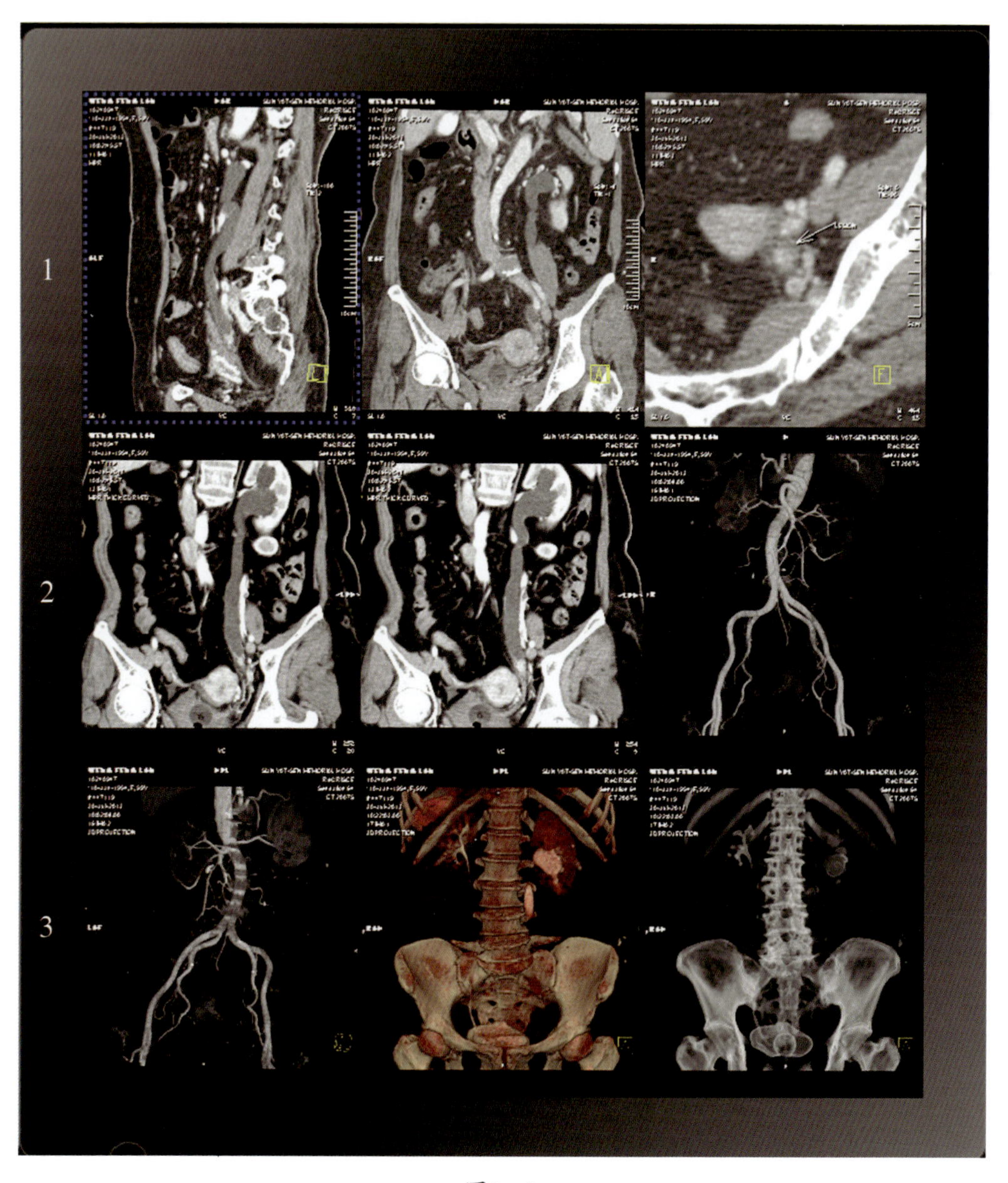

图9-6

肾 肿 瘤

【目的】了解肾脏肿瘤的位置、大小、形态、数目及周围侵犯情况；了解肾动脉的走行、位置及有无解剖变异；了解肿瘤的供血动脉，肾静脉、下腔静脉有无癌栓形成，为外科手术方案的制订、预防术中并发症及预测肿瘤的可切除率方面提供依据。

【要点】

1. 采用MPR分别在增强后肾实质期、肾盂期图像上显示肿瘤的位置、大小、形态、数目及与邻近解剖关系，显示有无侵犯肾脏集合系统。

2. 动脉期图像行薄层MIP重建，显示肾脏肿瘤的供血类型、供血动脉、肿瘤血管团及有无动静脉瘘形成，显示动脉血管有无侵犯。

3. 去骨VR或厚层MIP重建，整体、直观地显示双肾动脉的整体解剖和变异血管的起源、数目、走行等，判断其变异类型，显示有无异常血管团及狭窄、中断。

4. 静脉期图像进行MPR或薄层MIP血管重建，显示肾静脉及下腔静脉内有无癌栓形成。

5. 增强后肾盂期进行泌尿系厚层MIP或VR重建，显示整个泌尿系情况，显示肾盂、肾盏有无充盈缺损。

【实例1】左肾癌MIP及VR重建（图9-7）。

【实例2】右肾癌并右肾动脉瘤MPR、MIP及VR重建（图9-8）。

【实例3】右肾血管平滑肌脂肪瘤MPR、MIP及VR重建（图9-9）。

【图9-7】

1	MIP横断位显示左肾肿块与左肾动脉关系	MIP冠状位显示右肾动脉	MIP斜冠状位显示左肾肿块与左肾动脉关系	MIP横断位显示左肾肿块与左肾静脉关系
2	MIP冠状位显示左肾肿块与左肾静脉关系	MIP矢状位显示下腔静脉	MIP矢状位显示下腔静脉	MIP斜冠状位显示下腔静脉
3	VR显示左肾肿块与左肾动脉间关系	VR显示左肾肿块与左肾动脉间关系	VR显示左肾肿块与左肾动脉间关系	VR显示左肾肿块与左肾动脉间关系

4	MIP冠状位显示左肾肿块与周围血管间关系	MIP冠状位显示左肾肿块与周围血管间关系	MIP冠状位显示左肾肿块与周围血管间关系	MIP冠状位显示左肾肿块与周围血管间关系
5	MIP冠状位显示左肾肿块与周围血管间关系	MIP斜冠状位显示左肾肿块与周围血管间关系	MIP斜冠状位显示左肾肿块与周围血管间关系	MIP斜冠状位显示左肾肿块与周围血管间关系

【图9-8】

1	MPR冠状位测量右侧肾动脉瘤大小	MPR冠状位显示右侧肾动脉瘤大小	MIP冠状位显示右肾动脉瘤及右肾肿块
2	MPR矢状位显示右肾肿块及瘤内强化血管	MPR冠状位显示右肾内肿块及右肾动脉瘤	MPR横断位显示右肾静脉内充盈缺损
3	VR显示右肾动脉瘤、右肾肿块及其血供情况	VR显示右肾动脉瘤、右肾肿块及其血供情况	VR显示右肾动脉瘤、右肾肿块及其血供情况
4	VR显示右肾动脉瘤、右肾肿块及其血供情况	VR显示右肾动脉瘤、右肾肿块及其血供情况	VR显示右肾动脉瘤、右肾肿块及其血供情况

【图9-9】

1	MPR矢状位显示右肾上极含脂肪肿物	MPR冠状位显示右肾上极含脂肪肿物	MPR横断位显示右肾上极含脂肪肿物	MIP斜冠状位显示右肾肿块与右肾动脉间关系
2	MIP斜冠状位显示左肾动脉	MIP横断位显示肿块及瘤内血管	MIP矢状位显示右肾肿块供血血管	MIP横断位显示肿块供血血管及与周围血管关系
3	MIP横断位显示肿块供血血管	MIP横断位显示左肾静脉	MIP横断位显示右肾静脉	VR显示腹主动脉及其主要分支
4	VR显示腹主动脉及其主要分支	VR显示腹主动脉及其主要分支	VR显示腹主动脉及其主要分支	厚层MIP显示双肾静脉、下腔静脉及门静脉
5	厚层MIP显示双肾静脉、下腔静脉及门静脉	厚层MIP显示双肾静脉、下腔静脉及门静脉	厚层MIP显示双肾静脉、下腔静脉及门静脉	厚层MIP显示双肾静脉、下腔静脉及门静脉

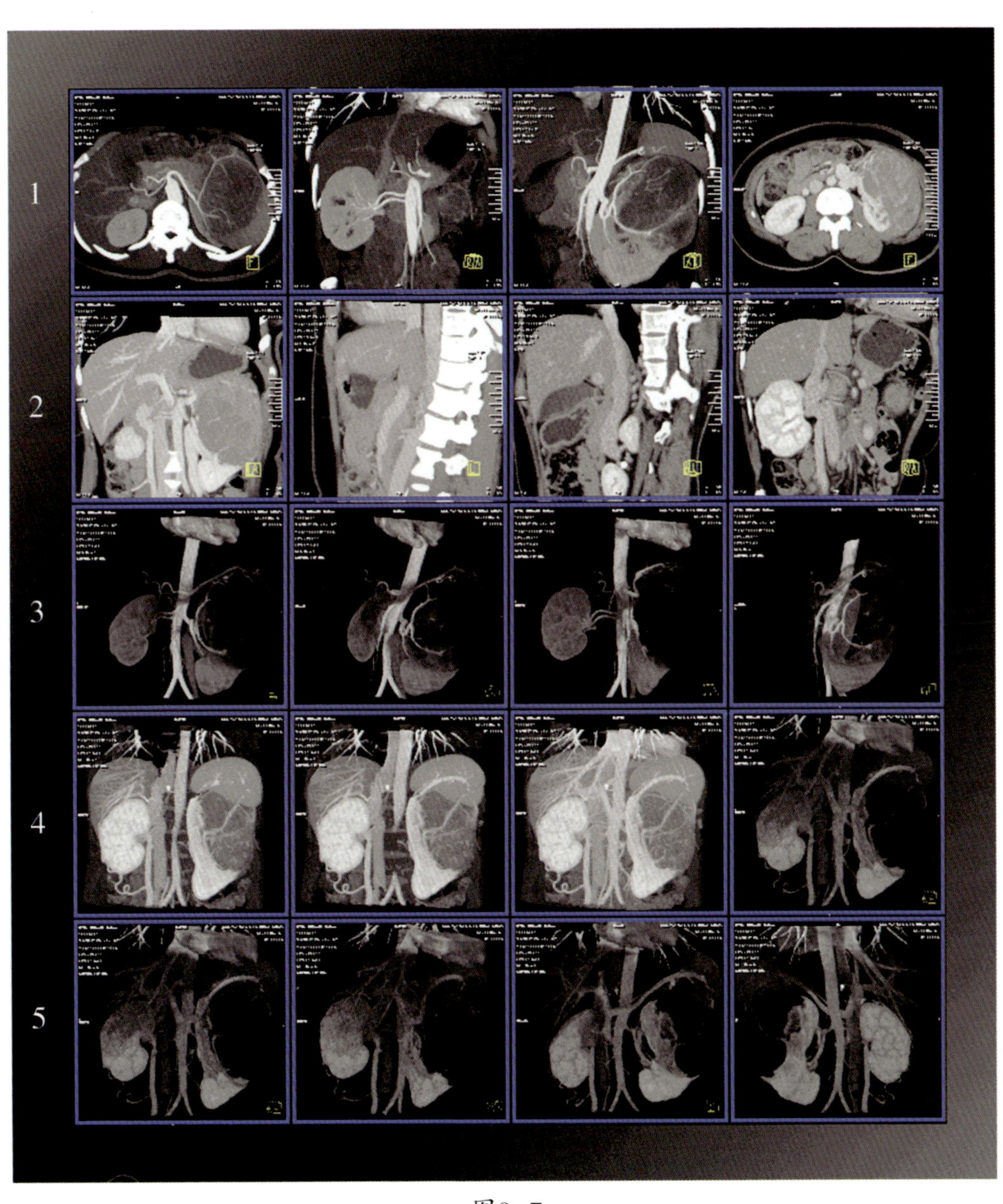

图9-7

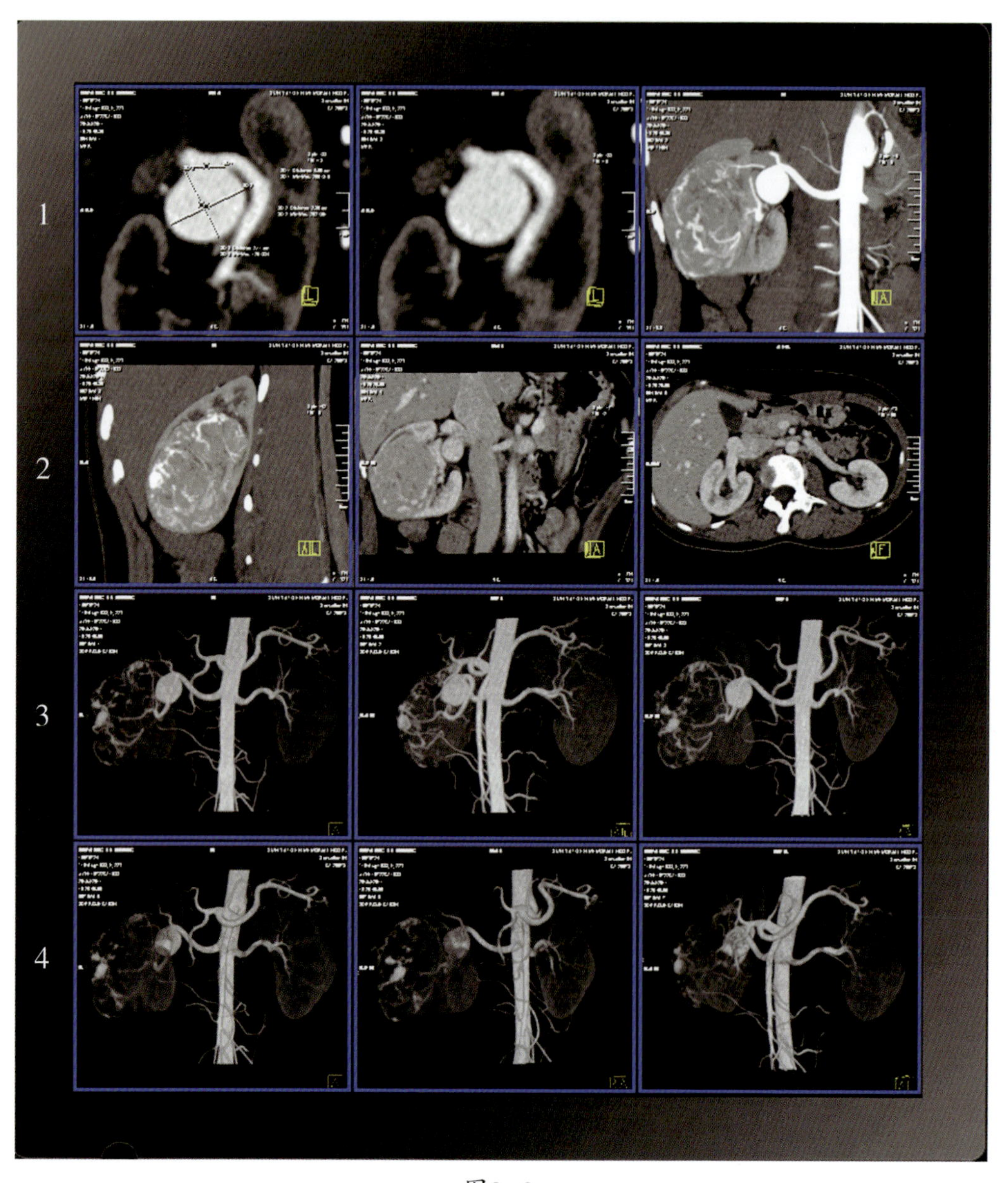

图9-8

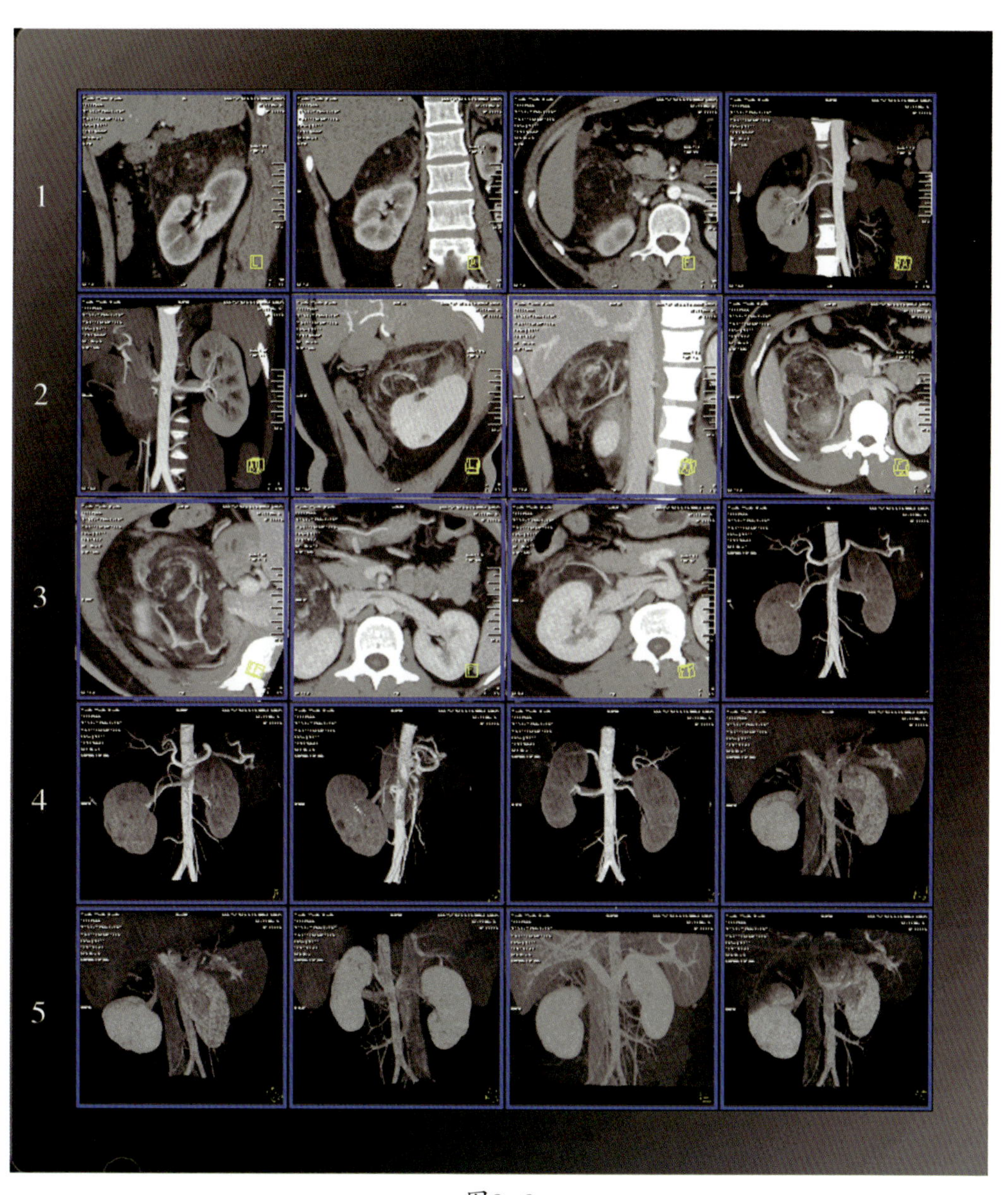

图9-9

肾 动 脉

【目的】了解肾动脉有无狭窄，狭窄的位置、范围、程度及原因；了解肾动脉有无动脉瘤、动静脉瘘及血栓形成等常见肾动脉病变；了解肾动脉有无解剖变异及类型；评估肾动脉狭窄术后支架形态及通畅情况。

【要点】

1. 采用MPR显示肾动脉的开口、直径、形态、数目及走行，显示有无解剖变异，有无动脉粥样硬化斑块，斑块的性质，狭窄的位置、范围、程度及原因，显示肾动脉有无局限性扩张或充盈缺损；必要时辅以CPR重建拉直迂曲走行的肾动脉，直观、全程地显示肾动脉情况。

2. 动脉期薄层MIP图像清楚显示双肾动脉的形态、走行，直观、清楚地显示肾动脉有无狭窄及动脉瘤、动静脉瘘与血栓形成等常见病变。

3. 动脉期图像进行去骨VR或MIP重建，整体显示双肾动脉的解剖形态、走行、正常变异及异常情况。

4. 肾动脉狭窄血管内支架置入术后，MPR、MIP及VR相互结合，重建方法及方位尽量保持与术前的一致，显示肾动脉狭窄血管内支架置入术后支架的形态、部位、长度以及支架有无变形、移位及断裂，支架的通畅情况及肾动脉有无再狭窄情况。

【实例1】正常肾动脉MIP及VR重建（图9-10）。

【实例2】左肾动脉狭窄MPR、MIP及VR重建（图9-11）。

【图9-10】

1	MIP斜冠状位显示右肾动脉	MIP斜冠状位显示左肾动脉	MIP横断位显示双肾动脉
2	厚层MIP斜冠状位显示左肾动脉	厚层MIP斜冠状位显示右肾动脉	VR横断位显示双肾动脉
3	VR冠状位显示双肾动脉	VR斜冠状位显示右肾动脉	VR斜矢状位显示左肾动脉

【图9-11】

1	MPR肾盂期斜冠状位显示右侧肾盂、肾盏及右侧输尿管	MPR肾盂期斜冠状位显示左侧肾盂、肾盏及左侧输尿管	MPR延迟期冠状位显示膀胱	MPR延迟期横断位显示膀胱
2	MPR延迟期冠状位显示膀胱	MPR延迟期横断位显示膀胱	MPR延迟期矢状位显示膀胱	MIP冠状位显示双侧肾盂、肾盏、输尿管及膀胱
3	VR冠状位显示双侧肾盂、肾盏、输尿管及膀胱	VR斜冠状位显示双侧肾盂、肾盏、输尿管及膀胱	VR斜冠状位显示双侧肾盂、肾盏、输尿管及膀胱	MIP斜冠状位显示右肾动脉
4	MIP斜冠状位显示左肾动脉及近段狭窄	MIP横断位显示双肾动脉及左肾动脉近段狭窄	MIP冠状位显示双肾静脉	厚层MIP整体显示腹腔、盆腔各动脉
5	厚层MIP整体显示腹腔、盆腔各动脉	厚层MIP整体显示腹腔、盆腔各动脉	薄层MPR斜冠状位显示左肾动脉近段狭窄	薄层MPR横断位显示左肾动脉近段狭窄

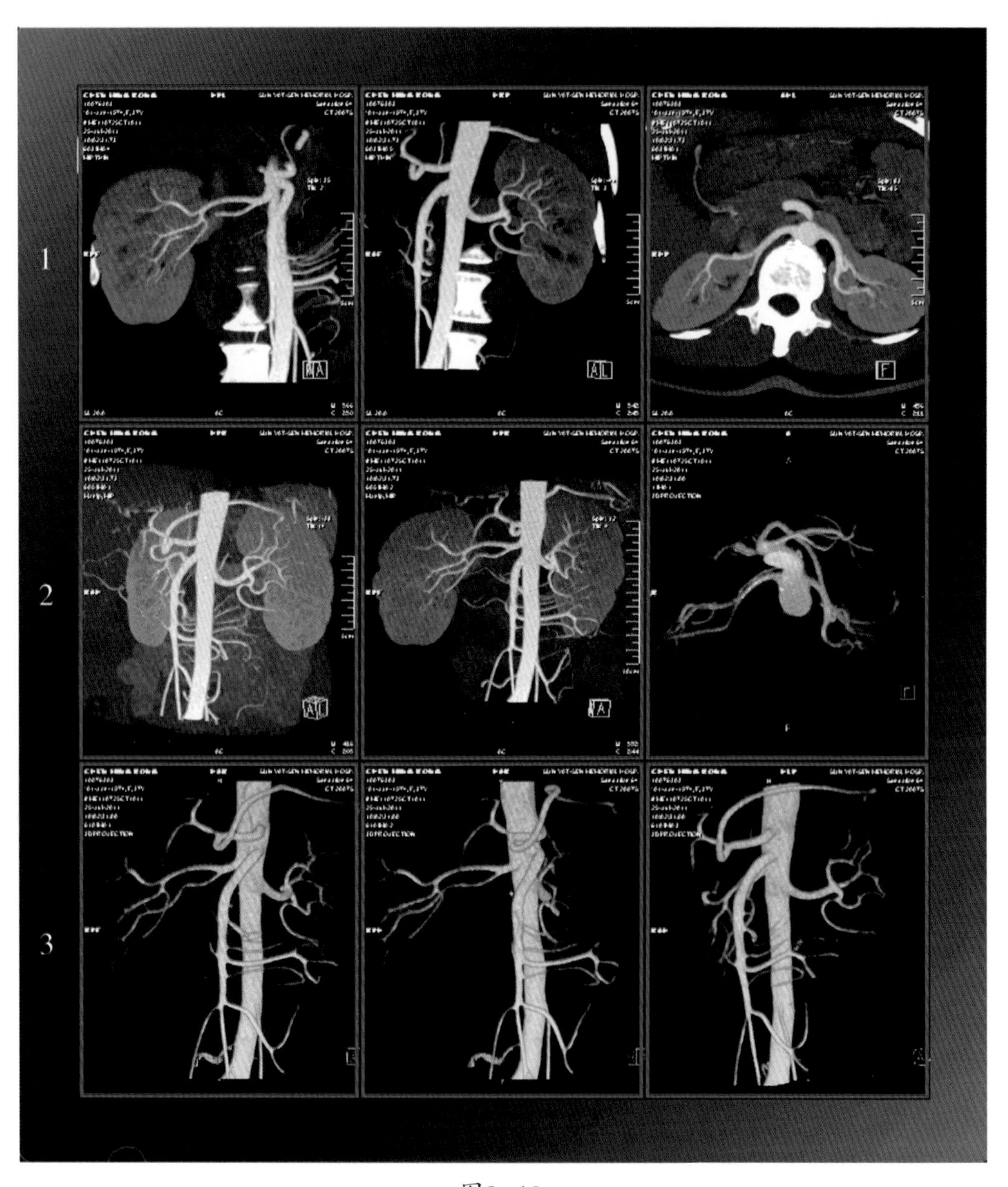

图9-10

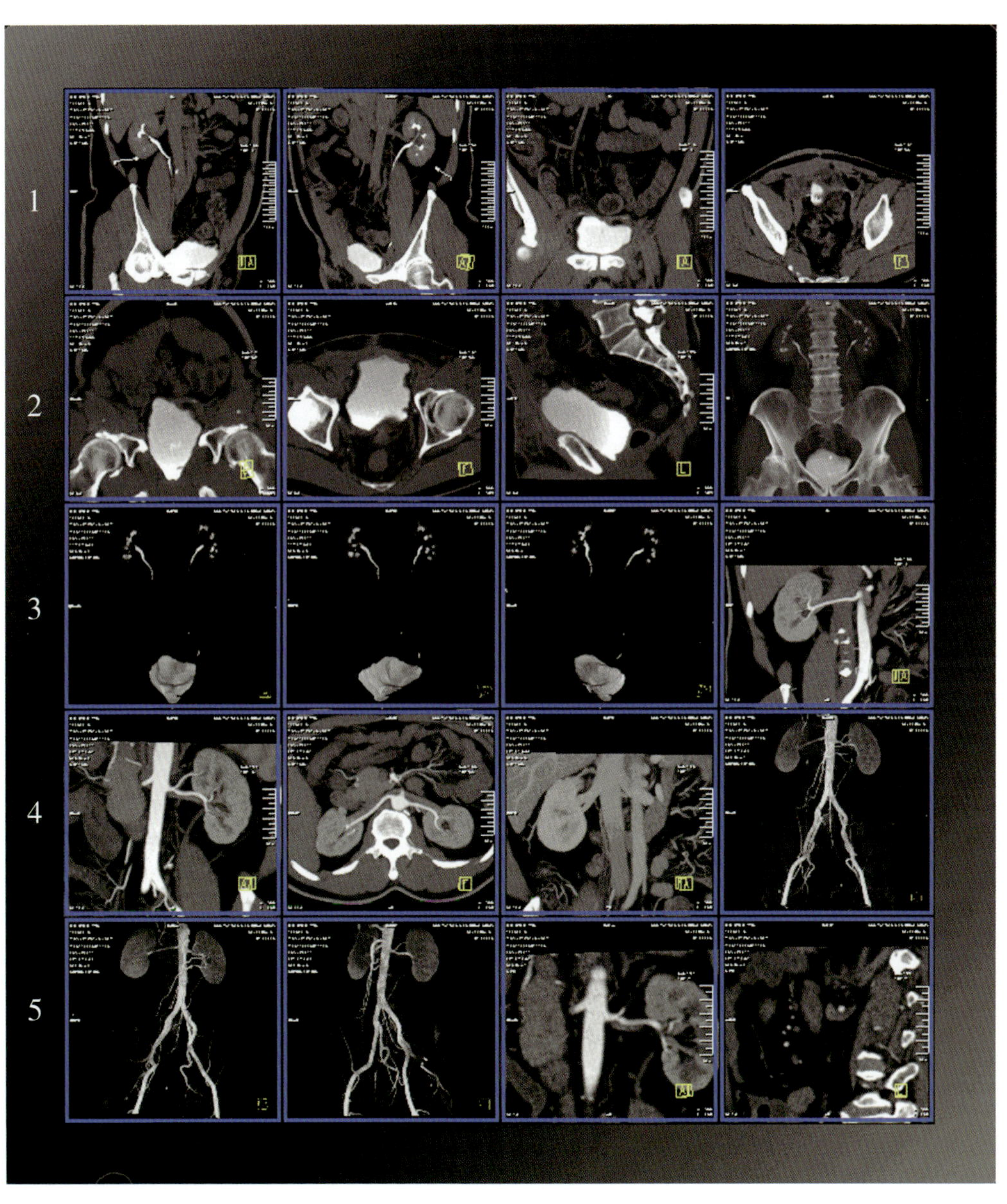

图9-11

肾 静 脉

【目的】了解肾静脉正常解剖及有无变异，指导术中正确处理血管，减少手术并发症；了解腹主动脉和肠系膜上动脉间的左肾静脉有无受压，即胡桃夹综合征；了解肾静脉有无血栓及癌栓形成；了解门静脉高压时脾-肾静脉、胃-肾静脉侧支循环有无开放，有无静脉曲张。

【要点】

1. 如怀疑胡桃夹综合征，采用动脉期薄层MIP或MPR图像矢状位测量肠系膜上动脉与腹主动脉之间的夹角。

2. 采用MPR显示肾静脉的位置、走行、大小，显示肾静脉内有无充盈缺损及曲张；必要时CPR重建，整体、全程显示肾静脉情况。

3. 薄层MIP或MPR图像横断位测量左肾静脉最窄及最宽的前后径，了解左肾静脉有无受压变窄。

4. 静脉期图像进行去骨厚层MIP或VR重建，整体显示肾静脉的位置、形态、大小、走行及其有无解剖变异与变异类型；显示肾静脉内有无充盈缺损、中断，有无静脉曲张等。

【实例】胡桃夹综合征MIP、MPR、VR重建及测量（图9-12）。

【图9-12】

1	MIP矢状位测量肠系膜上动脉与腹主动脉夹角	MPR横断位测量左肾静脉直径	MIP横断位显示双肾动脉
2	MIP斜冠状位显示双肾动脉	MIP斜冠状位显示左肾静脉	MIP横断位显示右肾静脉
3	MIP斜冠状位显示右肾静脉	VR斜冠状位显示右肾动脉	VR斜冠状位显示左肾动脉

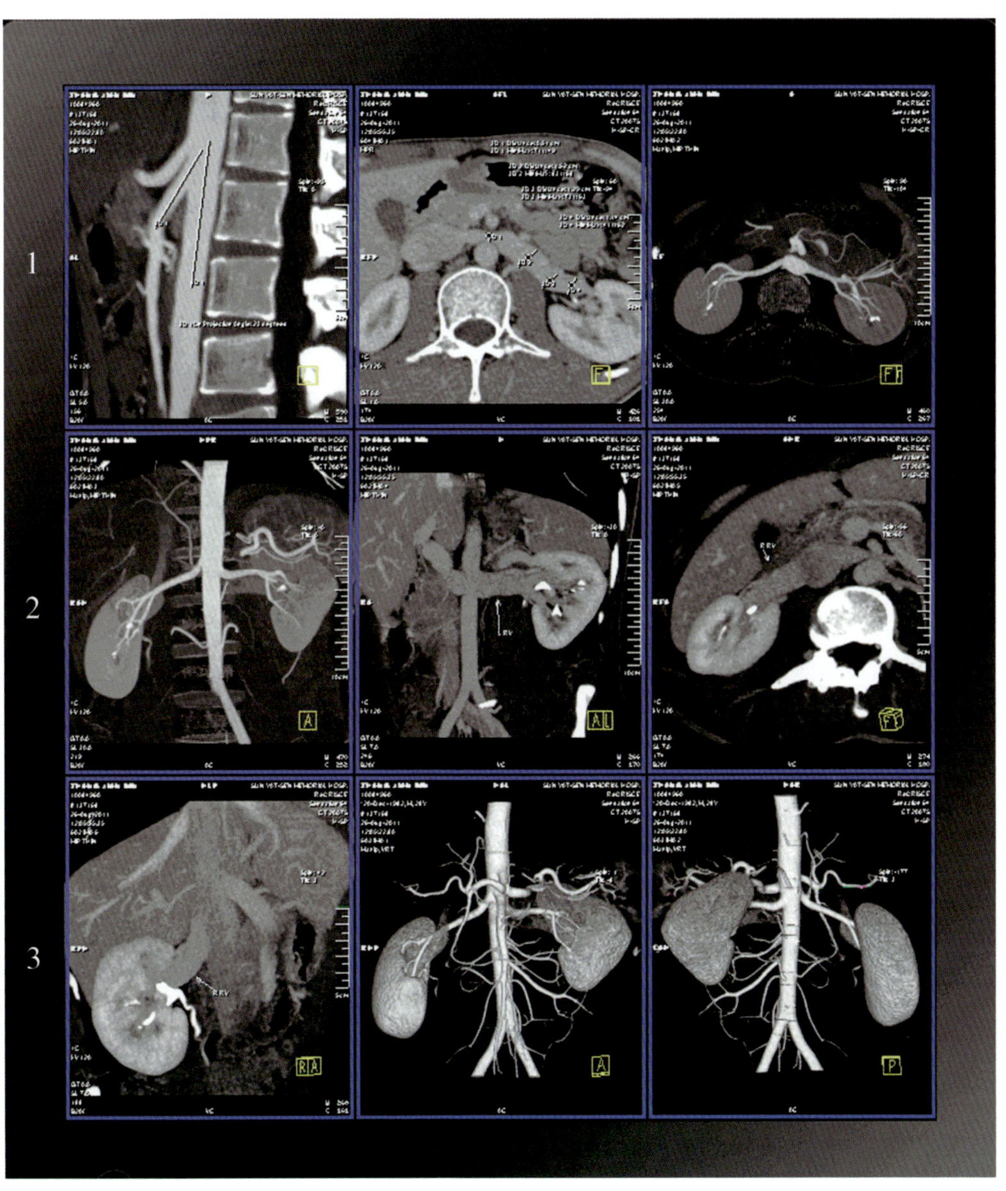

图9-12

（胡辉军　黎浩江　沈　君）

第10章

肌骨系统

MUSCULOSKELETAL SYSTEM

骨　　折

【目的】 了解骨折线详情，有无累及关节面、骨骺，有无造成椎管狭窄，有无伴发脱位等其他损伤，有助于明确骨折类型、手术指征、手术入路和内固定的选择；显示复杂性骨折、细微骨折、隐匿性骨折及特殊部位骨折等。

【要点】

1. 采用骨算法薄层图像进行MPR重建，重建时沿着关节本身的轴线，进行横断位、矢状位及冠状位的重建显示骨质细微改变，显示有无细微骨折、隐匿性骨折，显示骨折线的位置、范围、数目及骨折碎片移位情况，显示骨骺、关节面、关节腔及周围结构情况。

2. 采用软组织算法薄层图像、VR重建图像，多方位、多角度立体显示骨折的位置、范围及有无撕脱性骨碎片，有无合并脱位。调节VR重建时的亮度及透明度等信息，立体、直观地在骨表面清晰显示骨折线的走行、长短、形态等特征。

【实例1】 右侧肩胛骨粉碎性骨折MPR及VR重建（图10-1）。

【实例2】 右侧胫腓骨骨折MPR及VR重建（图10-2）。

【图10-1】

1	MPR横断位显示右侧肩胛骨粉碎性骨折	MPR横断位显示右侧肩胛骨粉碎性骨折	MPR冠状位显示右侧肩胛骨粉碎性骨折
2	VR显示右侧肩胛骨粉碎性骨折	VR显示右侧肩胛骨粉碎性骨折	VR显示右侧肩胛骨粉碎性骨折
3	VR显示右侧肩胛骨粉碎性骨折	VR显示右侧肩胛骨粉碎性骨折	VR显示右侧肩胛骨粉碎性骨折

【图10-2】

1	MPR矢状位显示右胫骨近端粉碎性骨折	MPR冠状位显示右胫腓骨近端骨折	MPR横断位显示右胫骨近端粉碎性骨折
2	MPR冠状位显示右胫腓骨近端骨折	MPR显示右腓骨小头骨折	VR显示右胫腓骨近端骨折
3	VR显示右胫腓骨近端骨折	VR显示右胫腓骨近端骨折	VR显示右胫腓骨近端骨折

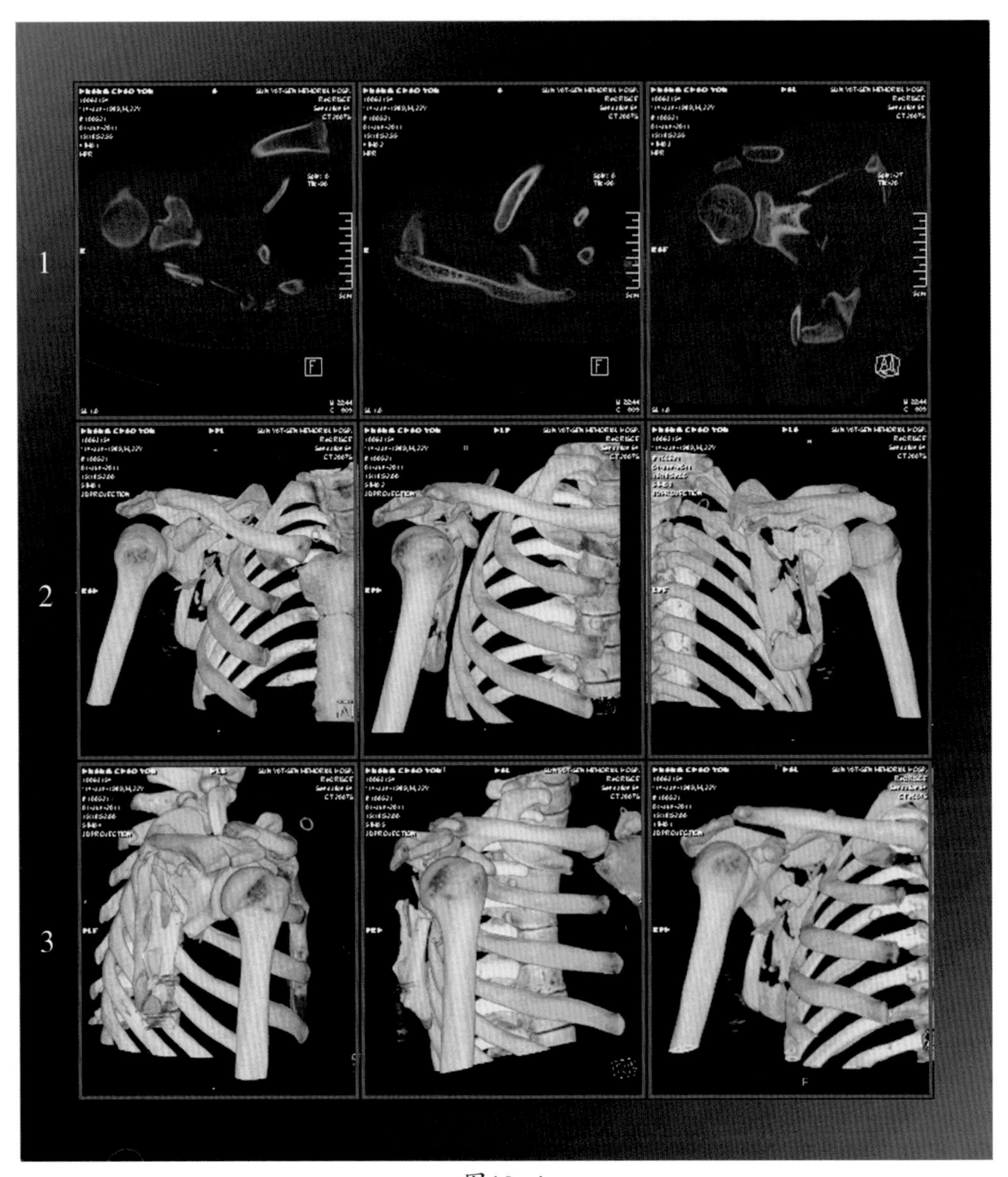

图10-1

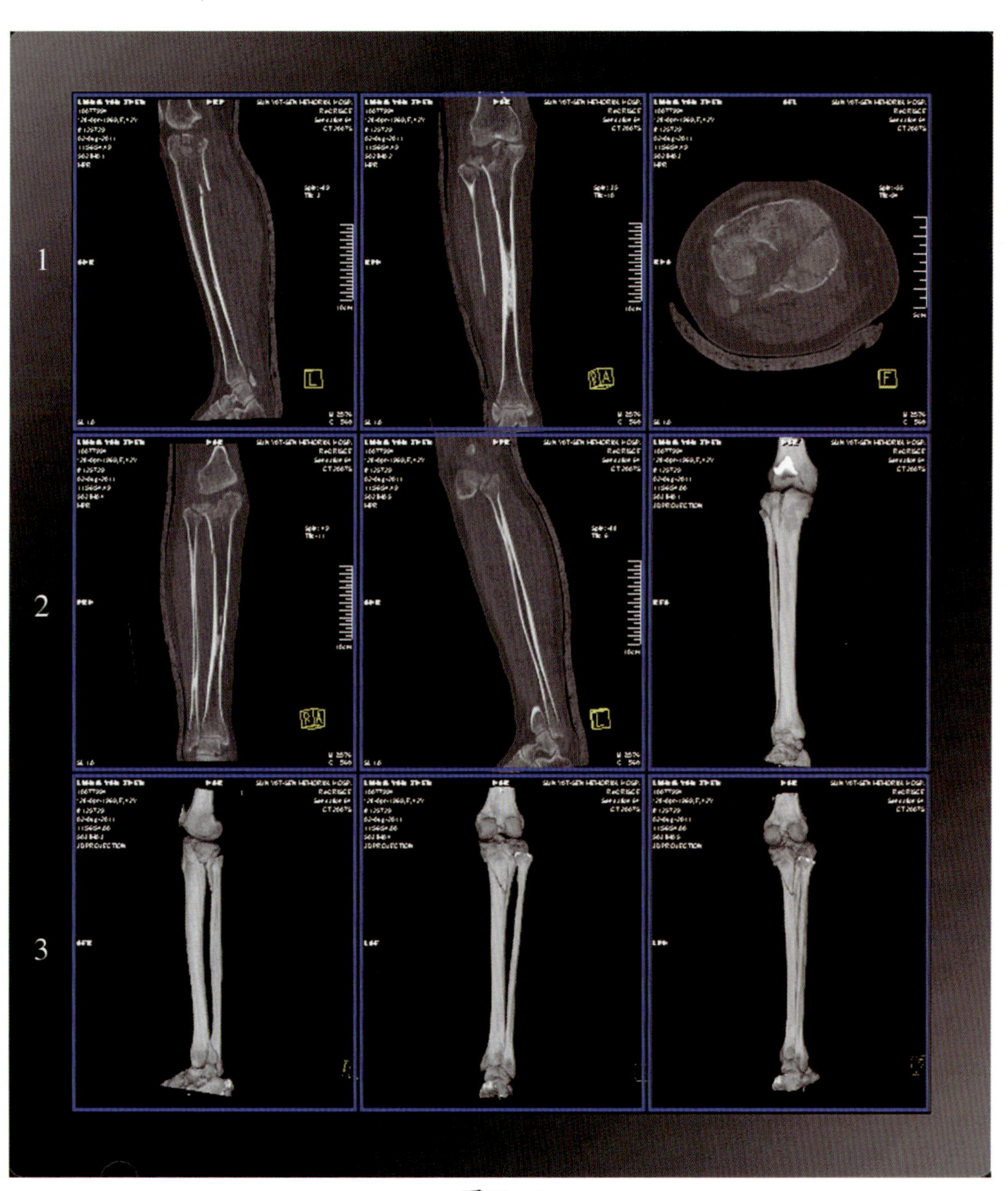

图10-2

寰枢关节脱位

【目的】 了解寰枢关节的解剖结构，了解寰枢关节脱位的位置、程度及分型，了解有无合并骨折等，了解寰枢关节脱位术后恢复及内固定器影，为临床诊断、治疗及评估术后效果提供重要依据。

【要点】

1. MPR重建沿着齿状突及前后弓的轴线，进行横断位、矢状位及冠状位的重建，直观显示寰枢关节解剖结构，测量寰枢关节左右间隙及前后间隙，显示寰枢关节脱位的位置、齿状突和侧块移位程度、方向及旋转角度，观察有无合并骨折，分析寰枢关节脱位的类型。

2. VR重建时可去掉下颌骨及喉部软骨图像，立体显示寰枢关节解剖结构的全貌，精确显示椎体骨质及关节对位情况，直观显示脱位的位置、形态、移位程度以及有无旋转等情况。

3. 寰枢关节脱位复位术后，重建方式、观察内容尽量采用与术前一致；此外，沿着内固定钉针道分别进行MPR重建，显示每个内固定钉有无异位、断裂、累及椎管等征象，VR整体显示骨骼与内固定器间的关系。

【实例】 寰枢关节半脱位MPR及VR重建（图10-3）。

【图10-3】

1	MPR矢状位显示前弓与齿状突分离、增宽	MPR冠状位显示寰枢正中关节不对称	MPR横断位显示寰枢正中关节不对称
2	MPR矢状位测量前弓与齿状突间距离	MPR冠状位分别测量齿状突与枢椎侧块间关节间隙	VR显示寰枢关节半脱位
3	VR显示寰枢关节半脱位	VR显示寰枢关节半脱位	VR显示寰枢关节半脱位

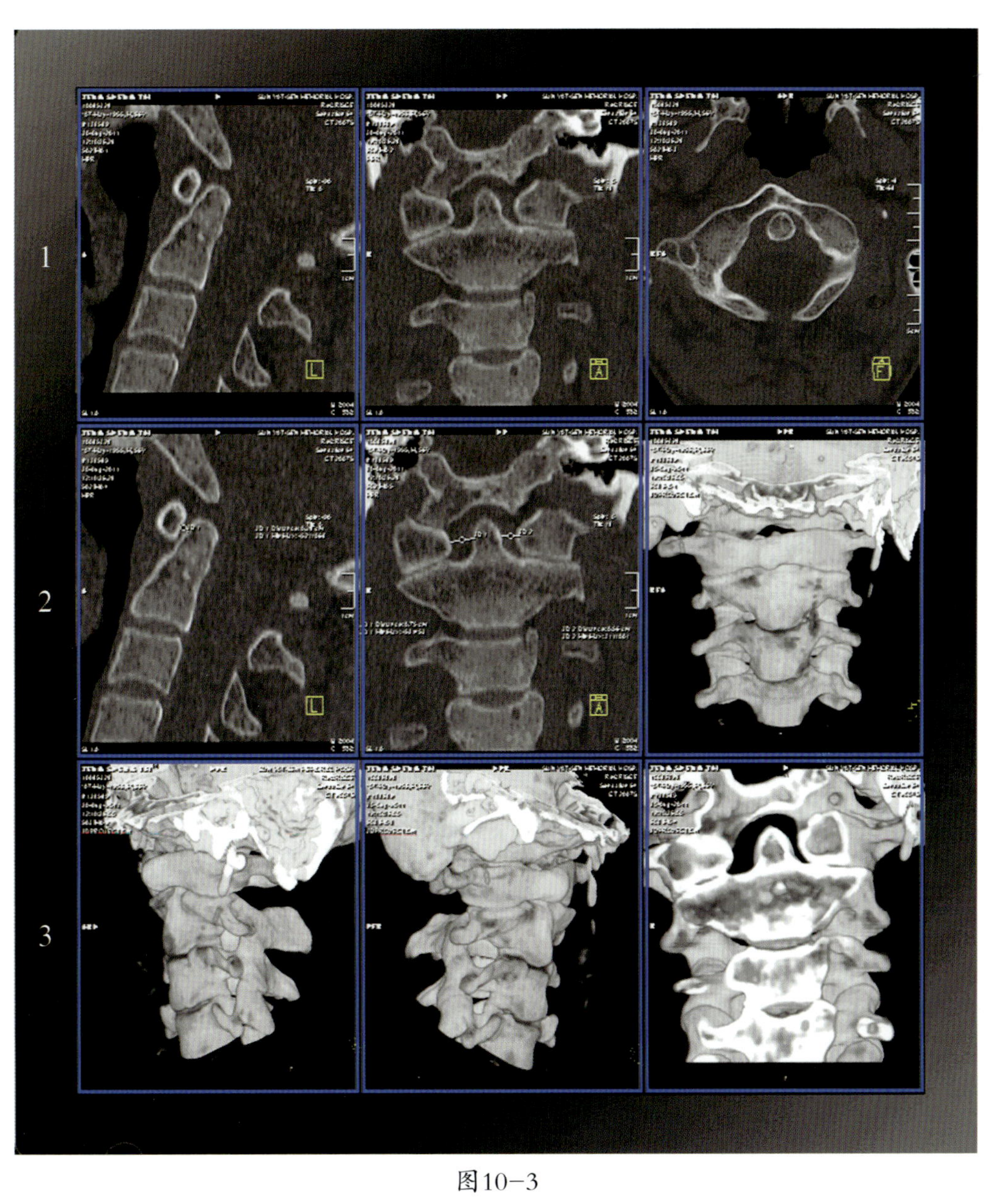

图10-3

腰椎峡部裂

【目的】了解腰椎峡部裂的部位、裂隙宽度，了解有无椎体滑脱及程度，了解峡部裂周围骨质、邻近椎小关节、椎管、椎间盘、脊髓等情况，为临床治疗提供可靠的依据。

【要点】

1. MPR沿着腰椎本身的轴线进行横断位、矢状位重建，MPR沿着椎弓根方向行左右斜矢状位重建，显示腰椎峡部裂的位置、形态，测量裂隙的宽度；正中矢状位显示有无椎体滑脱及程度，显示峡部裂周围骨质、邻近小关节、椎间盘、椎管、侧隐窝、脊髓等结构有无异常改变，测量侧隐窝及椎管横径。

2. 采用VR重建，保留肋骨近端，通过多角度及多方位旋转，调整VR模板的亮度、透明度等参数，整体显示腰椎骨质结构，其中斜位VR图像显示椎弓峡部裂情况，侧位VR立体显示椎体有无滑脱及程度。必要时加用图像剪裁，薄层VR图像显示峡部裂裂隙、椎管内表面及椎体周围骨质情况。

【实例】腰椎峡部裂MPR及VR重建（图10-4）。

【图10-4】

1	MPR横断位显示腰椎L_5双侧椎弓峡部骨质不连续	MPR矢状位显示腰椎L_5左侧椎弓峡部骨质不连续	MPR矢状位显示腰椎L_5右侧椎弓峡部骨质不连续
2	VR冠状位显示腰椎L_5双侧椎弓峡部骨质不连续	VR右斜矢状位显示腰椎L_5右侧椎弓峡部骨质不连续	VR左斜矢状位显示腰椎L_5左侧椎弓峡部骨质不连续
3	VR左侧位显示腰椎L_5左侧椎弓峡部骨质不连续	VR右侧位显示腰椎L_5右侧椎弓峡部骨质不连续	VR左侧位显示腰椎L_5左侧椎弓峡部骨质不连续

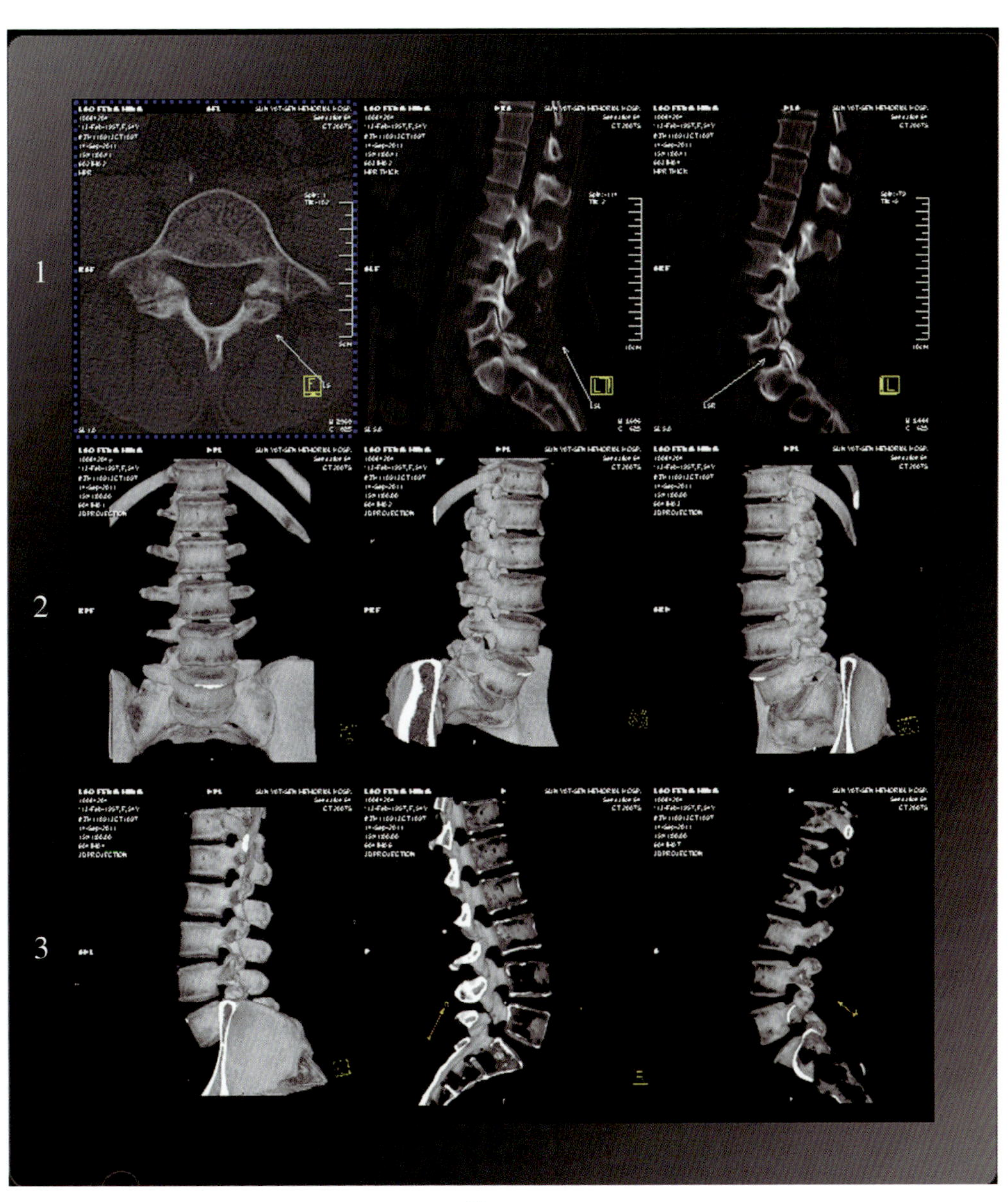

图10-4

腹壁下动脉

【目的】了解腹壁下动脉的开口、走行、近端管径大小、周围血管网等解剖结构及其有无变异；了解腹壁下动脉有无狭窄，狭窄的部位、范围及程度；了解腹壁下动脉与周围肌肉、筋膜等结构的解剖关系，为带蒂腹壁下动脉穿支皮瓣提供皮瓣血管的解剖信息，提高皮瓣移植的存活率。

【要点】

1. 由于腹壁下动脉管径细小，在进行CTA扫描时，对比剂注射剂量要充足（成人体重60kg注射120mL），一般达到2mL/kg体重，注射速率4～5mL/s，采用人工智能触发扫描技术，感兴趣区设在腹主动脉，触发阈值为120HU，扫描方向为足向头侧。

2. 冠状位、矢状位及横断位薄层MIP图像分别显示双侧腹壁下动脉的形态、走行。矢状位及冠状位MIP图像清楚、完整地显示腹壁下动脉的走行、位置，选择最佳显示位置，测量双侧腹壁下动脉的近端管径，显示动脉有无狭窄，狭窄的部位、大小、范围及程度等情况，其中冠状位能同时显示双侧腹壁下动脉。矢状位MIP图像清楚显示腹壁下浅动脉的走行及与深穿支血管间的吻合，横断位及矢状位MIP图像能够显示腹壁下动脉从腹直肌筋膜穿出的确切位置。

3. 使用厚层VR，通过调节不同阈值及透明度，通过旋转，整体、三维显示腹壁脂肪层内腹壁下动脉的起源、走行、大小及其吻合情况，显示腹壁下动脉与周围筋膜间的关系。

【实例】腹壁下动脉MIP及VR重建（图10-5）。

【图10-5】

1	MIP矢状位显示左侧腹壁下动脉	MIP矢状位显示右侧腹壁下动脉	MIP横断位显示双侧腹壁下动脉穿出腹壁筋膜
2	MIP冠状位显示双侧腹壁下动脉	VR冠状位显示双侧腹壁下动脉	VR矢状位显示右侧腹壁下动脉
3	VR矢状位显示左侧腹壁下动脉	VR整体显示盆腔各动脉及双侧腹壁下动脉	VR整体显示盆腔各动脉及双侧腹壁下动脉

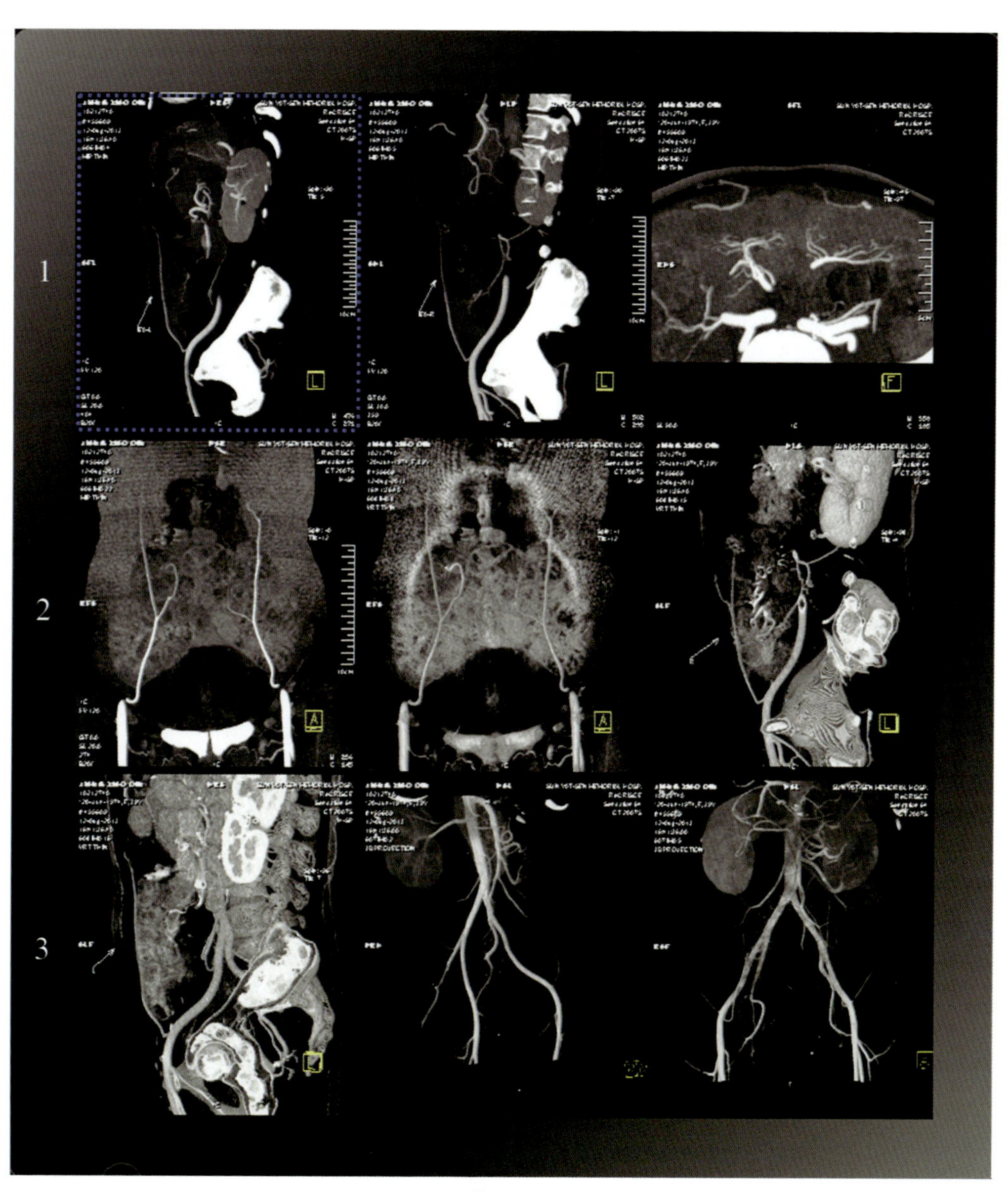

图10-5

肢体动脉狭窄

【目的】了解四肢动脉有无狭窄，狭窄的部位、数目、范围、程度及原因，有无斑块及斑块性质；了解血管周围侧支循环建立情况；了解肢体动脉狭窄术后支架置入情况，对病因诊断、治疗方案及预后评估方面有着较高的价值。

【要点】

1. 采用仰卧位足先进的扫描体位，扫描范围为腹主动脉下段至足底，对比剂注射剂量要充足，一般达到2mL/kg体重，对比剂以4~5mL/s速率注入，使用人工智能触发扫描，感兴趣区设在腹主动脉下段，触发阈值为120HU。

2. 采用薄层MIP沿着四肢本身的轴线，进行矢状位或冠状位的重建，直观显示血管狭窄的部位、数目、范围及程度，了解血管周围侧支循环建立情况，必要时可分段显示，测量狭窄段管腔的直径及累及长度。

3. 采用MPR显示管壁及其周围情况，了解狭窄程度及原因，显示有无斑块及斑块的性质。必要时辅以CPR，整体、全程显示四肢动脉狭窄情况。

4. 采用带骨VR整体显示动脉血管情况，显示血管与周围骨质结构的关系，有利于病变血管的具体定位。

5. 可辅助性采用去骨VR或MIP重建，整体显示四肢动脉血管的全貌，模拟DSA或MRA效果，通过旋转，直观、立体显示动脉狭窄段情况。

【实例】双下肢动脉狭窄MPR、MIP及VR重建（图10-6）。

【图10-6】

1	去骨厚层MIP冠状位整体显示双下肢各动脉	MPR冠状位显示双侧大腿各动脉	MPR矢状位显示左侧大腿各动脉	MPR矢状位显示右侧大腿各动脉
		MPR矢状位显示左侧腘窝处各动脉	MPR矢状位显示右侧腘窝处各动脉	MPR冠状位显示双侧大腿各动脉
2	带骨VR冠状位整体显示双下肢各动脉	MIP冠状位显示双侧大腿各动脉	MIP冠状位显示双侧小腿各动脉	MIP冠状位显示双侧大腿各动脉
		厚层MIP斜矢状位显示双下肢各动脉	厚层MIP斜矢状位显示双下肢各动脉	带骨VR冠状位显示双下肢各动脉

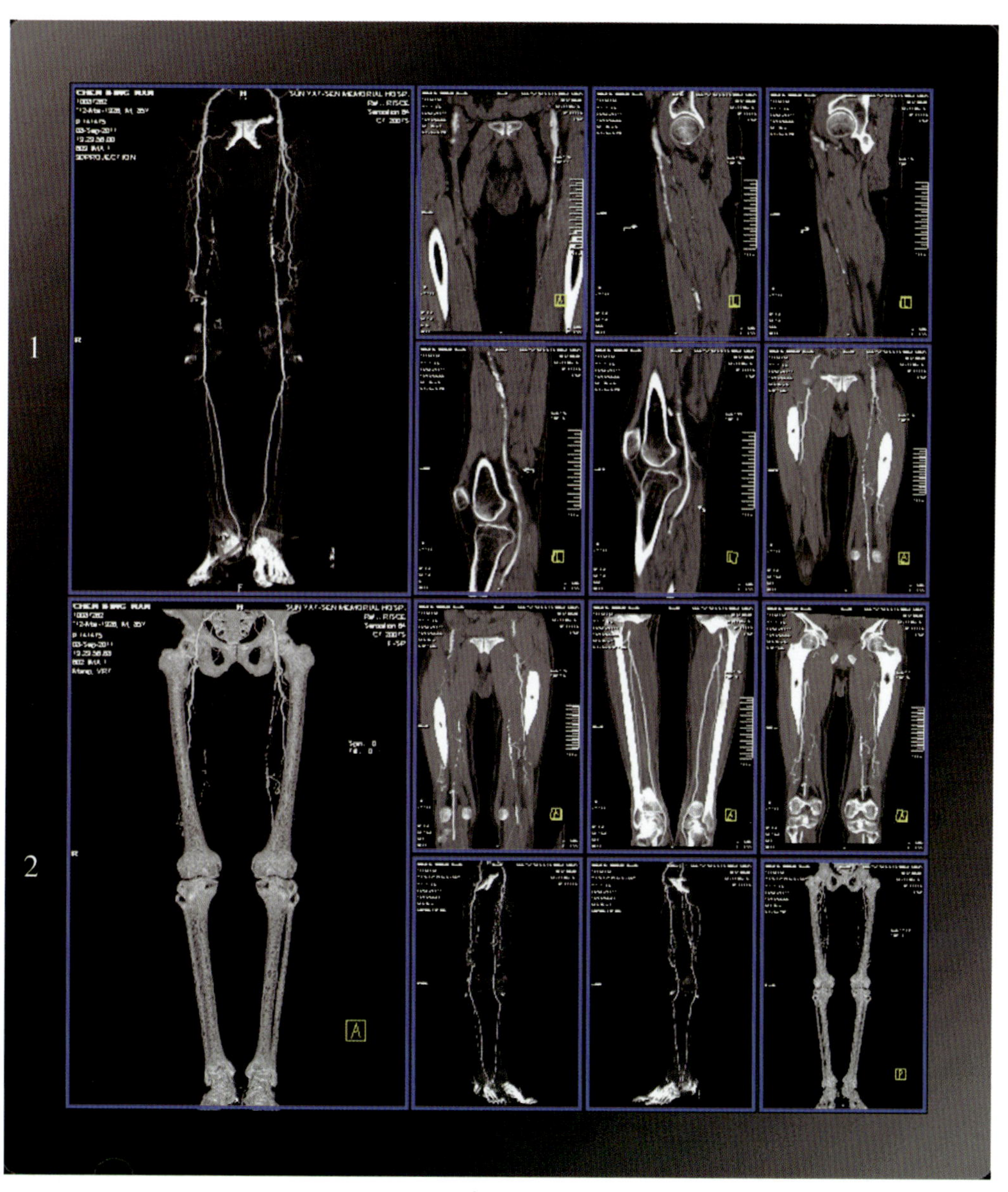

图10-6

肢体静脉血栓

【目的】了解四肢静脉的走行、分支情况；了解四肢静脉尤其是股深静脉有无狭窄及血栓形成，血栓的位置、数目、范围；了解静脉血栓周围侧支循环建立情况，有助于早期诊断肢体静脉血栓形成，协助临床制订治疗方案，预防肺动脉栓塞的发生。

【要点】

1. 采用直接法或间接法进行扫描。直接法：应用高压注射器经足背静脉以1~1.5mL/s的速率注射对比剂和生理盐水混合液（1∶3）50mL，同时用橡胶带绑扎同侧踝部以阻断浅静脉直接汇流，延迟40~50s开始扫描，对超声检查疑有静脉反流者，再做一次延迟2min扫描；间接法：经前臂静脉用高压注射器以3~5mL/s的速率注射对比剂100~120mL，延迟时间为2~3min。

2. 选取增强后静脉强化最佳期相，采用MPR显示静脉血栓的典型征象，如双轨征，静脉管腔节段性不规则狭窄或中断，狭窄段见低密度血栓等，必要时CPR全程显示阻塞段静脉情况。

3. 薄层MIP沿着静脉本身轴线，进行矢状位或冠状位的重建，显示静脉阻塞段，了解血栓的位置、数目、范围，血栓周围侧支循环建立情况，从不同角度观察栓子的情况，显示血管壁的钙化情况，必要时可分段显示。

4. 带骨VR重建整体显示静脉血管与周围骨质结构的关系，利于病变血管的具体定位；去骨VR或MIP重建整体显示静脉血管的全貌，模拟DSA或MRA，立体显示静脉狭窄段情况，直观显示周围侧支循环情况。

【实例】下肢静脉血栓MPR及MIP重建（图10-7）。

【图10-7】

1	MPR横断位显示双侧髂总静脉内充盈缺损	MPR冠状位显示双侧髂总静脉内充盈缺损	MPR斜冠状位显示双侧髂外静脉内充盈缺损
2	MPR冠状位显示双侧髂外静脉内充盈缺损	MPR冠状位显示双侧股静脉内充盈缺损	MIP冠状位显示双侧髂总静脉及髂外静脉内充盈缺损
3	MIP冠状位显示双侧股静脉内充盈缺损	MIP冠状位显示双侧髂总静脉、髂外静脉及股静脉内充盈缺损	MIP冠状位显示双侧髂总静脉、髂外静脉及股静脉内充盈缺损

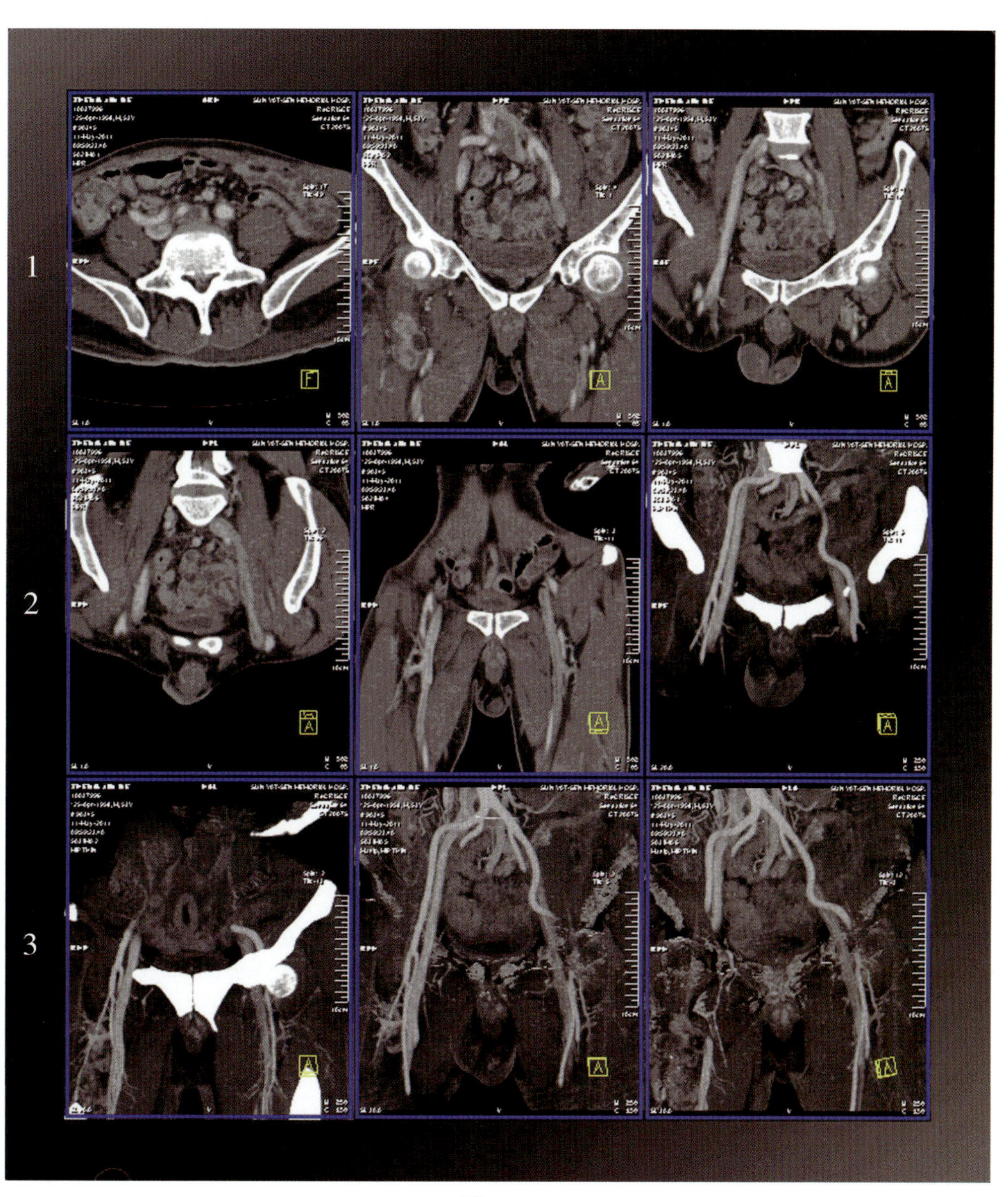

图10-7

骨 肿 瘤

【目的】了解骨肿瘤的位置、形态、范围、性质及其与周围组织的关系，有无侵犯关节腔；了解肿瘤的供血动脉及引流静脉情况，有助于术前骨肿瘤的诊断与分期、手术方案的制订及治疗后评估。

【要点】

1. 采用骨算法薄层图像进行MPR重建，沿着骨本身的轴线，进行横断位、矢状位及冠状位的重建，清楚显示骨质受累详情，明确肿瘤的位置、形态、大小、范围、内部结构及其与周围结构的关系，尤其要显示肿瘤有无侵犯关节腔。

2. 采用软组织算法薄层图像的动脉期及静脉期图像分别进行薄层MIP或VR，显示肿瘤有无异常增粗的供血动脉及引流静脉，有无异常肿瘤血管团，肿瘤内的肿瘤血管团的大小、形态等特点。

3. 采用全容积VR重建，整体、立体地显示血管、骨骼及与肿瘤间的关系。

【实例1】右侧股骨骨样骨瘤MPR及VR重建（图10-8）。

【实例2】腰椎血管瘤MPR、MIP重建（图10-9）。

【实例3】右侧股骨远端骨肉瘤MPR、MIP及VR重建（图10-10）。

【实例4】左侧股骨非骨化性纤维瘤MPR及VR重建（图10-11）。

【图10-8】

1	MPR冠状位显示右侧股骨上段内骨样骨瘤及左侧正常股骨	MPR冠状位显示右侧股骨上段内骨样骨瘤	MPR横断位显示右侧股骨上段内骨样骨瘤
2	MPR冠状位显示右侧股骨上段内骨样骨瘤	MPR冠状位显示左侧正常股骨骨质	VR冠状位显示右侧股骨上段内骨样骨瘤及左侧正常股骨
3	VR冠状位显示右侧股骨上段内骨样骨瘤及左侧正常股骨	VR斜冠状位显示右侧股骨上段内骨样骨瘤及左侧正常股骨	VR斜冠状位显示右侧股骨上段内骨样骨瘤及左侧正常股骨

【图10-9】

1	MPR横断位显示腰椎L_2椎体及附件骨质破坏、硬化	MPR冠状位显示腰椎L_1、L_2椎体及附件骨质破坏、硬化，呈栅栏状改变	MPR横断位显示腰椎L_2椎体及附件骨质破坏、硬化	MPR横断位显示腰椎L_1椎体及附件骨质破坏，呈栅栏状改变
2	MIP横断位显示血管瘤与腰动脉间关系	MIP矢状位显示血管瘤与腰动脉间关系	MIP斜冠状位显示腰动脉发自腹主动脉	MIP斜冠状位显示腰动脉发自腹主动脉
3	MIP斜冠状位显示腰动脉发自腹主动脉	厚层MIP显示腹主动脉及增粗腰动脉	厚层MIP显示腹主动脉及增粗腰动脉	厚层MIP显示腹主动脉及增粗腰动脉
4	厚层MIP显示腹主动脉及增粗腰动脉	厚层MIP显示腹主动脉及增粗腰动脉	厚层MIP显示腹主动脉及增粗腰动脉	厚层MIP显示腹主动脉及增粗腰动脉

【图10-10】

1	MPR矢状位显示右侧股骨远端干骺端成骨性骨质破坏	MPR冠状位显示右侧股骨远端干骺端成骨性骨质破坏	MPR横断位显示右侧股骨远端干骺端成骨性骨质破坏	VR斜冠状位显示右侧股骨远端干骺端成骨性骨质破坏
2	VR斜矢状位显示右侧股骨远端干骺端成骨性骨质破坏	VR冠状位显示右侧股骨远端干骺端成骨性骨质破坏	VR矢状位显示右侧股骨远端干骺端成骨性骨质破坏	MIP矢状位显示右侧股骨远端肿块及腘动脉参与供血
3	MIP冠状位显示右侧股骨远端肿块及腘动脉参与供血	VR矢状位显示右侧股骨远端肿块及腘动脉参与供血	VR斜冠状位显示右侧股骨远端肿块及腘动脉参与供血	VR冠状位显示右侧股骨远端肿块及腘动脉参与供血
4	VR矢状位显示右侧股骨远端肿块及腘动脉参与供血	厚层MIP整体显示双膝关节周围各动脉及异常血管团	厚层MIP整体显示双膝关节周围各动脉及异常血管团	厚层MIP整体显示双膝关节周围各动脉及异常血管团

【图10-11】

1	MPR冠状位显示左股骨近段皮质内骨质破坏	MPR横断位显示左股骨近段皮质内骨质破坏	MPR矢状位显示左股骨近段皮质内骨质破坏
2	VR显示左股骨近段皮质内骨质破坏与左髋周围动脉间关系	VR显示左股骨近段皮质内骨质破坏与左髋周围动脉间关系	VR显示左股骨近段皮质内骨质破坏与左髋周围动脉间关系
3	VR显示左股骨近段皮质内骨质破坏与左髋周围动脉间关系	VR显示左股骨近段皮质内骨质破坏与左髋周围动脉间关系	VR显示左股骨近段皮质内骨质破坏与左髋周围动脉间关系
4	VR显示左股骨近段皮质内骨质破坏与左髋周围动脉间关系	VR显示左股骨近段皮质内骨质破坏与左髋周围动脉间关系	VR显示左股骨近段皮质内骨质破坏与左髋周围动脉间关系

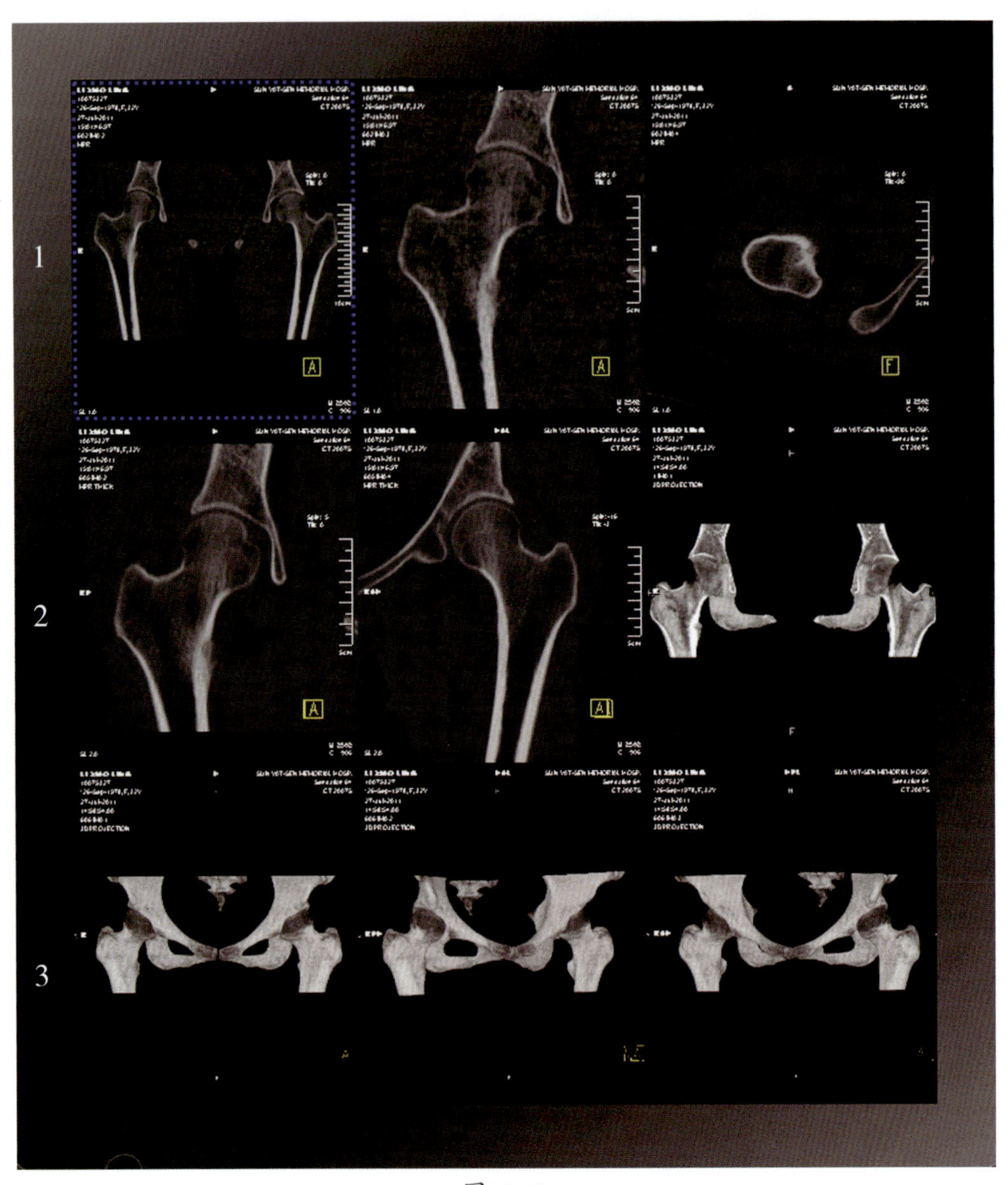

图10-8

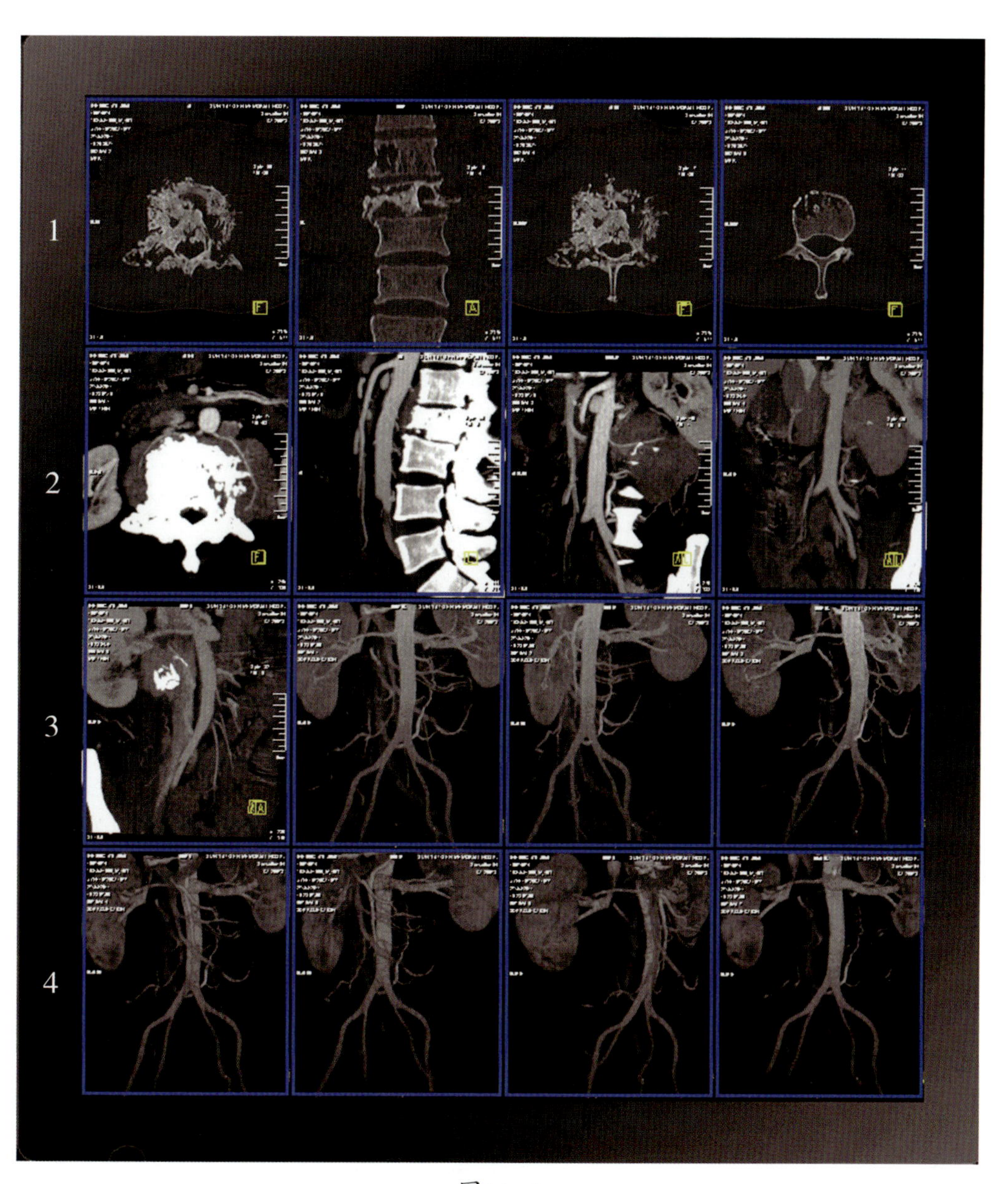

图10-9

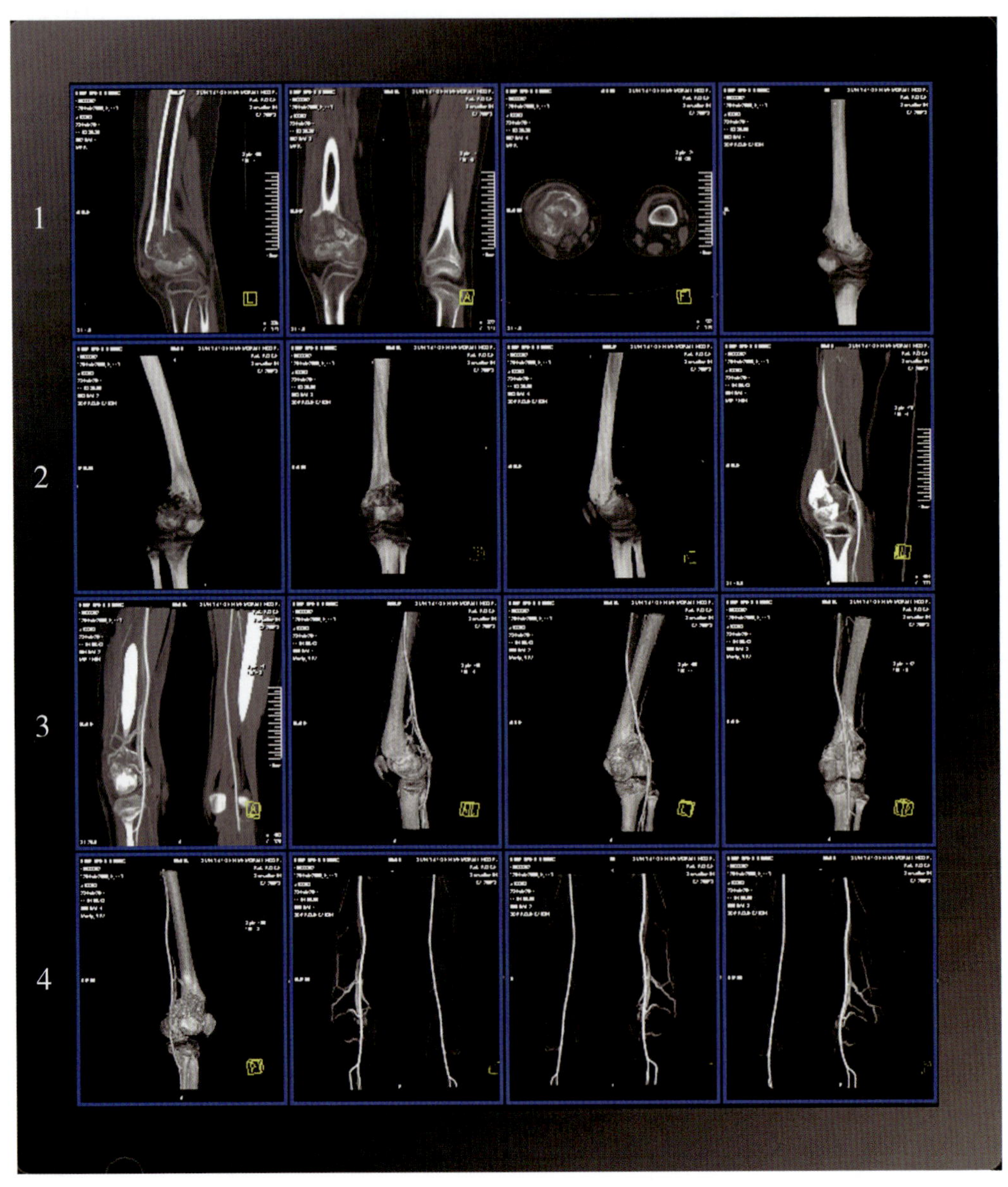

图10-10

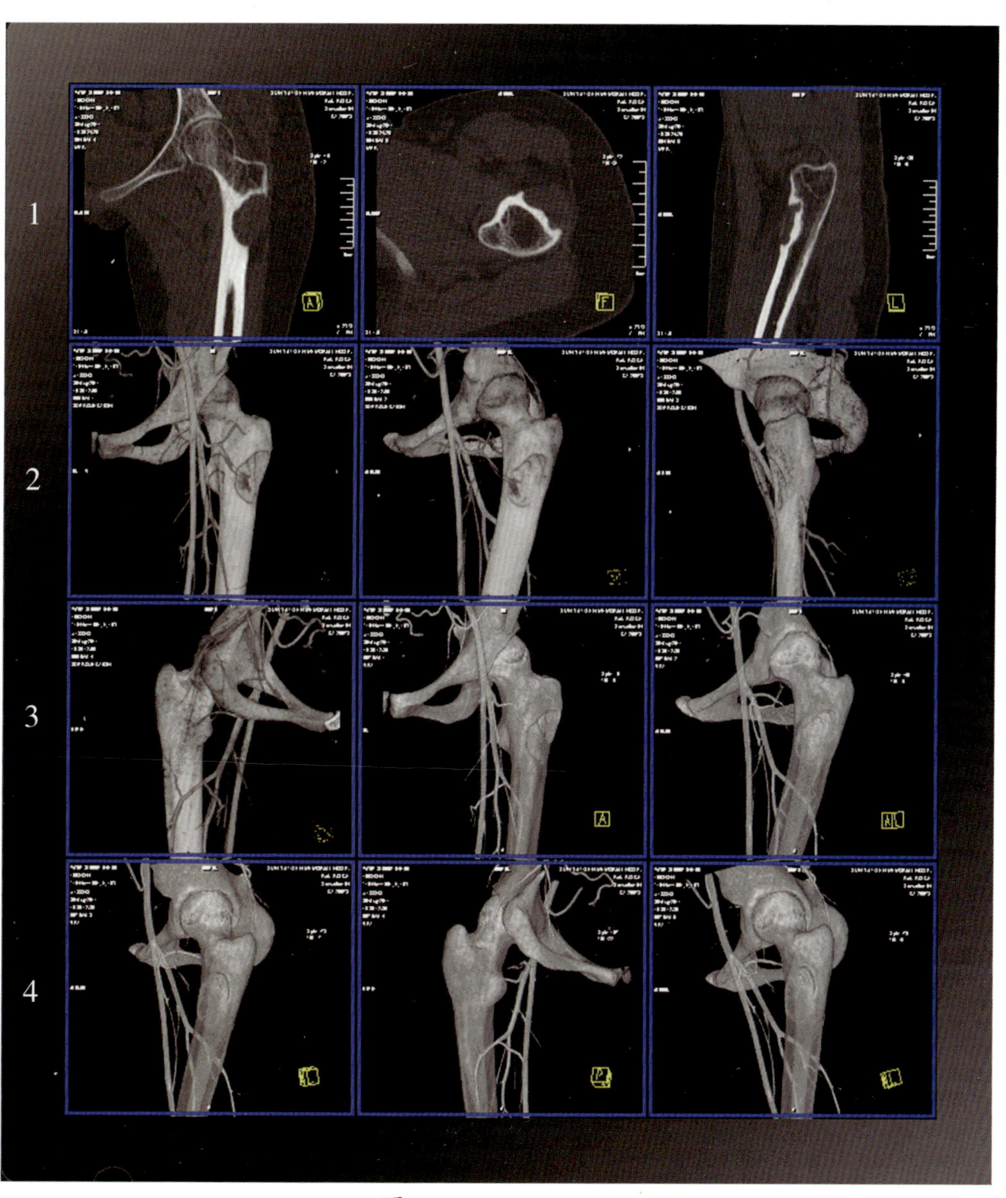

图10-11

软组织肿瘤

【目的】了解软组织肿瘤的位置、形态、大小、范围、周围骨质改变等异常变化，了解肿瘤的供血动脉及引流静脉情况，为肿瘤的定性诊断、分期、选择治疗方案及治疗后评估提供依据。

【要点】

1. MPR沿着关节本身的轴线，进行横断位、矢状位及冠状位的重建，显示软组织肿瘤的位置、形态、大小、范围及邻近骨骼有无受累，显示肿瘤内部密度特点。

2. 动脉期及静脉期图像分别进行薄层MIP或VR成像，整体显示肿瘤有无异常增粗的供血动脉及引流静脉，有无异常肿瘤血管团。

3. 采用全容积去骨VR重建，整体、立体地显示肢体血管；采用非去骨全容积VR重建，直观、整体地显示骨骼及其与肿瘤间的关系。

【实例1】腹部血管瘤MPR、MIP重建（图10-12）。

【实例2】左侧下肢恶性神经鞘瘤MIP及VR重建（图10-13）。

【图10-12】

1	MPR横断位显示右侧后腹壁多发结节	MIP斜冠状位显示右侧侧腹壁与腹膜后多发软组织肿块及腹主动脉	MIP横断位显示腹膜后不规则软组织肿块及双肾动脉	MIP横断位显示右侧侧腹壁与腹膜后巨大软组织肿块及其供血动脉
2	MIP斜冠状位显示右侧侧腹壁与腹膜后软组织巨大肿块及其供血动脉	MIP斜冠状位显示右侧腹股沟区多发结节及其供血动脉	MIP矢状位显示右侧侧腹壁软组织肿块及其供血动脉	MIP矢状位显示右侧侧腹壁软组织肿块及其供血动脉
3	MIP横断位显示左侧腹股沟区软组织肿块及其供血动脉	MIP矢状位显示右侧侧腹壁软组织肿块及其供血动脉	MIP斜冠状位显示右侧腹股沟区多发结节及其供血动脉	厚层MIP整体显示腹腔、盆腔及双大腿各动脉
4	厚层MIP整体显示盆腔及双大腿各动脉	厚层MIP整体显示腹腔、盆腔各动脉	厚层MIP整体显示腹腔、盆腔各动脉	厚层MIP整体显示腹腔、盆腔各动脉

【图10-13】

1	MIP矢状位显示左腘窝肿块与腘动脉间关系	MIP矢状位显示左腘窝肿块与腘动脉间关系	VR冠状位显示左膝关节周围动脉
2	MIP斜矢状位显示左腘窝肿块与腘动脉间关系	MIP斜矢状位显示左腘窝肿块与腘动脉间关系	VR整体显示双膝关节周围各动脉
3	VR整体显示双膝关节周围各动脉	VR整体显示双膝关节周围各动脉	VR整体显示双膝关节周围各动脉

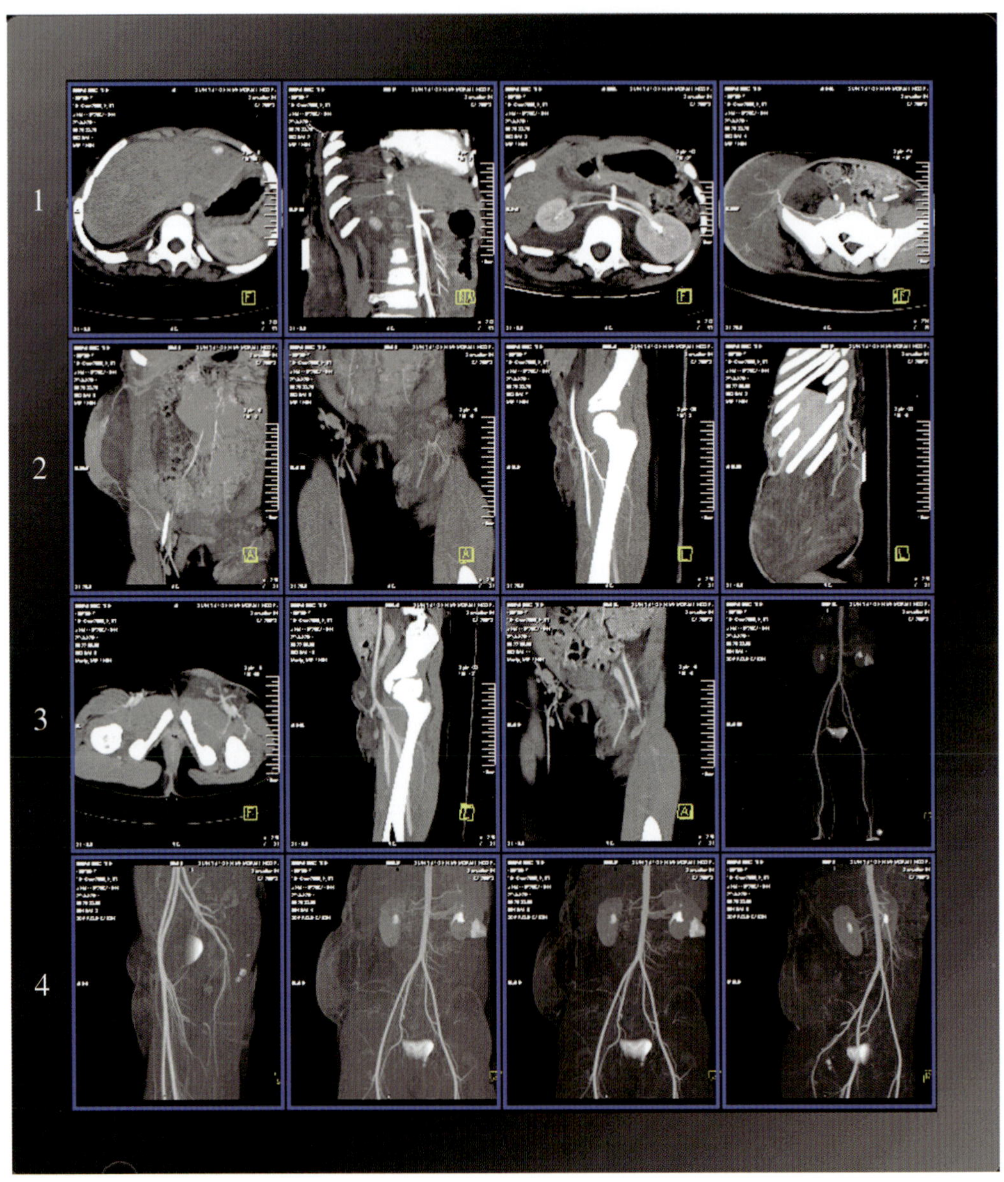

图10-12

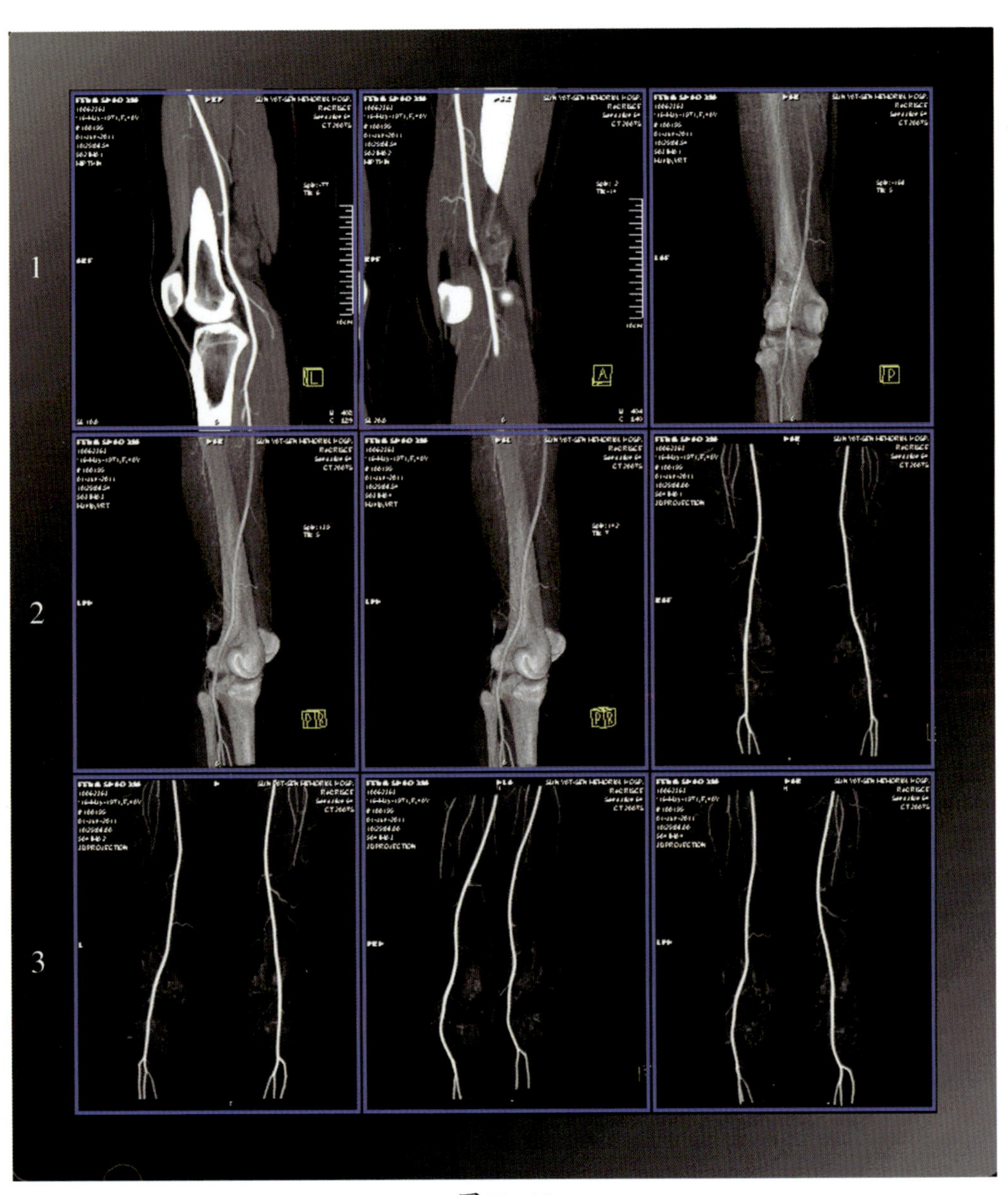

图10-13

脊柱侧弯畸形

【目的】了解脊柱侧弯的位置、形态及发生原因，测量脊柱侧弯的相关参数，显示脊柱侧弯畸形的程度；测量侧弯段最窄处椎弓根宽径及内倾角，为骨科矫形术提供椎弓根钉的进针点、直径和长度信息，了解脊柱侧弯与椎旁软组织、大血管等结构，利于制订个体化置钉方案，防止和减少并发症的发生；了解脊柱椎体、附件、小关节、椎管、脊髓、肋骨及颅底骨质等其他结构有无异常，判断有无合并其他畸形及类型。

【要点】

1. 冠状位、矢状位及轴位MPR显示侧弯段的椎体、附件、小关节、椎管及肋骨等情况。

2. MPR上测量脊柱侧弯角度、Cobbs角、椎体或椎弓根的旋转角度、顶椎移动距离、躯干移位程度、脊肋角等相关参数，显示脊柱侧位段与周围软组织及大血管等组织间的关系。

3. MPR上测量侧弯顶椎邻近上下3个椎体的椎弓根宽度及内倾角，测量时，首先定好各方向的定位线，显示目标椎体的标准轴位、冠状位、矢状位，测量椎弓根最窄处的宽度及内倾角。

4. 采用VR，通过图像剪裁，通过任意角度旋转，整体、直观地显示脊柱侧弯的全貌，显示脊柱侧弯的整体形态及侧弯曲度。

5. 可辅助性采用CPR，整体、直观地显示椎管及脊髓情况，了解椎管及脊髓有无继发或伴发其他异常病变，如脊髓栓系等。

【实例】脊柱侧弯畸形MPR、VR重建及测量（图10-14，图10-15，图10-16）。

【图10-14】

1	MPR矢状位、横断位及VR冠状位测量T_5左侧椎弓根宽度及角度	MPR矢状位、横断位及VR冠状位测量T_5右侧椎弓根宽度及角度
2	MPR矢状位、横断位及VR冠状位测量T_6左侧椎弓根宽度及角度	MPR矢状位、横断位及VR冠状位测量T_6右侧椎弓根宽度及角度
3	MPR矢状位、横断位及VR冠状位测量T_7左侧椎弓根宽度及角度	MPR矢状位、横断位及VR冠状位测量T_7右侧椎弓根宽度及角度
4	MPR矢状位、横断位及VR冠状位测量T_8左侧椎弓根宽度及角度	MPR矢状位、横断位及VR冠状位测量T_8右侧椎弓根宽度及角度
5	MPR矢状位、横断位及VR冠状位测量T_9左侧椎弓根宽度及角度	MPR矢状位、横断位及VR冠状位测量T_9右侧椎弓根宽度及角度

【图10-15】

1	MPR矢状位、横断位及VR冠状位测量T_{10}左侧椎弓根宽度及角度	MPR矢状位、横断位及VR冠状位测量T_{10}右侧椎弓根宽度及角度
2	MPR矢状位、横断位及VR冠状位测量T_{11}左侧椎弓根宽度及角度	MPR矢状位、横断位及VR冠状位测量T_{11}右侧椎弓根宽度及角度
3	MPR矢状位、横断位及VR冠状位测量T_{12}左侧椎弓根宽度及角度	MPR矢状位、横断位及VR冠状位测量T_{12}右侧椎弓根宽度及角度
4	MPR矢状位、横断位及VR冠状位测量L_1左侧椎弓根宽度及角度	MPR矢状位、横断位及VR冠状位测量L_1右侧椎弓根宽度及角度
5	MPR矢状位、横断位及VR冠状位测量L_2左侧椎弓根宽度及角度	MPR矢状位、横断位及VR冠状位测量L_2右侧椎弓根宽度及角度

【图10-16】

1	VR前后位整体显示脊柱侧弯位置及程度	VR后前位整体显示脊柱侧弯位置及程度	VR左侧位整体显示脊柱侧弯位置及程度
2	VR右侧位整体显示脊柱侧弯位置及程度	VR右斜位整体显示脊柱侧弯位置及程度	VR左斜位整体显示脊柱侧弯位置及程度

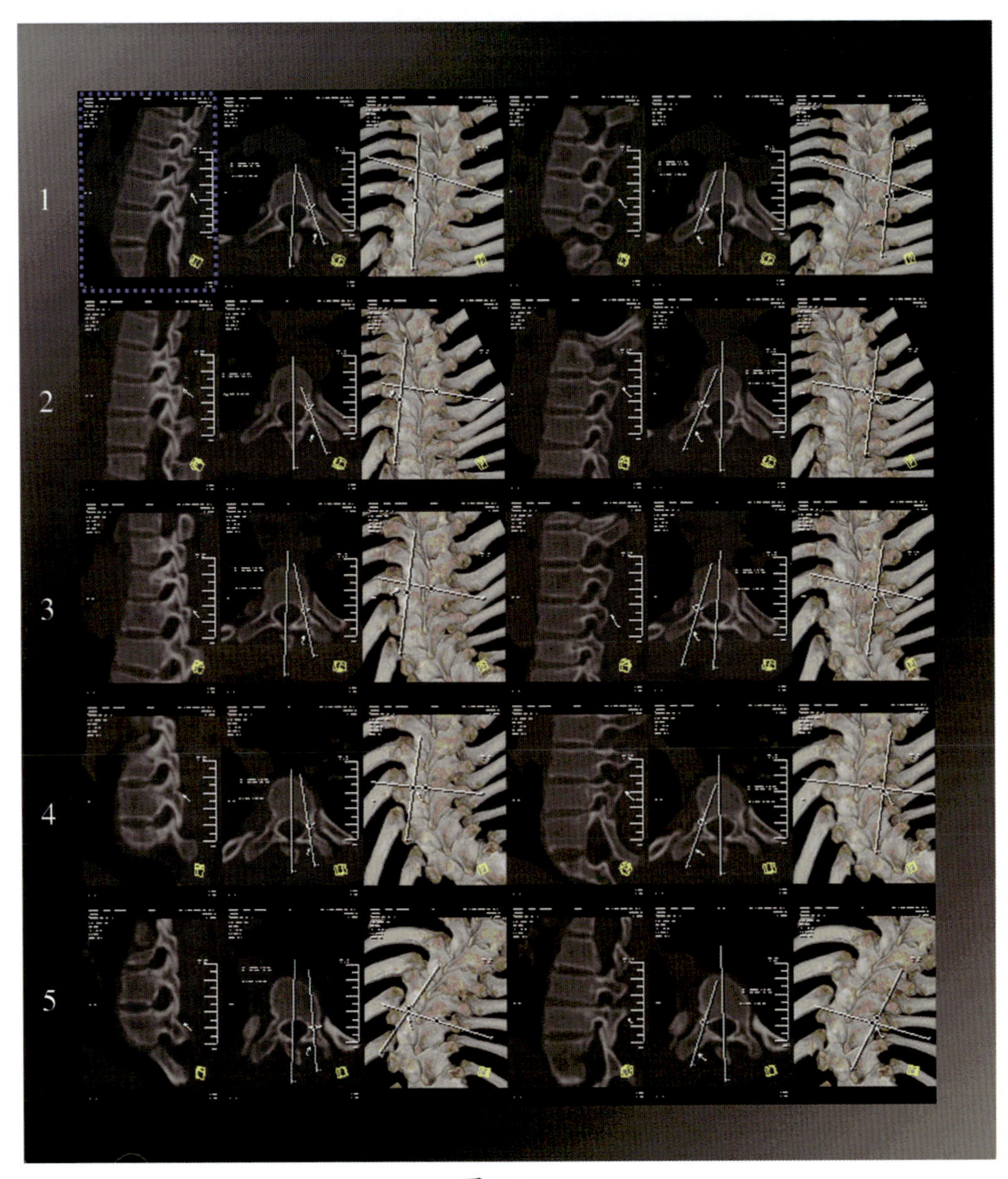

图10-14

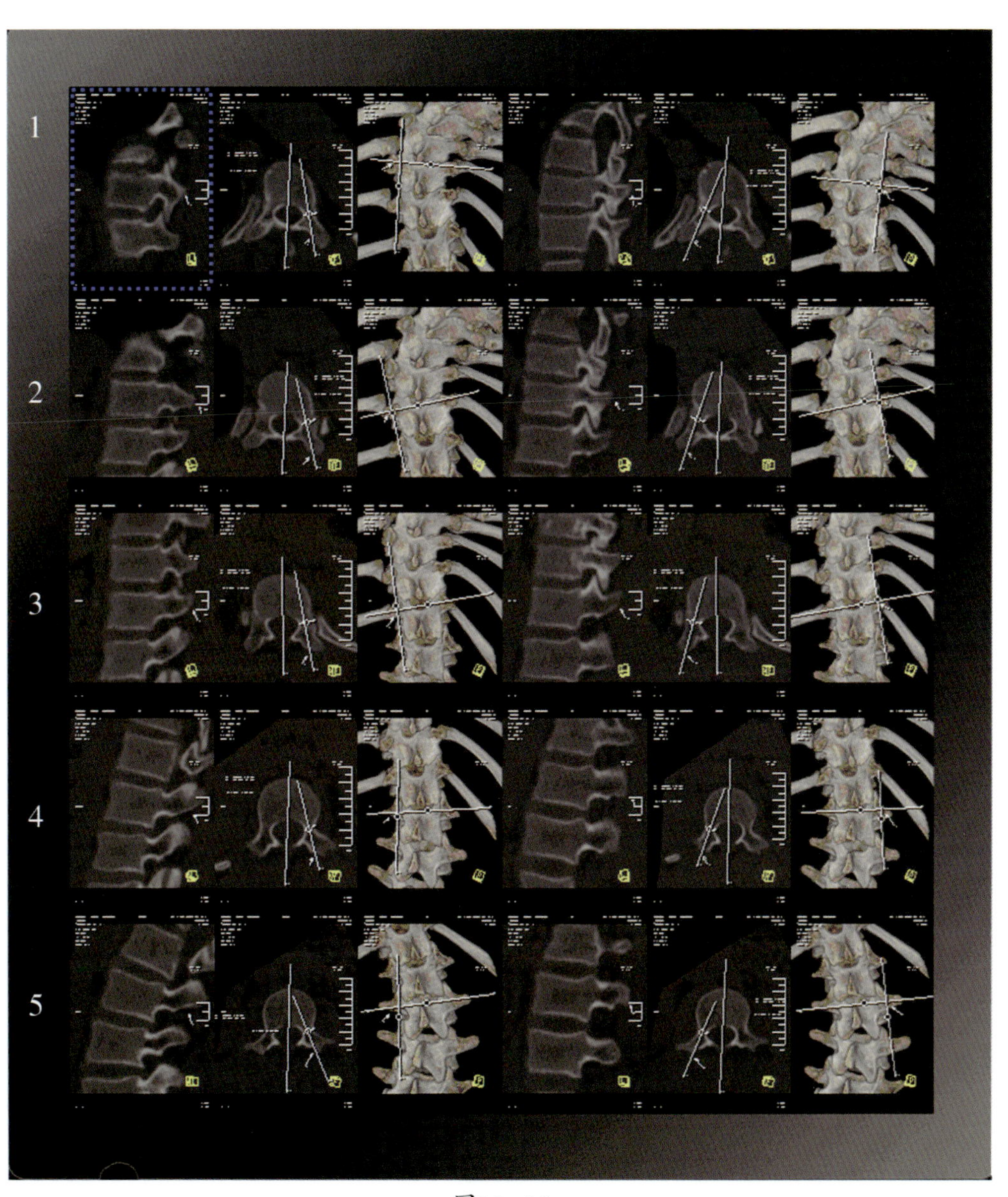

图10-15

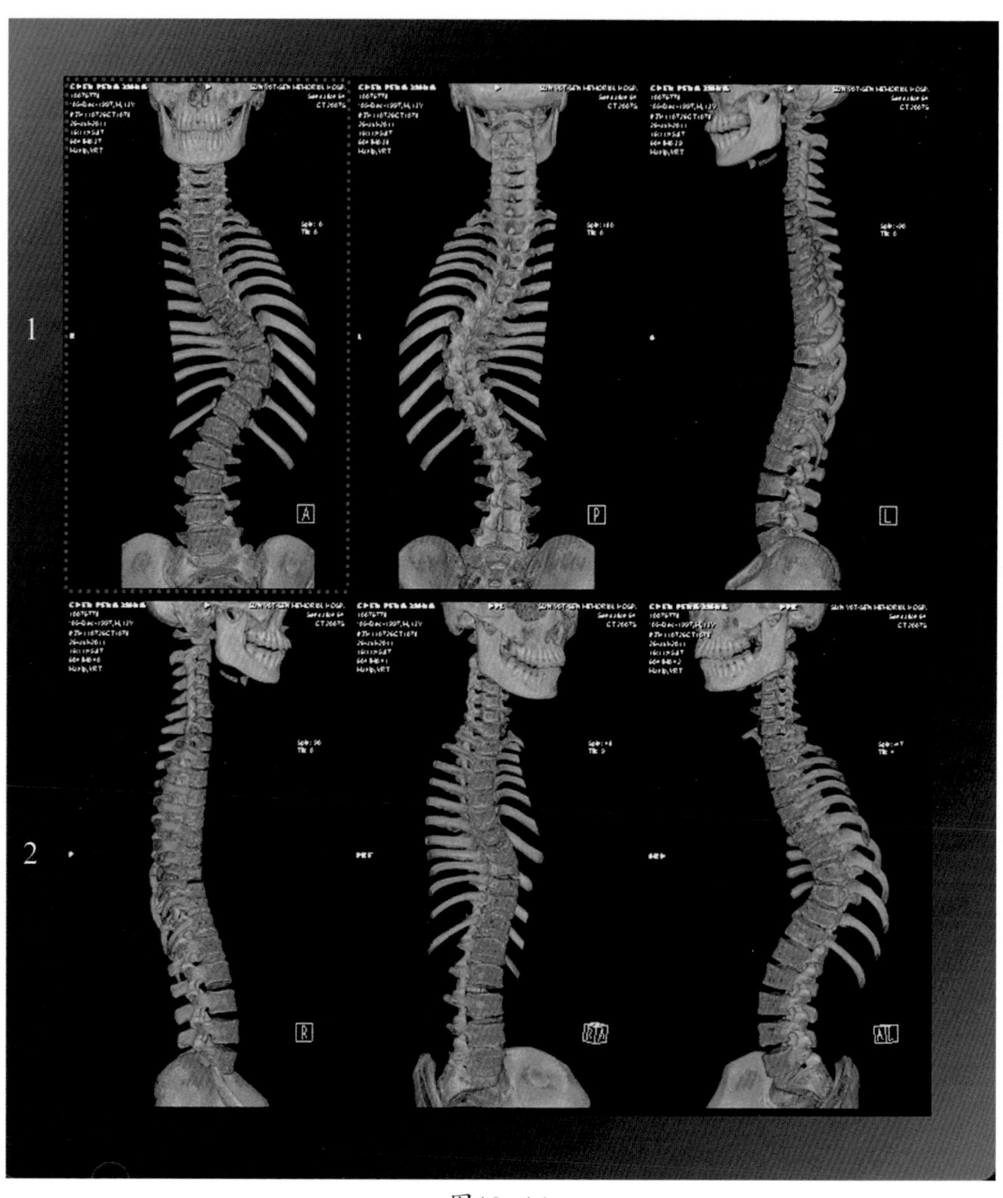

图10-16

内固定术后

【目的】 了解内固定金属螺钉的位置、形态，有无断裂、松动、移位等征象；了解内固定器周围骨质、软组织及其他结构情况，评估内固定术后治疗效果。

【要点】

1. 沿着骨骼长轴行冠状位及矢状位重建，观察内固定器与骨骼之间的关系，显示内固定器周围骨质及软组织等情况。

2. 采用MPR沿每个金属螺钉针道进行重建，显示螺钉的位置、形态，显示椎间盘内植入物，显示内固定器有无断裂、松动、移位等异常征象。

3. 采用VR显示骨骼全貌，利用透明与非透明模式分别整体显示骨骼及内固定器的关系，多角度、直观了解内固定器的位置、形态，有无断裂、松动及移位。

【实例1】 腰椎内固定术后MPR及VR重建（图10-17）。

【实例2】 右侧股骨内固定术后MPR及VR重建（图10-18）。

【实例3】 脊柱侧弯畸形矫正术后MPR及VR重建（图10-19）。

【图10-17】

1	MPR矢状位显示L_1棘突骨质术后缺如	MPR矢状位显示L_5/S_1左侧椎弓根内固定器	MPR横断位显示L_5双侧椎弓根内固定器
2	MPR矢状位显示L_1/S_1右侧椎弓根内固定器	MPR横断位显示S_1双侧椎弓根内固定器	VR前后位显示L_5/S_1内固定器
3	VR后前位显示L_5 /S_1内固定器	VR右斜位显示L_5/S_1内固定器	VR左斜位显示L_5 /S_1内固定器

【图10-18】

1	MPR横断位定位显示右侧股骨近端内固定器	MPR冠状位显示右侧股骨近端内固定器	MPR冠状位显示右侧股骨近端内固定器
2	MPR横断位显示右侧股骨近端内固定器	MPR冠状位显示左侧正常髋关节	MPR横断位显示左侧正常髋关节
3	VR显示右侧股骨近端内固定器及左侧正常髋关节	VR显示右侧股骨近端内固定器及左侧正常髋关节	VR显示右侧股骨近端内固定器及左侧正常髋关节
4	VR显示右侧股骨近端内固定器及左侧正常髋关节	VR显示右侧股骨近端内固定器及左侧正常髋关节	VR显示右侧股骨近端内固定器及左侧正常髋关节

【图10-19】

1	MPR横断位显示T_5双侧椎弓根钉	MPR横断位显示T_6双侧椎弓根钉	MPR横断位显示T_8左侧椎弓根钉	MPR横断位显示T_8右侧椎弓根钉
2	MPR横断位显示T_{10}左侧椎弓根钉	MPR横断位显示T_{10}右侧椎弓根钉	MPR横断位显示T_{10}左侧椎弓根钉	MPR横断位显示T_{12}双侧椎弓根钉
3	MPR横断位显示L_1双侧椎弓根钉	MPR冠状位显示胸椎侧弯术后矫正情况	MPR冠状位显示胸椎侧弯术后矫正情况	MPR矢状重建定位图
4	MPR矢状位显示胸椎侧各内固定器及骨质情况	MPR矢状位显示胸椎侧各内固定器及骨质情况	MPR矢状位显示胸椎侧各内固定器及骨质情况	MPR矢状位显示胸椎侧各内固定器及骨质情况
5	VR正位显示胸椎侧各内固定器及术后矫正情况	VR右斜位显示胸椎侧各内固定器及术后矫正情况	VR侧位显示胸椎侧各内固定器及术后矫正情况	VR侧位显示胸椎侧各内固定器及术后矫正情况

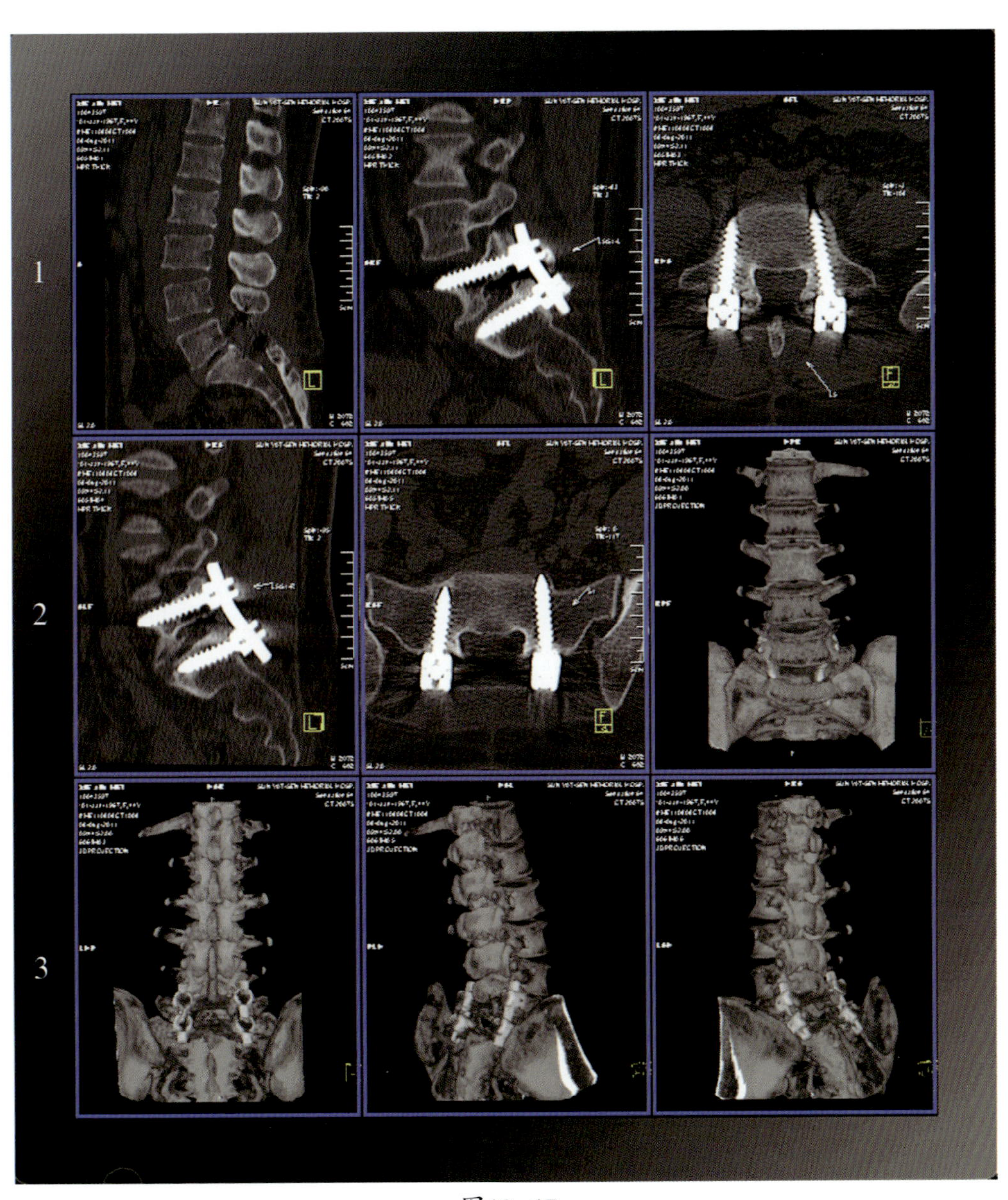

图10-17

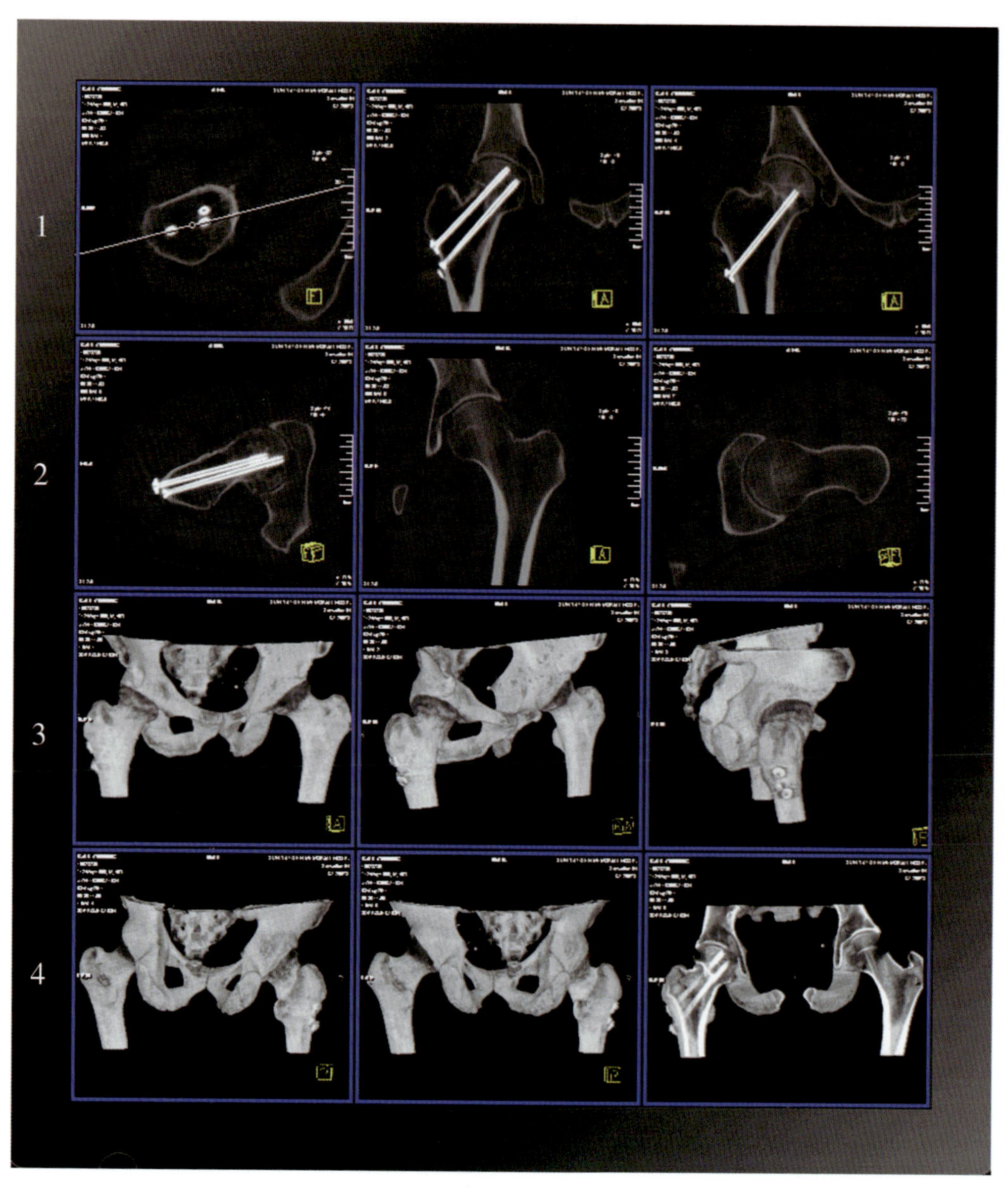

图10-18

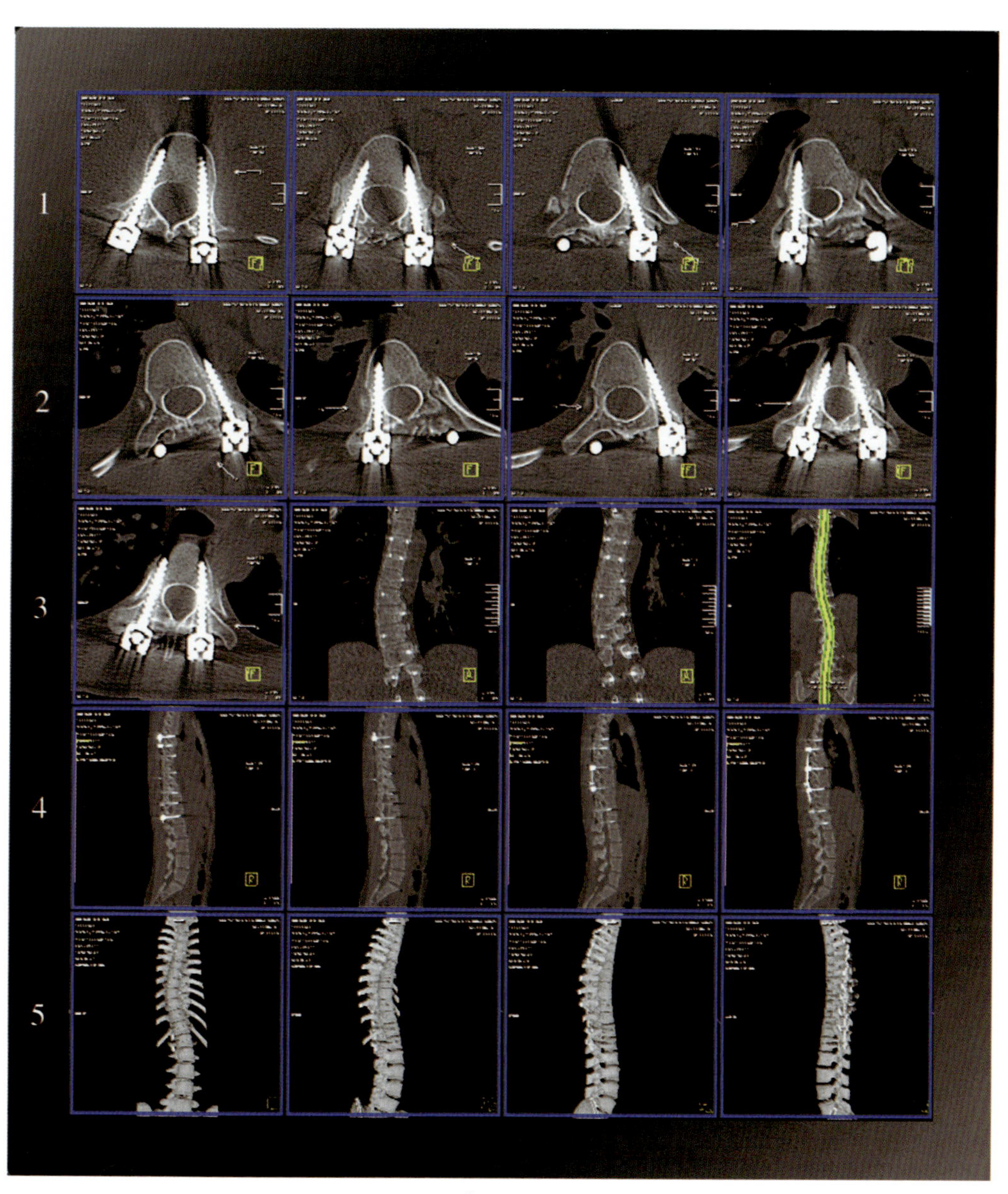

图10-19

椎管造影

【目的】了解椎管内有无占位性病变，占位性病变的位置、形态及性质；了解椎管有无狭窄及其原因；了解椎间盘突出患者椎管内蛛网膜下腔、脊神经根的改变，判断椎间盘突出压迫脊髓或神经根的程度；了解腰椎术后症状未能消除的患者有无术后继发椎管狭窄，有无术后血肿、瘢痕增生及脊髓受压等并发症。

【要点】

1. MPR沿着脊柱本身的轴线，进行横断位、矢状位及冠状位的重建，显示椎管蛛网膜下腔内对比剂的充盈情况，显示有无充盈缺损，充盈缺损的位置、形态及其周围的改变，显示脱出的椎间盘、脊髓、马尾终丝、神经根有无受压及程度，了解椎管内有无异常密度影。

2. 脊柱侧弯比较明显时，辅助采用CPR整体、全程显示椎管及脊髓情况。

3. 采用去骨模式进行VR重建，显示脊髓、神经根及椎管整体形态，有无异常改变，三维显示脊柱骨质情况。

【实例】腰椎椎管造影MPR及VR重建（图10-20）。

【图10-20】

1	MPR横断位显示L_5/S_1椎间盘植入物、椎管及内固定器	MPR横断位显示S_1椎体、椎管及内固定器	MPR横断位显示S_1椎体、椎管及内固定器	MPR横断位显示L_5椎体、椎管及内固定器
2	MPR横断位显示L_4/L_5椎间盘及椎管	MPR矢状位显示L_5/S_1椎间盘术后改变及相应水平马尾终丝受压	MPR矢状位显示L_5/S_1右侧附件术后改变	MPR矢状位显示L_5/S_1左侧附件术后改变
3	MPR矢状位显示L_5/S_1椎间盘术后及椎管狭窄改变	VR显示L_5/S_1水平椎管及马尾终丝受压改变	VR显示L_5/S_1水平椎管及马尾终丝受压改变	VR显示L_5/S_1水平椎管及马尾终丝受压改变
4	MPR冠状位显示L_5/S_1水平椎管及马尾终丝受压改变	MPR冠状位显示L_5/S_1水平椎管及马尾终丝受压改变	MPR冠状位显示L_5/S_1水平椎管及马尾终丝受压改变	MPR冠状位显示L_5/S_1水平椎管及马尾终丝受压改变

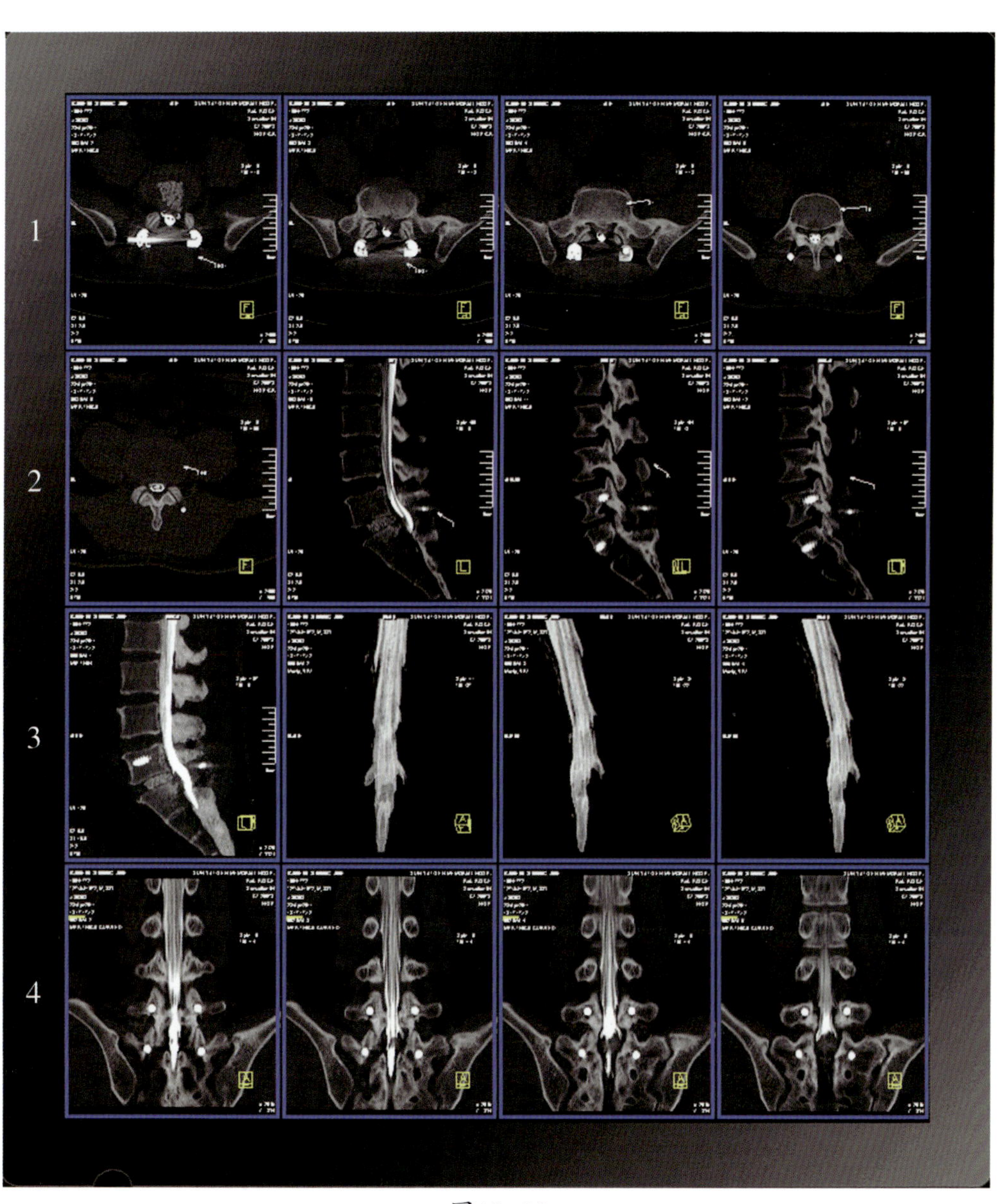

图10-20

（黎浩江　高　明　沈　君）